オールカラー

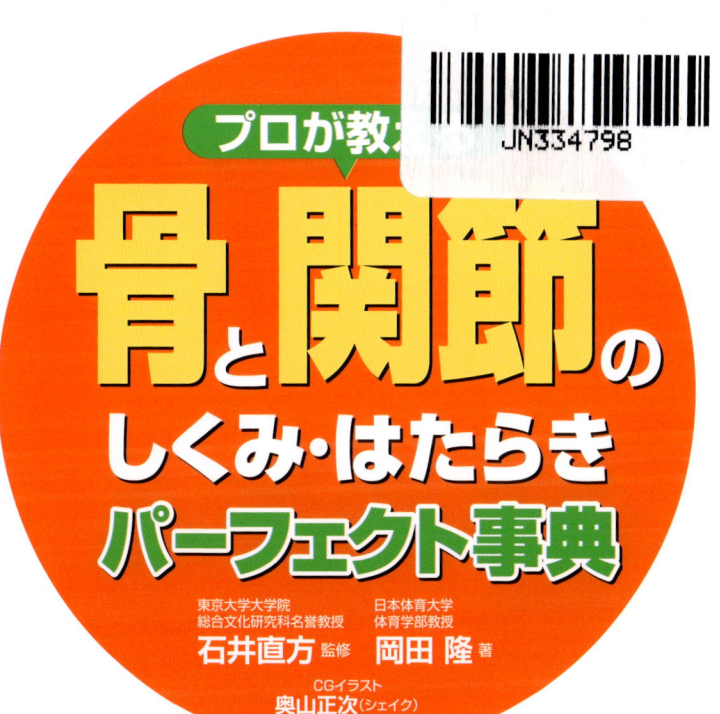

プロが教える

骨と関節の
しくみ・はたらき
パーフェクト事典

東京大学大学院
総合文化研究科名誉教授
石井直方 監修

日本体育大学
体育学部教授
岡田 隆 著

CGイラスト
奥山正次（シェイク）

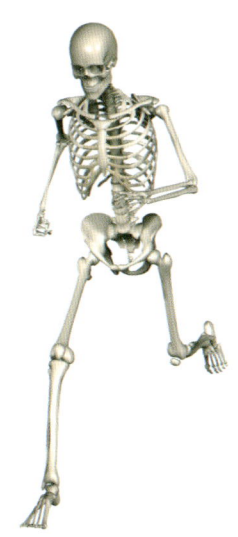

ナツメ社

CONTENTS

本書の見方 …………………………………………… 6
監修者のことば ……………………………………… 8

序章 骨と関節の基礎知識　9

全身の骨と関節 …………………………………… 10
骨の構造 …………………………………………… 12
骨の形状と分類 …………………………………… 14
骨の成長と再生 …………………………………… 16
骨の部位名 ………………………………………… 18
関節の構造 ………………………………………… 20
関節が動くしくみ ………………………………… 22
可動性連結の種類 ………………………………… 24
関節の動き ………………………………………… 26
不動結合（不動性連結） ………………………… 28

第1章 上肢の骨と関節　29

上肢の骨格 ………………………………………… 30
鎖骨 clavicle ……………………………………… 32
肩甲骨 scapula …………………………………… 34
上腕骨 humerus …………………………………… 36
尺骨 ulna …………………………………………… 38
橈骨 radius ………………………………………… 40
手根骨 carpal bones ……………………………… 42
中手骨・指骨 metacarpals・phalanges ………… 44

肩関節❶ 肩甲上腕関節（肩関節）glenohumeral joint ……… 46
肩関節❷ 肩峰下関節（第2肩関節）subacromial bursa ……… 48
肩関節❸ 肩鎖関節 acromioclavicular joint ……………………… 49
肩関節❹ 胸鎖関節 sternoclavicular joint ……………………… 50
肩関節❺ 肩甲胸郭関節 scapulothoracic joint ………………… 51
肘の関節 肘関節（腕尺関節・腕橈関節）elbow joint …… 52
前腕の関節 上橈尺関節・下橈尺関節 proximal radio-ulnar joint・disital radio-ulnar joint …… 54

手首・手指の関節❶ 橈骨手根関節(手関節) radiocarpal joint ……………………… 56
　　手首・手指の関節❷ 手指の関節 finger joint ……………………………………… 58

CHECK❶ 肩甲上腕リズム …………………………… 60
CHECK❷ インスタビリティ ………………………… 61
CHECK❸ 五十肩のメカニズム ……………………… 62
CHECK❹ 野球肘と遊離軟骨 ………………………… 63

　コラム　骨粗鬆症とカルシウム …………………… 64

第2章 体幹の骨と関節

　体幹の骨格 ……………………………………………… 66
　脊柱 vertebral column ………………………………… 68
　　脊柱① 腰椎 lumbar vertebrae ……………………… 69
　　脊柱② 環椎(第1頸椎) atlas ………………………… 70
　　脊柱③ 軸椎(第2頸椎) axis ………………………… 72
　　脊柱④ 第4・7頸椎 4・7th cervical vertebrae …… 74
　　脊柱⑤ 胸椎 thoracic vertebrae ……………………… 76
　　脊柱⑥ 仙骨・尾骨 sacrum・coccyx ………………… 78

　脊柱の関節❶ 椎間関節 zygapophysial joint ……………………………………… 80
　脊柱の関節❷ 正中環軸関節・外側環軸関節 median atlanto-axial joint・lateral atlanto-axial joint … 82
　脊柱の関節❸ 環椎後頭関節 atlanto-occipital joint ……………………………… 84
　脊柱の関節❹ 腰仙関節 lumbosacral joint ………………………………………… 85
　脊柱の関節❺ 仙腸関節 sacroiliac joint …………………………………………… 86

　胸郭 thorax ……………………………………………… 88
　　胸郭① 胸骨 sternum ………………………………… 89
　　胸郭② 肋骨 rib ……………………………………… 90

　胸郭の関節 肋椎関節(肋骨頭関節・肋横突関節) costovertebral joint ………… 92

CHECK❶ 椎間関節の可動域 ………………………… 94
CHECK❷ カップリングモーション ………………… 95
CHECK❸ ストレートネック ………………………… 96
CHECK❹ 猫背の構造と弊害 ………………………… 97
CHECK❺ ぎっくり腰のメカニズム ………………… 98
CHECK❻ 椎間板ヘルニア …………………………… 99
CHECK❼ 背骨が歪む原因 …………………………… 100

CHECK❽	骨盤のズレと仙腸関節	101
CHECK❾	ローカルマッスル	102
CHECK❿	脊柱まわりの関連痛	103
コラム	体が硬い原因	104

第3章 下肢の骨と関節　105

下肢の骨格		106
骨盤 pelvis		108
寛骨 hip bone		110
寛骨① 恥骨 pubis		111
寛骨② 坐骨 ischium		112
寛骨③ 腸骨 ilium		114
大腿骨 femur		116
脛骨 tibia		118
腓骨 fibula		120
足根骨 tarsals		122
中足骨・趾骨 metatarsals・phalanges		124
膝蓋骨 patella		127
股関節 hip joint		128
膝の関節 膝関節（大腿脛骨関節・大腿膝蓋関節） knee joint		130
下腿の関節 上脛腓関節・下脛腓関節 proximal tibiofibular joint・distal tibiofibular joint		133
足首・足趾の関節❶ 距腿関節（足関節） ankle joint		134
足首・足趾の関節❷ 足趾の関節 finger joint (of foot)		137

CHECK❶	スクリューホームムーブメント	138
CHECK❷	O脚とX脚の構造	139
CHECK❸	下肢によるバランス保持	140
CHECK❹	大腿骨頸部の骨折	141
CHECK❺	膝の半月板損傷	142
CHECK❻	ニーイン・トゥアウト	143
CHECK❼	膝前部痛症候群	144
CHECK❽	下腿の疲労骨折	145
CHECK❾	扁平足による機能障害	146
CHECK❿	外反母趾の原因	147
コラム	関節に水が溜まる理由	148

CONTENTS

第4章 頭部の骨と関節　149

- 頭部の骨格 …… 150
- 前頭骨 frontal bone …… 152
- 頭頂骨 parietal bone …… 154
- 後頭骨 occipital bone …… 156
- 側頭骨 temporal bone …… 158
- 蝶形骨 sphenoid bone …… 160
- 篩骨 ethmoid bone …… 162
- 上顎骨 maxilla …… 164
- 下顎骨 mandible …… 166
- 口蓋骨 palatine bone …… 168
- 鼻骨 nasal bone …… 170
- 涙骨 lacrimal bone …… 171
- 頬骨 zygomatic bone …… 172
- 鋤骨 vomer …… 173
- 下鼻甲介 inferior nasal concha …… 174
- 舌骨 hyoid …… 175
- 頭蓋骨の内部❶ 外頭蓋底 external surface of cranial base …… 176
- 頭蓋骨の内部❷ 内頭蓋底 internal surface of cranial base …… 178
- 頭蓋骨の内部❸ 頭蓋冠 calvaria …… 180
- 頭部の関節 顎関節 temporomandibular joint …… 181
- CHECK❶ 鼻の軟骨 …… 182
- CHECK❷ 顎関節症の原因 …… 183
- CHECK❸ 眼窩の構造 …… 184

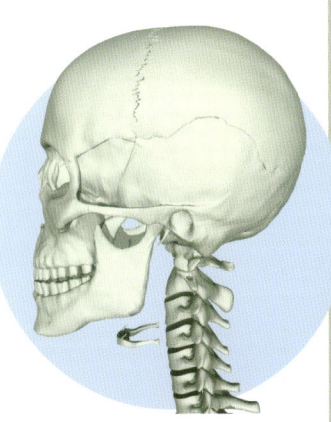

- 著者のことば …… 185
- 骨・関節データ一覧表 …… 186
- 骨・関節INDEX（日本語&英語）…… 200
- 参考文献・CG制作者紹介 …… 206

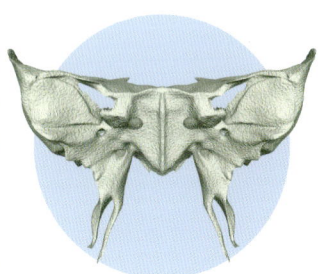

本書の見方

本書では、第1〜4章にかけて、人体の骨格を形成するすべての骨を、リアルなCGイラストを使って解説。さらに、各関節の図説を通して、人体が動く構造を具体的に理解できる。

「骨解説ページ」
章ごとに、上肢・体幹・下肢・頭部の骨を個別に図説。骨の位置や形状、特徴を通して、人体における各骨の役割を知ることができる。

MEMO
一部の骨に関して補足情報を紹介。内容は「主な傷害」で紹介できなかった傷害および障害が中心。

主な特徴
形状、役割に関する解説を中心とした各骨の特徴や、解説文およびCGイラストを補足する情報を紹介。

主な傷害
各骨において起こりやすい傷害を紹介。特有の傷害に関しては「MEMO」の覧でも詳しく解説している。

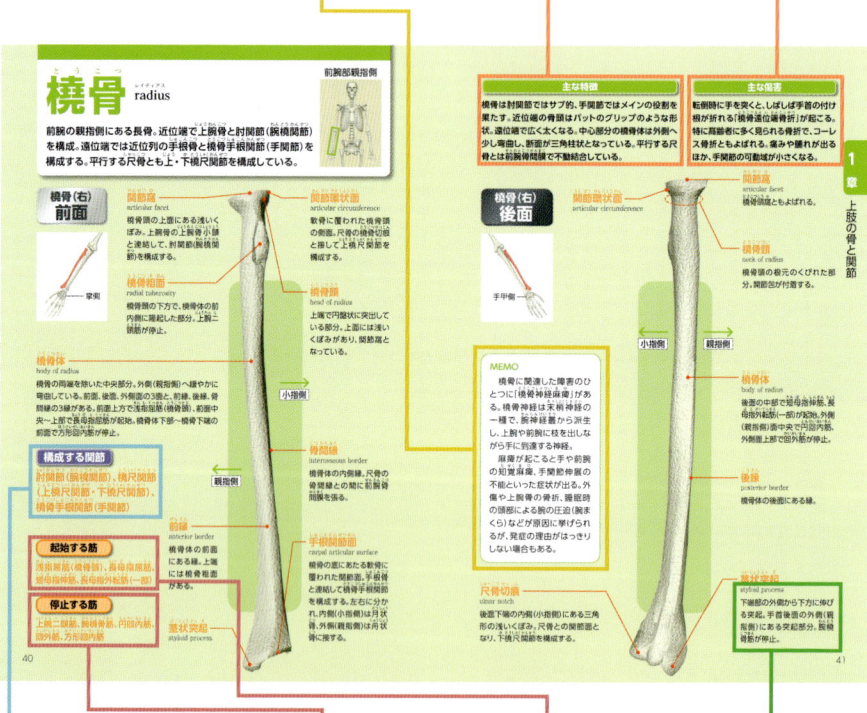

構成する関節
各骨がほかの骨と連結して構成する関節（可動性連結）を紹介。各関節の情報については、それぞれの「関節解説ページ」を参照。

停止する筋
各骨に停止する筋を紹介。筋名の後に（一部）と付いている筋は、複数または広い停止部をもち、停止部の一部分だけが停止している状態。

起始する筋
各骨から起始する筋を紹介。筋名の後に（一部）と付いている筋は、複数または広い起始部をもち、起始部の一部分が起始している状態。

部位解説
各骨において、形状的または機能的特徴をもつ部位を解説。靭帯の付着位置に関しては、その骨が構成する関節の「関節解説ページ」を参照。

※骨ではなく腱や靭帯、筋膜、腱膜などに付着している筋は、本書では基本的に起始・停止する筋に含まない

赤シートを活用してみよう！

序章の文中における重要語句や、骨解説ページの「構成する関節」「起始する筋」「停止する筋」「部位名」、関節解説ページの「靭帯名」は赤字表記となっているため、本書付属の赤シートを使った暗記学習にも対応する。

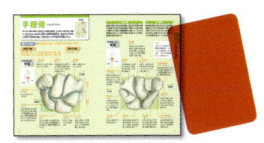

「関節解説ページ」

各章ごとに、上肢・体幹・下肢・頭部でそれぞれ構成される関節を図説。各関節の特徴から連結する骨、可動性連結の種類、関節まわりを補強する靭帯にいたるまで詳しく解説している。

連結する骨

各関節を構成している骨を紹介。基本的に、ハイフンより先に表記される骨が土台となる骨であり、後に表記される骨が可動する骨。

関節面

関節の連結部で対面するそれぞれの関節面を図説。靭帯イラストと比較することで各関節の全体的な構造が見える。

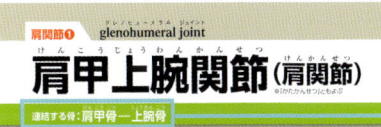

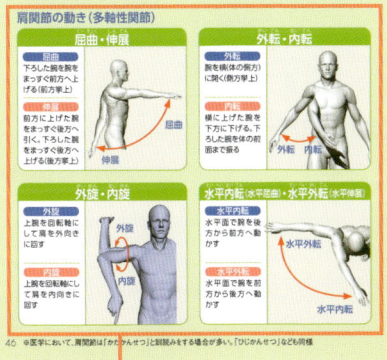

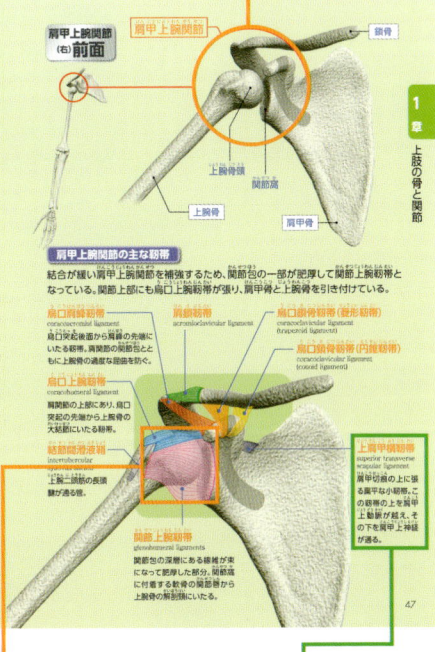

関節の動き

各関節が動く方向を人体マネキンで図説し、関節可動域がビジュアルで把握できる。肩関節や膝関節など複数の関節が集まって構成されている複関節については、複関節としての可動域を解説している。

靭帯イラスト

各関節を補強している主な靭帯を図説。靭帯をスケルトンにすることで関節における靭帯の付着位置が確認できる。さらに、靭帯をそれぞれ簡素化して描き、色分けすることにより、各靭帯を識別しやすくしている。

靭帯解説

各靭帯および関節円板の特徴や役割を解説。大きな負荷のかかる重要な靭帯や関節円板（椎間板・半月板など）については、各章の章末にある解説ページ「CHECK」の項で代表的な障害を詳しく紹介している。

※骨名や部位名の英語表記は、本書に記載したもの以外の表記が使われている場合もあります

監修者のことば

　「運動器」がしっかりと機能することは、生命活動の基盤といえます。筋肉が元気に活動することにより、糖や脂質が円滑に代謝され、同時に内分泌系、自律神経系、呼吸器系など、身体のほぼすべてのシステムが活性化します。このことは、生活習慣病の予防においても、運動器が重要な役割を果たすことを示しています。しかし、運動器は加齢でも衰えます。高齢になって運動器の機能が著しく低下した状態が「運動器症候群」（ロコモティブシンドローム）であり、転倒による骨折、さらには寝たきりの状態にいたる重大な要因となっています。

　こうした背景から、近年では、スポーツ医科学のみならず、予防医学や健康科学の分野でも運動器の重要性が強く意識されるようになりました。その一方、運動器の機能と構造に重点をおいた専門書は、これまであまり多くは出版されてこなかったのではないかと思います。

　運動器は大きく分けて、筋肉、腱、骨、関節、関節を支持する組織（靭帯や関節包など）からなります。これらのどれかひとつに不具合が生じただけでも、人体は全体としての機能不全に陥ってしまいます。例えば、自動車のエンジンがいくら高性能でも、トランスミッションが悪ければ走ることはできません。したがって、運動器の機能向上や、障害の予防・改善のためには、筋肉の構造・機能に加えて、骨や関節についての深い知識と理解が必要といえます。

　本書は、全身の骨・関節とその周囲の組織について、わかりやすいイラストを用いて解説しています。関節ごとの動作を実例で解説している点でも、これまでにはなかった専門書といえるでしょう。先に出版した『プロが教える筋肉のしくみ・はたらきパーフェクト事典』（荒川裕志著・石井直方監修）を併用すれば、運動のしくみについて、より理解が深まるのではないかと思います。

東京大学大学院 総合文化研究科 教授　石井直方

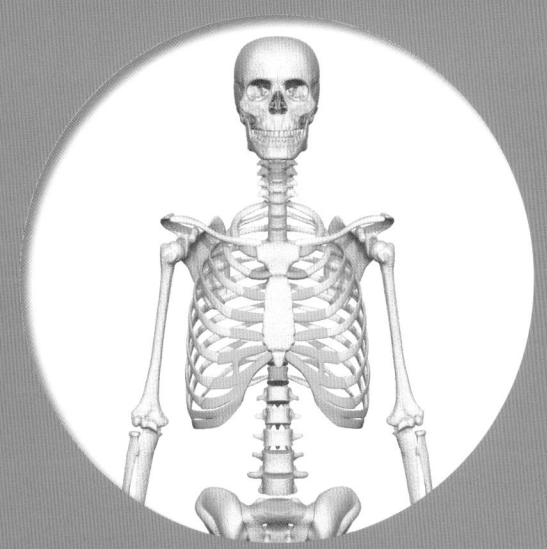

序章

骨と関節の基礎知識

人体は、形状や大きさの異なるさまざまな骨が、複雑に組み合わさって形成されている。骨と骨が連結する各関節にも、種類や特徴の異なるさまざまな関節が存在する。

全身の骨と関節

頭から指先にいたるまで、人体の形状は骨格によって形成されている。全身の骨が大小の関節を介して動くことにより、あらゆる運動が可能となる。

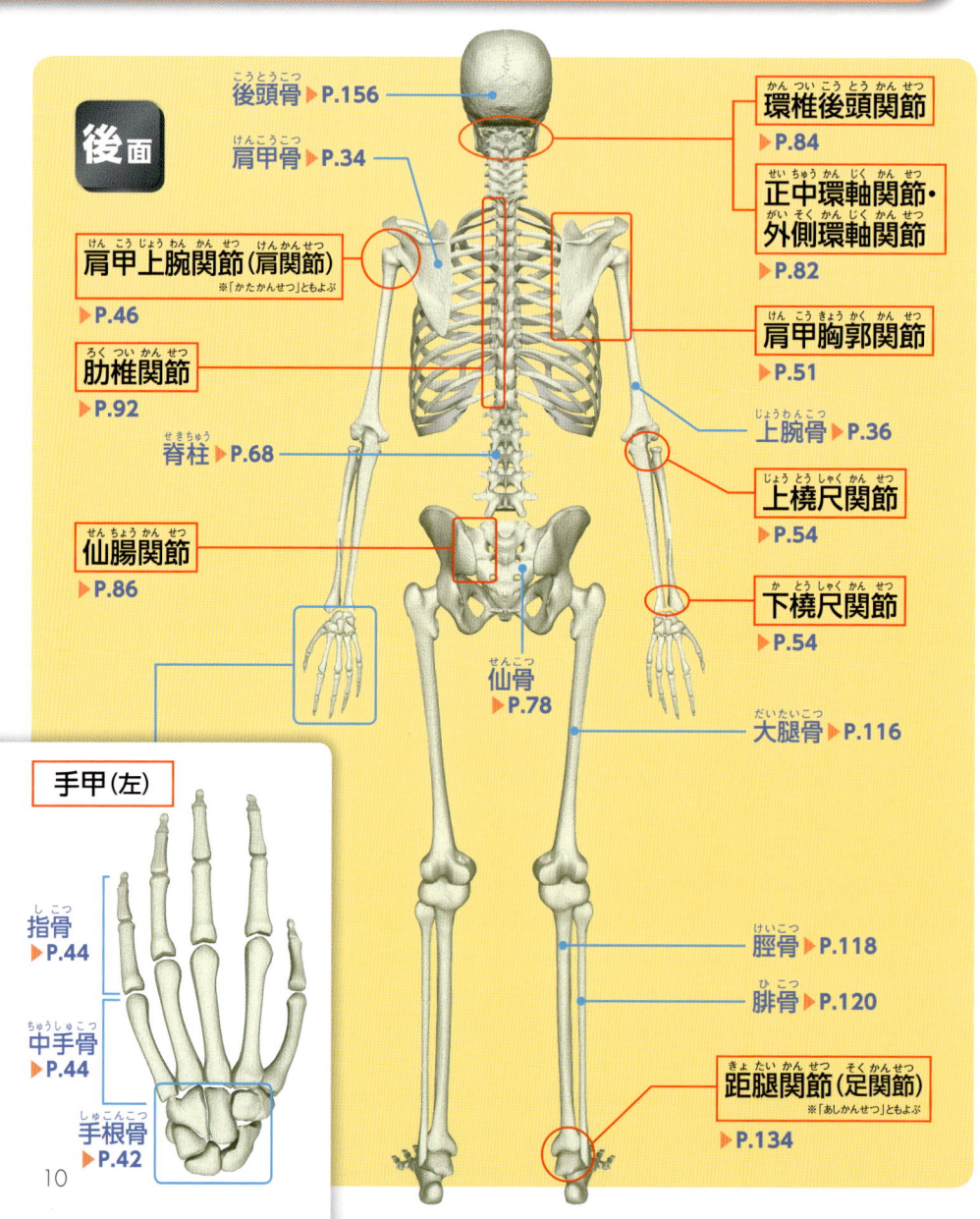

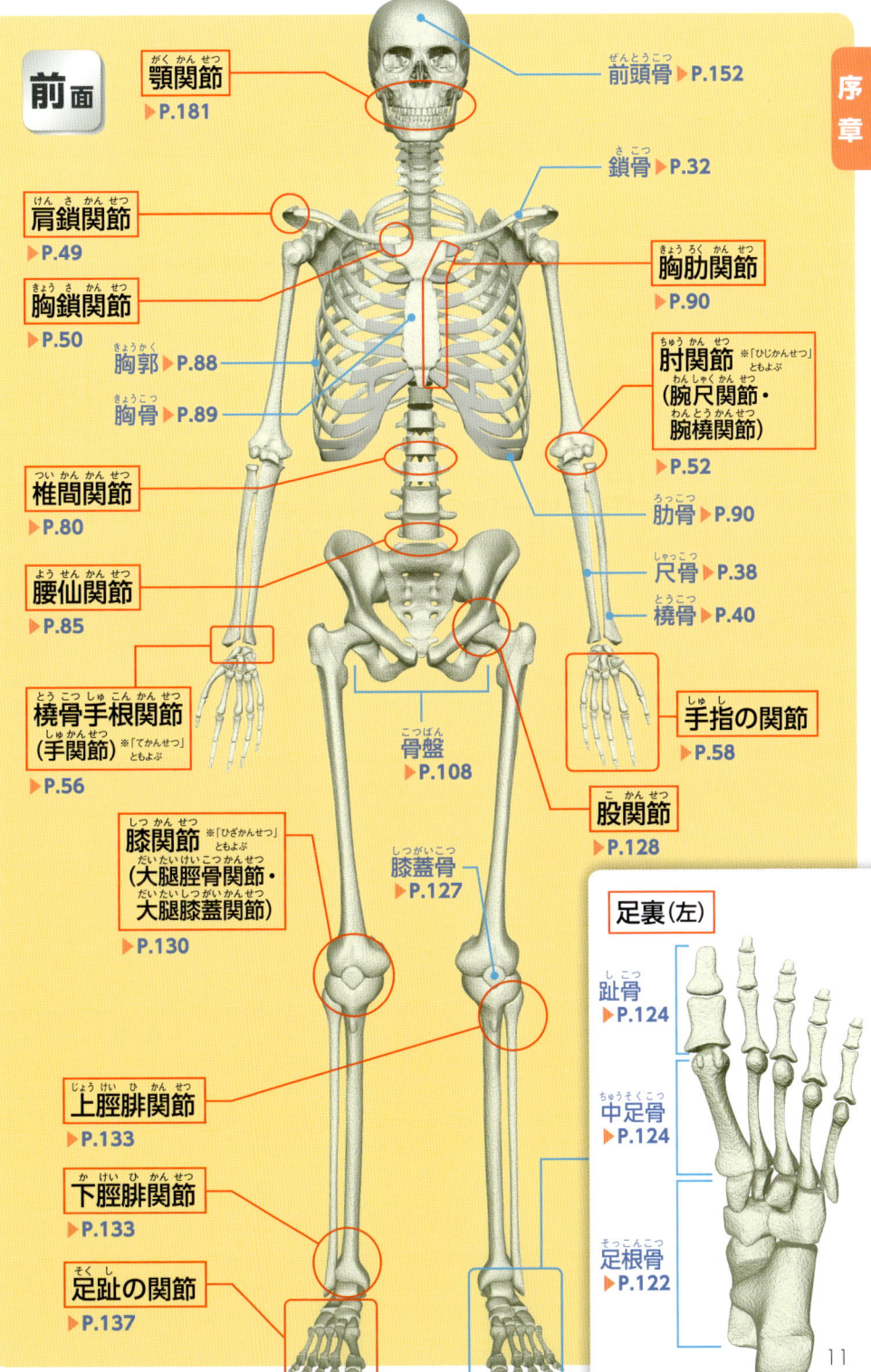

骨の構造

骨は主にリン酸カルシウムなど無機質の結晶からなり、軽くて折れにくい性質をもつ。外側は骨膜、内部は緻密質および海綿質の骨質で形成されている。

骨の成分と組織

骨を形成する成分は、約1/4が有機物、残りはすべて無機物となっている。有機物はタンパク質のコラーゲン（膠原線維）で骨に弾力を与え、折れにくくする機能をもつ。そのコラーゲンの格子の隙間を埋めるように存在するのが無機物。主にリン酸カルシウム、炭酸カルシウムなどの結晶からなり、骨を硬く丈夫にする機能をもっている。

骨質には「緻密質」と「海綿質」があり、骨内部の表層を形成する緻密質は骨層板でできた強固な組織。海綿質は緻密質の内層にあり、スポンジ状の骨梁（骨小柱）でできている。さらに、骨の中心部には髄腔という空洞があり、髄腔と骨小柱に造血機能を果たす骨髄が詰まっている。

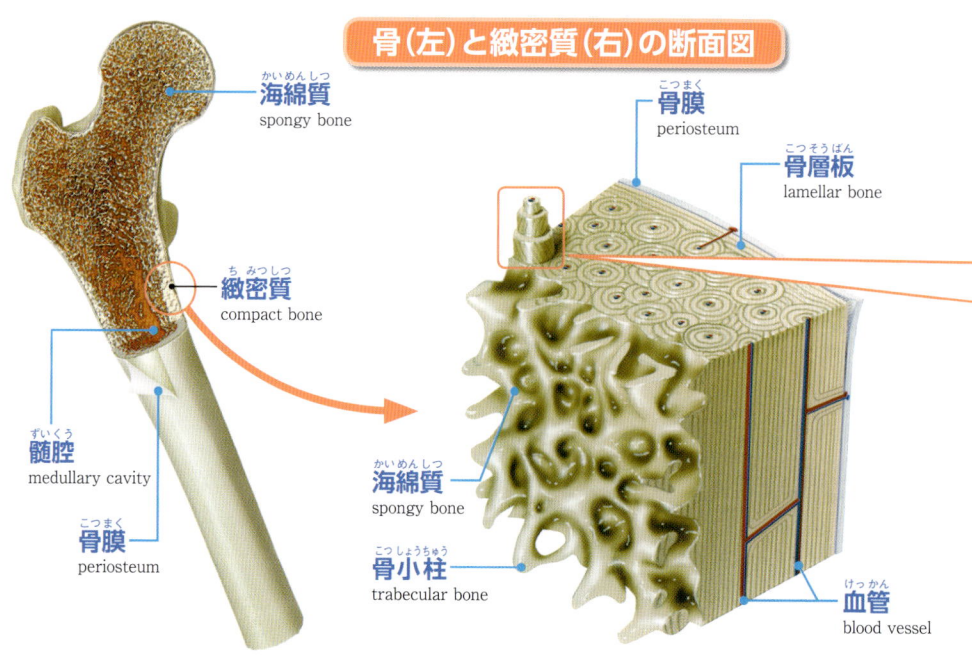

骨（左）と緻密質（右）の断面図

骨の構造とリモデリング

 骨はひとつの塊ではなく、成分や組織、細胞の異なる層がいくつも重なり合って形成されている。

 まず、骨の表面は線維性結合組織の「骨膜」によって覆われている。骨膜は外層の線維層と内層の骨形成層からなり、内層には骨質を形成する「骨芽細胞」が並んでいる。

 骨膜とその直下で骨の表層を形成する緻密質は、シャーピー線維というコラーゲン線維によって密着している。

 緻密質の表面は層状の骨組織(骨層板)からなり、それを木の年輪状にハバース層板が取り囲む。このハバース層板が骨の構成単位である「骨単位(オステオン)」となる。

骨のリモデリング

 骨は常に新陳代謝を繰り返しており、これを骨のリモデリング(骨改変)という。骨膜に存在する骨芽細胞が血液中のカルシウムイオンを使って、細胞自体の周囲に骨基質のアパタイトを生成し、骨を太くする。

 この細胞は骨基質に埋もれて最終的には骨組織を形成する骨細胞に変化する。骨基質のコラーゲンやアパタイトを分解する「破骨細胞」が血液中にカルシウムイオンを供給することで、骨の新陳代謝が可能になる。

オステオン(骨単位)の構造

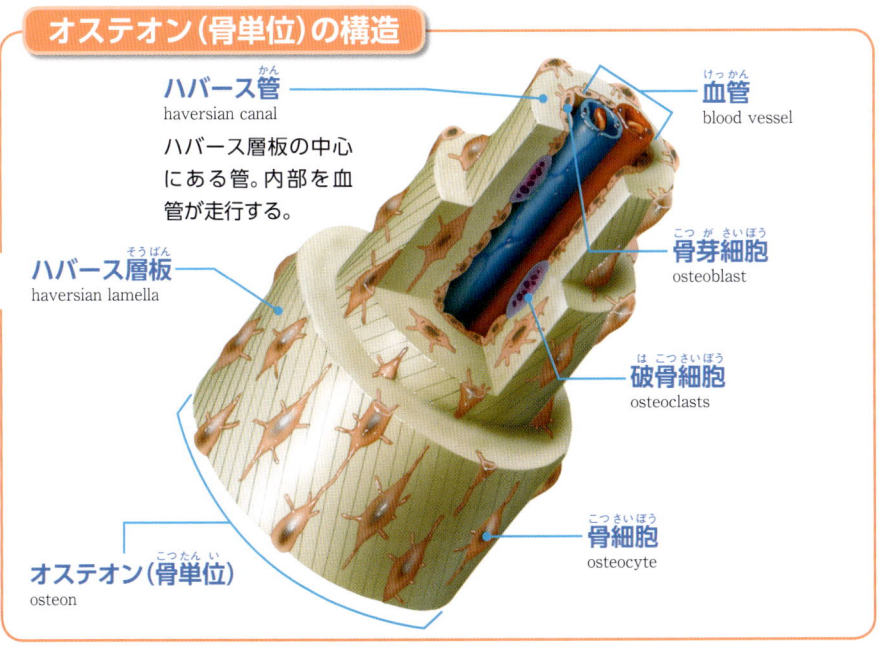

ハバース管 haversian canal
ハバース層板の中心にある管。内部を血管が走行する。

ハバース層板 haversian lamella

オステオン(骨単位) osteon

血管 blood vessel

骨芽細胞 osteoblast

破骨細胞 osteoclasts

骨細胞 osteocyte

骨の形状と分類

人体には200以上の骨があり、複雑に組み合わさっている。骨は部位によって大きさから形状、役割までそれぞれ異なり、その特徴によって分類される。

骨の役割別分類

骨には、主に**運動器官**としての役割と、**代謝器官**としての役割がある。運動器官としては、人体の支持および骨格の形成、筋収縮による関節運動、脳や内臓の収蔵・保護などがある。

代謝器官としての役割は、貯蔵器官として骨質にカルシウム・無機物を、髄腔には脂肪を貯蔵。骨髄における造血機能もある。

部位と材質による分類

●部位による分類

骨の位置による分類。一般的には、上肢・下肢・体幹・頭部の骨に分類される。骨盤は仙骨と尾骨のみ脊柱の一部として体幹の骨に分類される。

●材質による分類

骨格を形成する骨は、軟骨に対して「硬骨」とよばれる。軟骨は、関節軟骨を形成する「**硝子軟骨**」、椎間板や半月円板、恥骨結合を形成する「**線維軟骨**」、耳介を形成する「**弾性軟骨**」に分類される。

骨の形状による分類

●長骨

上肢や下肢において軸となる棒状の長い骨。太くなっている両端でほかの骨と関節を構成する。骨幹は内部が空洞で管状となっていることから、管状骨ともいう。

●短骨

長軸と短軸の長さに差がなく、骨端と骨幹の区別がつかないブロック状の骨。手根骨や足根骨のように複数の短骨が接して関節を構成する場合もある。

●扁平骨

前頭骨や頭頂骨、肩甲骨のような板状の扁平な骨。肋骨は細長いため長骨に思われがちであるが、平べったい骨であり、扁平骨に分類される。

●含気骨

骨の中に空気が入り込む空洞をもつ骨。頭蓋腔に通じる孔をもつ骨や、蝶形骨や篩骨など副鼻腔を形成する骨が主に分類される。

●不規則骨

形状が不規則な骨。長骨や短骨、扁平骨のいずれにも分類されない骨があてはまるが、扁平骨に分類される肩甲骨は不規則骨にも分類される。

●種子骨

特定の腱や靭帯と接する骨。腱とその腱に接する骨との摩擦を軽減する役割をもつ。膝の皿である膝蓋骨は人体で最大の種子骨。

骨の形状による分類

長骨

細長い長骨は、上腕骨や大腿骨のように、関節から大きく振られることで、さまざまな運動を行う。

- 上腕骨、尺骨、橈骨、大腿骨、脛骨、腓骨など

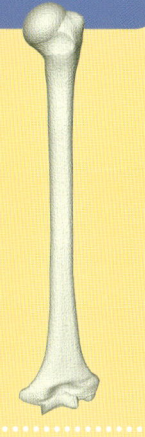

短骨

石ころのような形状の骨。手根骨や足根骨では複数の短骨が複雑に組み合わさることで関節を構成しているが、可動域は小さい。

- 手根骨、足根骨など

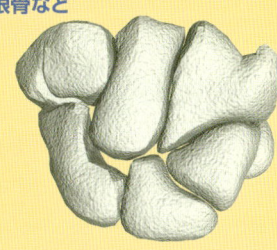

扁平骨

平べったい扁平な骨。胸骨や肋骨などは厚みがなく、板状の骨であるため、扁平骨に分類される。

- 肩甲骨、頭頂骨、胸骨、肋骨など

含気骨

骨の中に空洞をもつ含気骨は、神経や血管を通すだけでなく、骨自体の重さを軽くする効果もあるため、頭蓋骨に多く集まっている。

- 前頭骨、上顎骨、篩骨、蝶形骨など

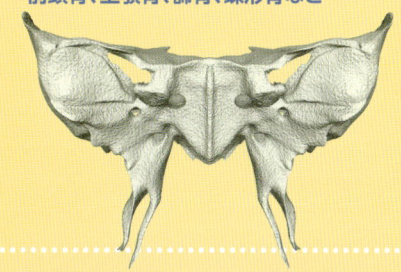

不規則骨

不規則な形状は、主に外方へ突き出た突起によって形成されている。

- 椎骨、下顎骨、頬骨など

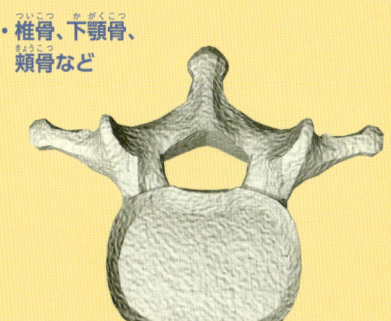

種子骨

主に特定の靭帯や腱と接する骨を指すが、手根骨のひとつである豆状骨は短骨であるとともに、種子骨にも分類される。

- 膝蓋骨など

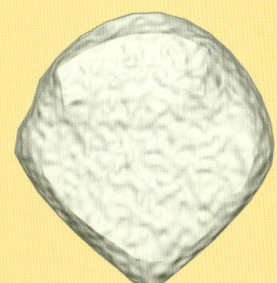

骨の成長と再生

骨は骨芽細胞の働きによって成長する。骨が折れたときは、骨芽細胞と破骨細胞という2つの細胞が連携して働くことにより、再生・修復が行われる。

骨の発生

骨の発生には、「軟骨性骨発生」と「膜性骨発生」の2つがある。軟骨性骨発生は、最初に軟骨が発生し、徐々に軟骨から骨組織へと転換していくもの。軟骨の中で骨芽細胞が分化し、そこから骨化が進んでいく。骨化が始まる部分を「骨化点（骨化中心）」とよび、この方法で生成される骨を置換骨という。全身のほとんどの骨は、このように発生する。

膜性骨発生は、間葉系細胞が直接、骨芽細胞に分化して骨の基礎となる骨基質を形成するもの。この方法で発生する骨は、膜性骨または付加骨とよばれる。鎖骨や頭蓋骨は膜性骨発生によって生成される。

骨の成長

人間は、発育とともに骨も大きくなり、出生時から16〜17歳、人によっては20歳くらいまで成長を続ける。しかし、骨の長さの成長と、太さの成長では、成長過程が異なる。

骨の長さは、「骨端軟骨（成長板）」の増殖によって伸長する。長くなっ

骨の成長過程

大腿骨

上下の骨端で軟骨が骨化を繰り返すことにより、骨は伸長する。長さの成長と太さの成長は、だいたい同時期に進行していく。

長さの成長

骨端軟骨
epiphysial cartilage

骨端 epiphysis
骨幹 diaphysis
骨端 epiphysis

太さの成長

骨端 epiphysis
骨端 epiphysis

た軟骨が硬い骨組織に置き換わることで、骨の長さが成長する。すべての骨端軟骨が骨組織に置き換わった時点で骨の伸長はストップする。

骨の太さは、骨膜の内面に存在する「骨芽細胞」が骨質を生成し、それが骨の表面に付加されていくことによって太くなる。それと同時に、骨幹内部では「破骨細胞」が髄腔を広げ、内側から骨の太さを調整する。

このように骨の長さと太さは、別々の過程を経て成長していく。

骨の再生

骨折した骨の再生にも、骨芽細胞と破骨細胞は働く。骨折すると、損傷した部分の骨膜から骨芽細胞が分裂。骨芽細胞が作ったカルシウム結晶を損傷部に沈着させて仮骨を生成し、軟骨組織も分化・増殖して骨化を促進する。最後に破骨細胞が仮骨の余分な部分を吸収して整形。こうして再生された骨は、より強い骨となって再生される。

骨が成長するしくみ

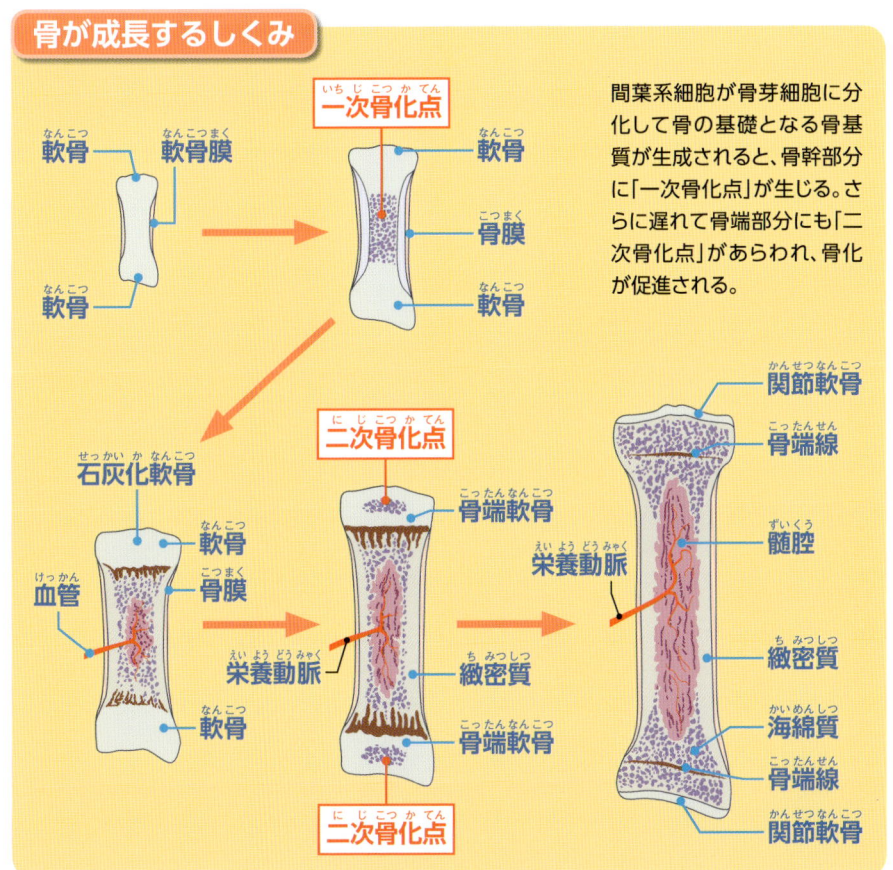

間葉系細胞が骨芽細胞に分化して骨の基礎となる骨基質が生成されると、骨幹部分に「一次骨化点」が生じる。さらに遅れて骨端部分にも「二次骨化点」があらわれ、骨化が促進される。

骨の部位名

骨の部位名の多くは、その形状的特徴が反映されている。各部位の名称や特徴を覚えることで、骨の形状にはそれぞれ意味があることを理解できる。

頭（とう）	丸まった先端部分。主に長骨で見られる。上腕骨頭、大腿骨頭など。
体（たい）	骨の本体となる部分。長骨では骨の中央部分。上腕骨体、椎体など。
底（てい）	骨の底面となる部分。中手骨底、中足骨底など。
頸（けい）	長骨で頭と体の境となるくびれた部分。上腕骨頸、大腿骨頸など。
突起（とっき）	突き出た部分。棘突起、茎状突起など。
棘（きょく）	トゲ状に尖っている部分。肩甲棘、上前腸骨棘など。
尖（せん）	細く尖った先端部分。仙骨尖、錐体尖など。
結節（けっせつ）	骨の表面がコブ状に盛り上がった部分。大結節、前結節など。
切痕（せっこん）	切れ込んでいる部分。滑車切痕、坐骨切痕など。
溝（こう）	神経や動脈、静脈、腱などが通る細長い溝。尺骨神経溝、椎骨動脈溝など。
孔（こう）	骨を貫通する孔。または表面から内部に向かう孔。主に神経や動脈、静脈の出入口となる。椎孔、大後頭孔（大孔）など。

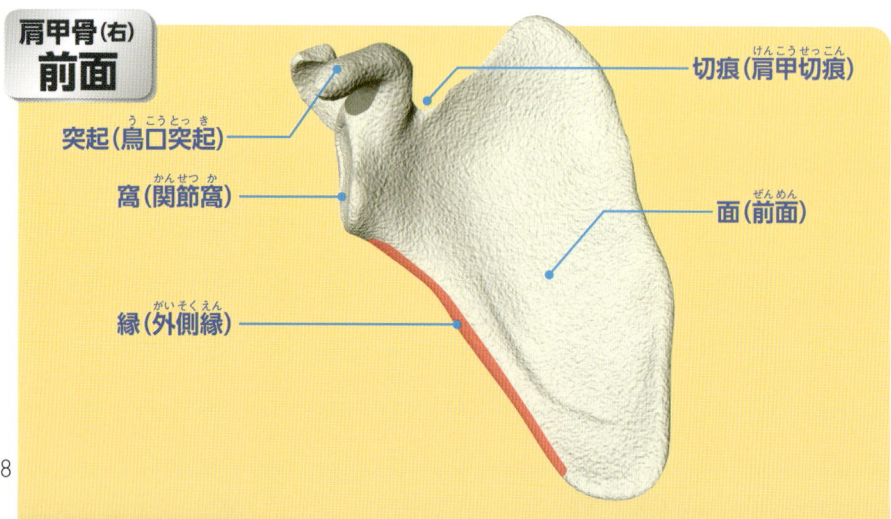

肩甲骨（右）前面
- 突起（烏口突起）
- 窩（関節窩）
- 縁（外側縁）
- 切痕（肩甲切痕）
- 面（前面）

口	腔への入口。胸郭上口、骨盤上口など。	
腔	骨内部の空間。主に空気や液体、内臓などが入る器官となる。鼻腔、胸腔など。	
洞	骨の内部にある大きなくぼみ。前頭洞など。	
窩	骨の表面の一部が浅くくぼんだ部分。腸骨窩、顆間窩など。	
顆	骨の一部がコブ状に盛り上がった部分。外側上顆、内側顆など。	
稜	骨の表面の一部が山の稜線のように盛り上がった部分。腸骨稜、転子間稜など。	
隆起	隆起した部分。顆間隆起、踵骨隆起など。	
蓋	フタをかぶせるように空間を塞ぐ骨。頭蓋冠など。	
弓	弓のように弯曲したアーチ状(弓状)の部分。椎弓、歯槽弓など。	
縁	面を分ける縁。上縁、下縁、前縁、後縁、外側縁、内側縁など。	
面	縁を境に分けられる平面な部分。上面、下面、前面、後面、外側面、内側面など。	
粗面	骨の表面でザラザラした粗い部分。筋肉が付着する場合が多い。三角筋粗面、殿筋粗面など。	
関節面	別々の骨同士が連結する面。ほとんどの場合、硝子軟骨でできた関節軟骨で覆われている。上関節面、下関節面など。	

●骨をとりまく組織の部位名

包	器官や一部の空間を包み込んでいる部分。関節包など。
鞘	ヒモ状のものを包んでいる覆い。腱鞘など。

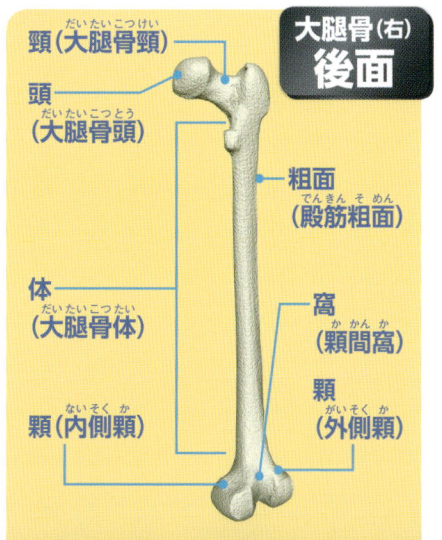

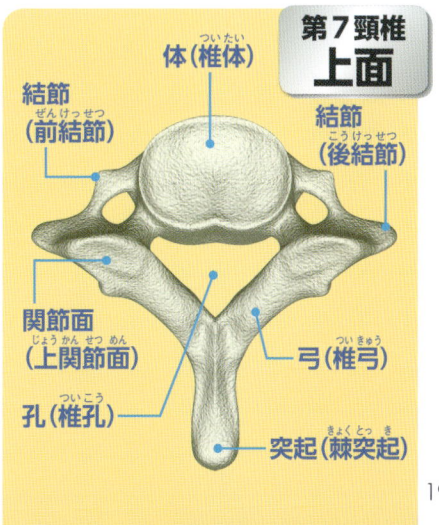

関節の構造

人体では、隣り合う2個もしくは数個の骨同士が連結して関節を構成する。しかし、連結する骨と骨は基本的に密着せず、隙間を作って連結する。

骨の連結様式

骨は単独で動くことはできない。隣り合う骨と骨が連結して関節を構成することで、互いに動くことが可能となる。しかし、骨同士の連結には、可動性のある連結だけでなく、可動性のない連結もある。一般的に、関節とは「可動性連結」のみを指す。

関節の基本構造

可動性連結の関節は、骨の連結部が関節包に包まれている。その内部には関節腔という隙間があり、潤滑油の働きをもつ滑液で満たされている。骨同士が対面する関節面はゲル状の硝子軟骨である関節軟骨で覆われている。関節包の内面には滑膜があり、関節腔に滑液を分泌している。また、関節包は連結する骨と骨をつなぐ靭帯によって補強されている。

関節によっては、関節腔内に関節円板とよばれる線維軟骨が存在し、関節面同士の適合性を高めながら、関節にかかる衝撃を和らげている。

関節の補助装置

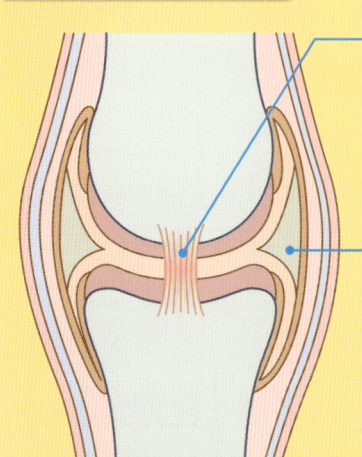

靭帯 ligament
一般的に関節包の外側に存在する(関節包外靭帯)。連結する骨と骨を結ぶことにより、関節の可動域を制限したり、関節の安定性を高める働きがある。靭帯によっては関節包内にも存在する(関節包内靭帯)。

関節半月 meniscus
関節半月(半月板)や関節円板は関節腔内に存在する線維軟骨。関節の動きに合わせてわずかに移動および変形し、関節腔内で対面する関節面同士の適合性を高める働きがある。また、関節によっては存在しない。

関節の構造

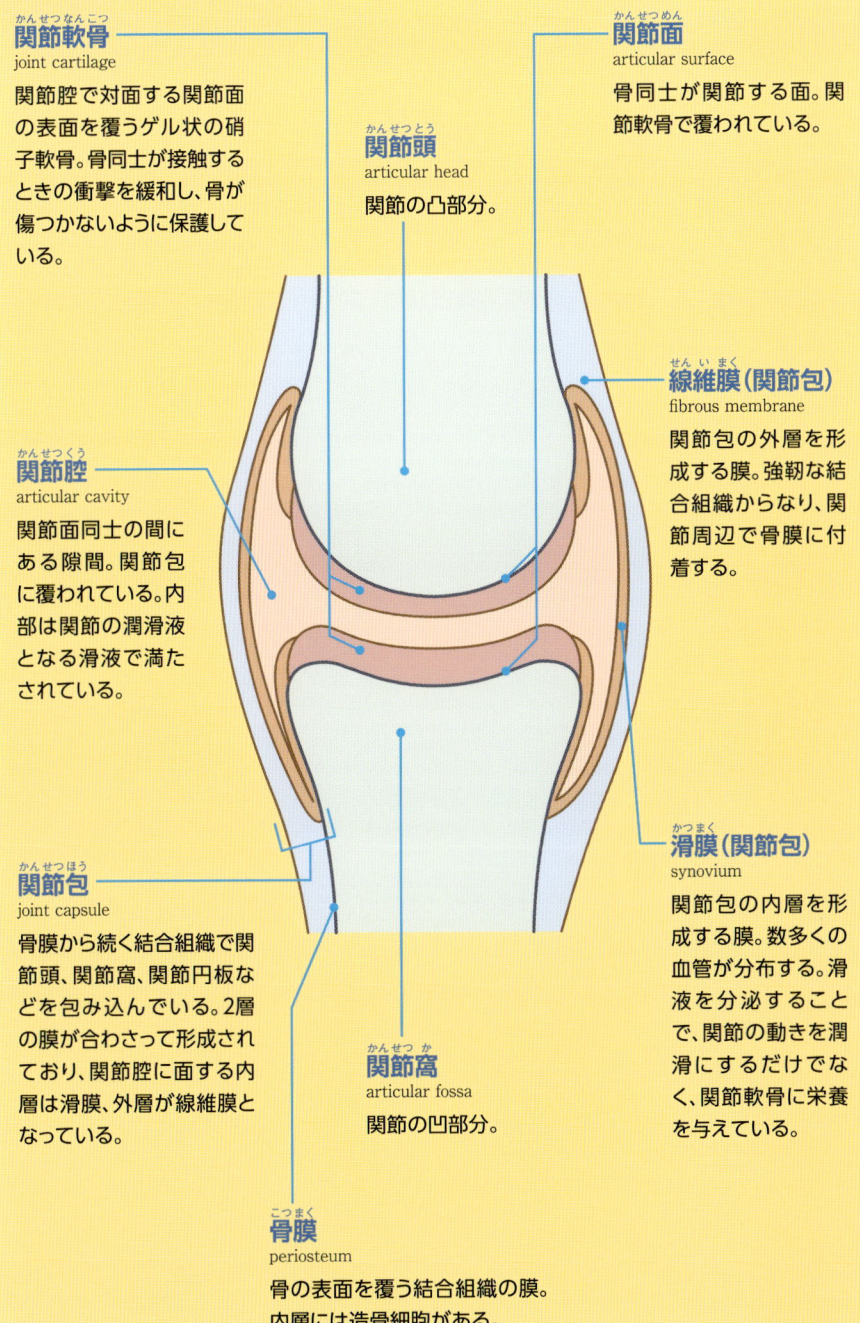

関節軟骨 joint cartilage
関節腔で対面する関節面の表面を覆うゲル状の硝子軟骨。骨同士が接触するときの衝撃を緩和し、骨が傷つかないように保護している。

関節頭 articular head
関節の凸部分。

関節面 articular surface
骨同士が関節する面。関節軟骨で覆われている。

関節腔 articular cavity
関節面同士の間にある隙間。関節包に覆われている。内部は関節の潤滑液となる滑液で満たされている。

線維膜（関節包） fibrous membrane
関節包の外層を形成する膜。強靭な結合組織からなり、関節周辺で骨膜に付着する。

関節包 joint capsule
骨膜から続く結合組織で関節頭、関節窩、関節円板などを包み込んでいる。2層の膜が合わさって形成されており、関節腔に面する内層は滑膜、外層が線維膜となっている。

滑膜（関節包） synovium
関節包の内層を形成する膜。数多くの血管が分布する。滑液を分泌することで、関節の動きを潤滑にするだけでなく、関節軟骨に栄養を与えている。

関節窩 articular fossa
関節の凹部分。

骨膜 periosteum
骨の表面を覆う結合組織の膜。内層には造骨細胞がある。

序章

関節が動くしくみ

すべての関節は、骨格筋によって動かされることで、あらゆる運動に貢献している。さらに、各関節の動きには力を増幅するテコのしくみが作用する。

関節を動かす骨格筋

　骨から骨へ関節をまたいで付着する骨格筋は、力を発揮することで縮み、その力が腱を介して骨を引くことで、関節の運動が起こる。関節は単独で動くことはできず、筋肉が縮む「筋張力」によって可動する。

　筋の骨への付着部のうち、身体の根元側（近位側）を通常は「起始部」とよぶ。反対に、身体の先端側（遠位側）にあり、動きの大きいほうは、主に「停止部」とよばれる。

テコのしくみで動く関節

　力点・支点・作用点でレバーを動かすしくみを「テコ」とよぶ（※右図）。人体のあらゆる関節は、テコのしくみによって動いている。

　テコには、力で得する（距離で損する）「力型テコ」と、距離で得する（力で損する）「距離型テコ」がある。人間の関節は典型的な「距離型テコ」である。力を加える力点が、力が発揮される作用点よりも、テコの支点に近い（テコ比が小さい）ため、少しの筋収縮でも、作用点の負荷（重量）を長い距離動かせる。その代わりに、テコを動かすために必要な力は大きくなる。

関節トルク

　関節に働くテコのしくみにおいては、筋張力が力点（筋の停止部）を引く力によって、支点（関節）を軸にレバー（腕）を回転させる力が生じる。このときレバーに生じる回転力を「関節トルク」という。筋張力がそのまま外部へ発揮されるのではなく、関節トルクを生じさせることにより、レバーを通じて作用点が外に力を発揮するしくみとなる。

　テコのしくみにおける支点と力点の水平距離を「モーメントアーム」という（※右図）。筋のモーメントアームが大きくなるほど、同じ筋張力でも関節トルクは大きくなる。発揮される力は少し有利になるが、その分、負荷を持ち上げるために、長い距離を収縮する必要が生じる。

※水平距離…同一水平面上の二点間の距離

関節と骨格筋（肘関節と上腕二頭筋）

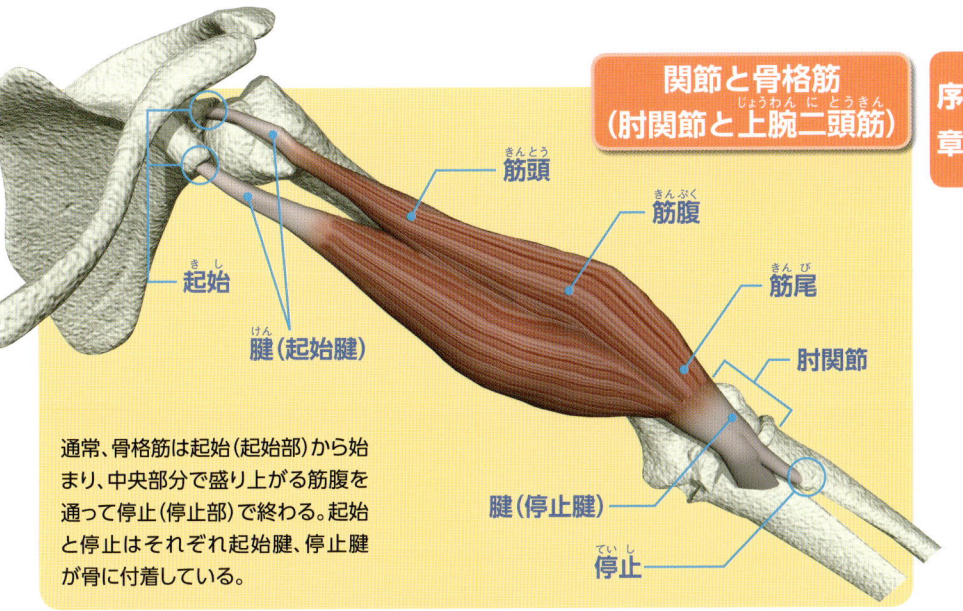

序章

- 筋頭
- 筋腹
- 筋尾
- 肘関節
- 腱（停止腱）
- 停止
- 起始
- 腱（起始腱）

通常、骨格筋は起始（起始部）から始まり、中央部分で盛り上がる筋腹を通って停止（停止部）で終わる。起始と停止はそれぞれ起始腱、停止腱が骨に付着している。

肘関節を曲げる（屈曲する）動き

筋張力（筋が収縮する力）が力点（上腕二頭筋の停止部）を引く力によって、支点（肘関節）を軸にレバー（前腕）を回転させる力（関節トルク）が生じる。このとき、筋張力の力はレバーを通じて作用点から発揮される。

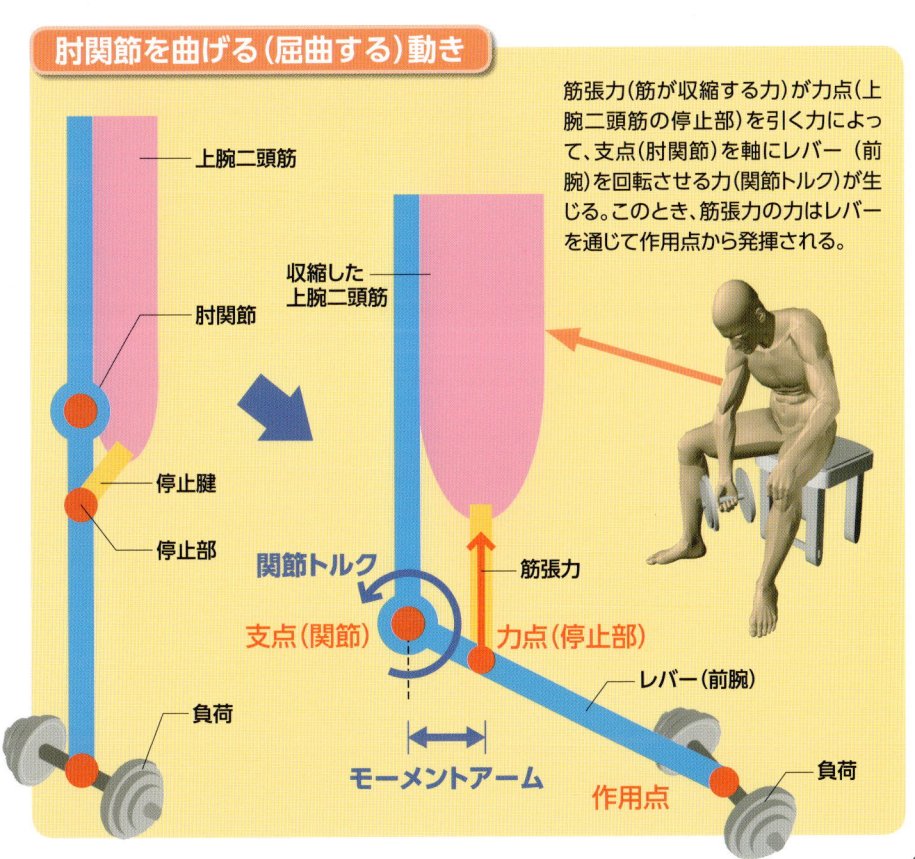

- 上腕二頭筋
- 収縮した上腕二頭筋
- 肘関節
- 停止腱
- 停止部
- 関節トルク
- 筋張力
- 支点（関節）
- 力点（停止部）
- レバー（前腕）
- 負荷
- モーメントアーム
- 作用点
- 負荷

可動性連結の種類

可動性連結は、連結する骨（関節窩）と骨（関節頭）の形状によって、主に6つのタイプに分けられる。タイプによって連結強度や関節可動域は異なる。

単関節と複関節

人体の関節（可動性連結）は、通常、2つの骨で構成されている。これを単関節とよぶ。それに対し、手根骨や足根骨の関節のように、3つ以上の骨で構成される関節は複関節とよばれる。ほとんどの場合、複関節の可動域は小さい。

可動域と連結強度

関節は、連結する骨（関節窩）と骨（関節頭）の形状によって特徴が異なる。関節窩（凹の関節面）と関節頭（凸の関節面）の形状によって、関節面が連結する面積は異なり、それによって連結強度や関節可動域はある程度決まってくる。

基本的に、関節面の連結する面積が大きいと、連結強度は強くなるが、可動範囲は小さくなる。逆に、連結する関節面の面積が小さいと、連結強度は弱くなるものの、可動範囲は広くなる。

また、関節面の形状でも連結強度は異なり、連結強度が弱い関節によっては、強靭な靭帯やスタビリティ・マッスル（肩甲上腕関節におけるローテーターカフの筋群など）が関節の連結を補強することで、安定した状態を保っている。

可動性連結の種類

関節（可動性連結）の形状は、関節面の形状によって、主に6つのタイプに分類される（右ページ参照）。タイプによって、それぞれ異なる特徴をもち、関節が存在する位置に応じた働きを担っている。

また、関節可動域は、可動する範囲だけでなく、可動できる方向も関節によって異なる。屈曲・伸展の1方向のみに可動する肘関節のような関節を「1軸性関節」とよぶ。

それに対し、前後（掌屈・背屈）と左右（橈屈・尺屈）の2方向に動く橈骨手根関節のような関節を「2軸性関節」、腕を360°回せる肩甲上腕関節（肩関節）のように、3方向以上に可動する関節は「多軸性関節」とよばれる。

可動性連結の種類と特徴

球(臼)関節

関節頭が半球形の関節。3次元に動く多軸性関節で関節可動域は最も広い。連結強度は弱く、強靭な靭帯やスタビリティ・マッスルで補強されている場合が多い。

・肩甲上腕関節(肩関節)、股関節など

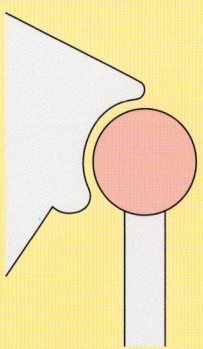

楕円関節

関節頭が楕円形の関節。2軸性関節であるため、関節可動域は広い。球関節と同様に、関節面の連結する面積が小さいため、連結強度はあまり強くない。

・橈骨手根関節など

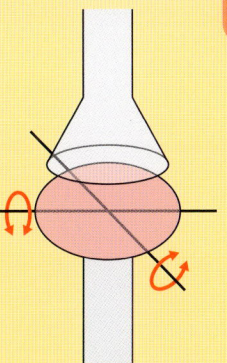

鞍関節

関節窩と関節頭がともに鞍のような形状をした関節。縦軸と横軸が交差する2軸性関節で、前後と左右に可動する。連結強度は安定している。

・母指の手根中手関節など

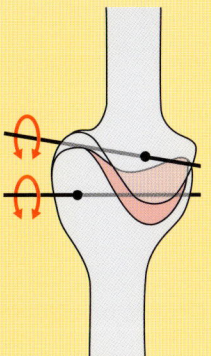

蝶番関節

関節頭が円柱状で蝶番のように連結する関節。1軸性関節でひとつの方向にしか可動しないものの、連結強度は強い。

・肘関節(腕尺関節)など

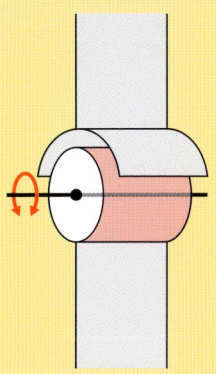

車軸関節

円柱状の関節頭が車軸となり、関節窩の凹面と連結したまま回旋することで可動する1軸性関節。橈尺関節など、主に平行する骨同士で構成される関節。

・上橈尺関節など

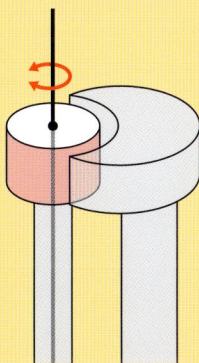

平面関節

関節窩と関節頭がともに平面の関節。基本的に、わずかにズレることはできるが、可動性はほとんどない。連結する関節面が広いため、連結強度はとても強い。

・椎間関節など

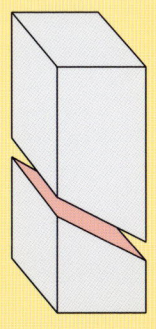

序章

関節の動き

関節はそれぞれ動かせる方向が決まっており、各関節動作に名称が付けられている。ここでは人体の動きに欠かせない代表的な関節運動を紹介する。

関節の基本的な可動域

屈曲（くっきょく）	矢状面（全身を中心軸から左右対称に切断した面）で、関節を曲げる運動。	
伸展（しんてん）	矢状面で関節を伸ばす運動。屈曲位から基本肢位（自然起立位における関節の状態）に戻す運動。	

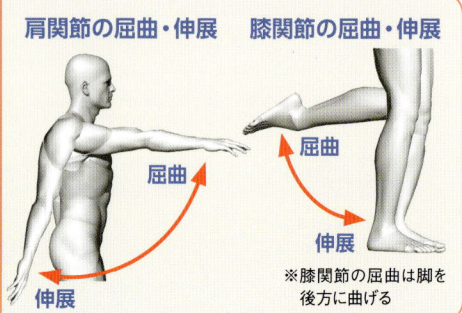

外転（がいてん）	前額面（全身を中心軸から前後面に切断した面）で両手・両足が身体から離れる運動。手指・足趾では中指・中趾を中心に指の間隔を広げる運動。	
内転（ないてん）	前額面で両手・両足を身体に近づける運動。手指・足趾では中指・中趾に他の指を近づける運動。	

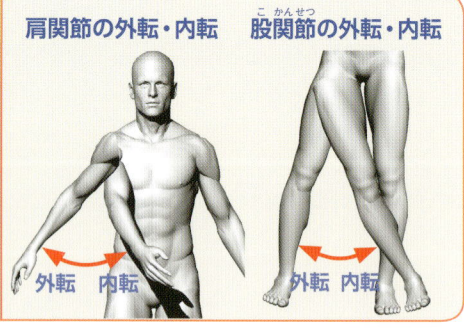

外旋（がいせん）	関節から伸びる骨を回転の中心軸として、外回りに関節を回旋する運動。	
内旋（ないせん）	関節から伸びる骨を回転の中心軸として、内回りに関節を回旋する運動。	

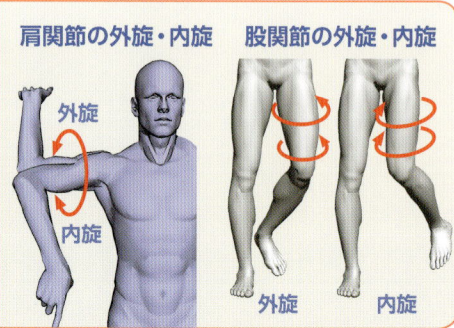

回外 (かいがい)	肘を曲げた状態で、前腕を外向きに回して手の平を上方に向ける運動。	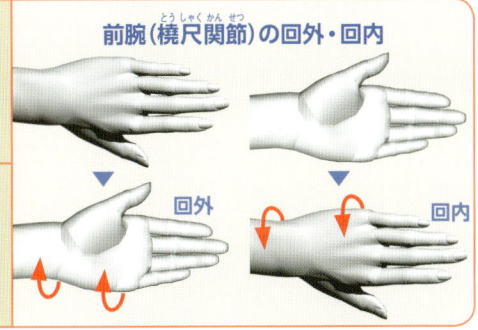　前腕(橈尺関節)の回外・回内
回内 (かいない)	肘を曲げた状態で、前腕を内向きに回して手の平を下方に向ける運動。	

水平内転 (すいへいないてん)(水平屈曲)	水平面で腕を後方から前方へ動かす肩関節の運動。水平屈曲とよぶこともある。	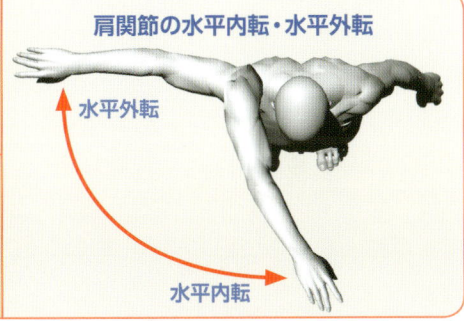　肩関節の水平内転・水平外転
水平外転 (すいへいがいてん)(水平伸展)	水平面で腕を前方から後方へ動かす肩関節の運動。水平伸展とよぶこともある。	

挙上 (きょじょう)	肩甲骨(肩甲帯)を上方へ動かす運動。	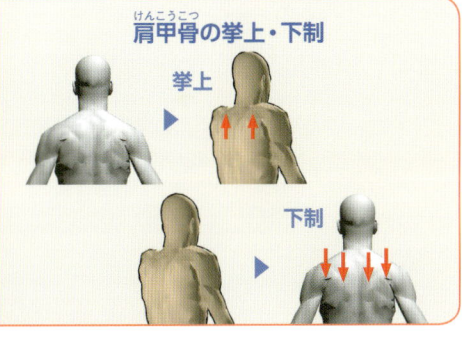　肩甲骨の挙上・下制
下制 (かせい)	肩甲骨(肩甲帯)を下方へ動かす運動。	

側屈 (そっくつ)	前額面で身体の中心線を左右(側方)に曲げる運動。頸部の側屈と体幹の側屈がある。	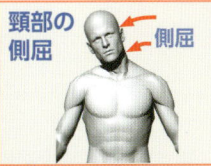　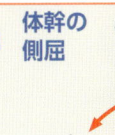
回旋 (かいせん)	頸椎を回転軸にして首を左右に回す。脊柱(主に胸椎・腰椎)を回転軸にして上体を左右に捻る。	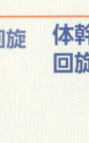　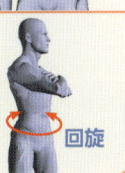

不動結合（不動性連結）

骨と骨の連結には、関節となる可動性連結とは別に、可動性をもたない不動結合（不動性連結）が存在する。さらに、不動結合には3つのタイプがある。

※癒合…離れている骨や皮膚などが付着すること

不動結合の特徴

　骨と骨の連結には、可動性連結とは異なり、可動性をほとんどもたない連結がある。これを「不動結合（不動性連結）」という。不動結合は可動性があってもわずかにズレる程度しか動かないが、連結強度は強く、頭蓋骨を構成する前頭骨・頭頂骨・後頭骨・側頭骨などは、すべて不動結合によって連結している。

　また、不動結合にも結合の形態が異なる3つのタイプが存在する。

線維結合と軟骨結合

　不動結合のうち、最も多いのが「線維結合（線維性連結）」である。線維結合は、連結する骨と骨がわずかな結合組織でつながり、ほとんど隙間をもたない。前述した頭蓋骨の頭部はすべて線維性の結合組織で連結されている。また、結合組織が骨間膜や靭帯となっている場合もある。

　2つ目は、骨と骨が軟骨によって結合する「軟骨結合（軟骨性結合）」である。左右の恥骨を線維軟骨で結ぶ恥骨結合がこれにあてはまる。

　3つ目が、骨と骨が癒合する「骨結合」。仙骨における仙椎、尾骨における尾椎の癒合などは骨結合である。

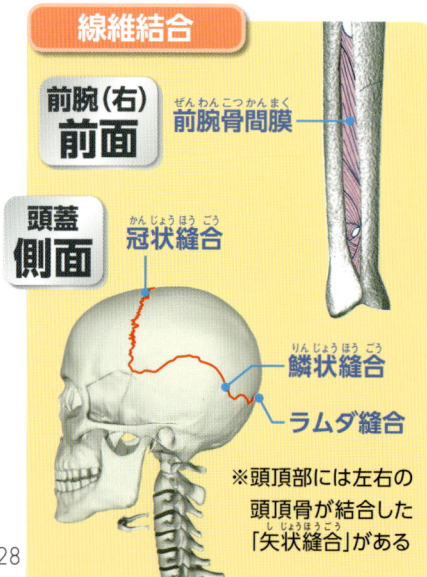

線維結合

前腕（右）前面 — 前腕骨間膜

頭蓋 側面 — 冠状縫合／鱗状縫合／ラムダ縫合

※頭頂部には左右の頭頂骨が結合した「矢状縫合」がある

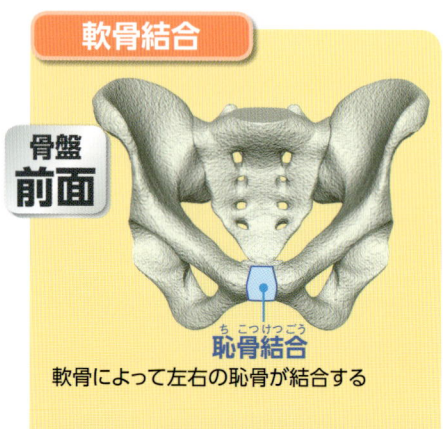

軟骨結合

骨盤 前面 — 恥骨結合

軟骨によって左右の恥骨が結合する

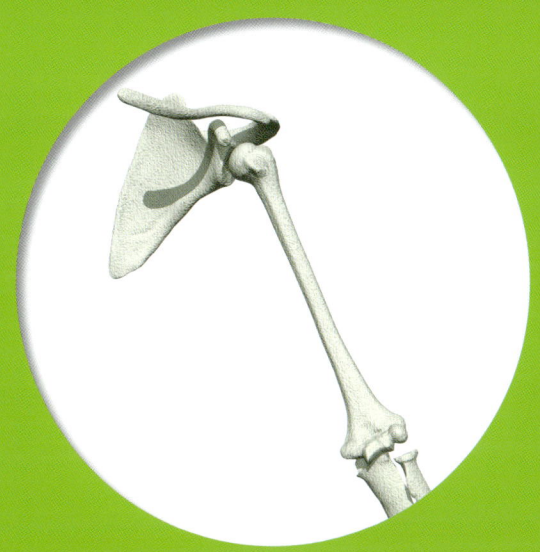

1章

上肢の骨と関節

肩甲骨・上腕骨・手根骨・指骨などからなる上肢は、肩関節や肘関節、手指の関節を構成し、日常生活を支える繊細な動きを可能にする。

上肢の骨格

上肢は、体幹と腕をつなぐ「上肢帯」と、肩関節〜手指にかけての「自由上肢」に分けられる。上肢帯の骨である鎖骨と肩甲骨が、肩および腕の動きの土台となる。

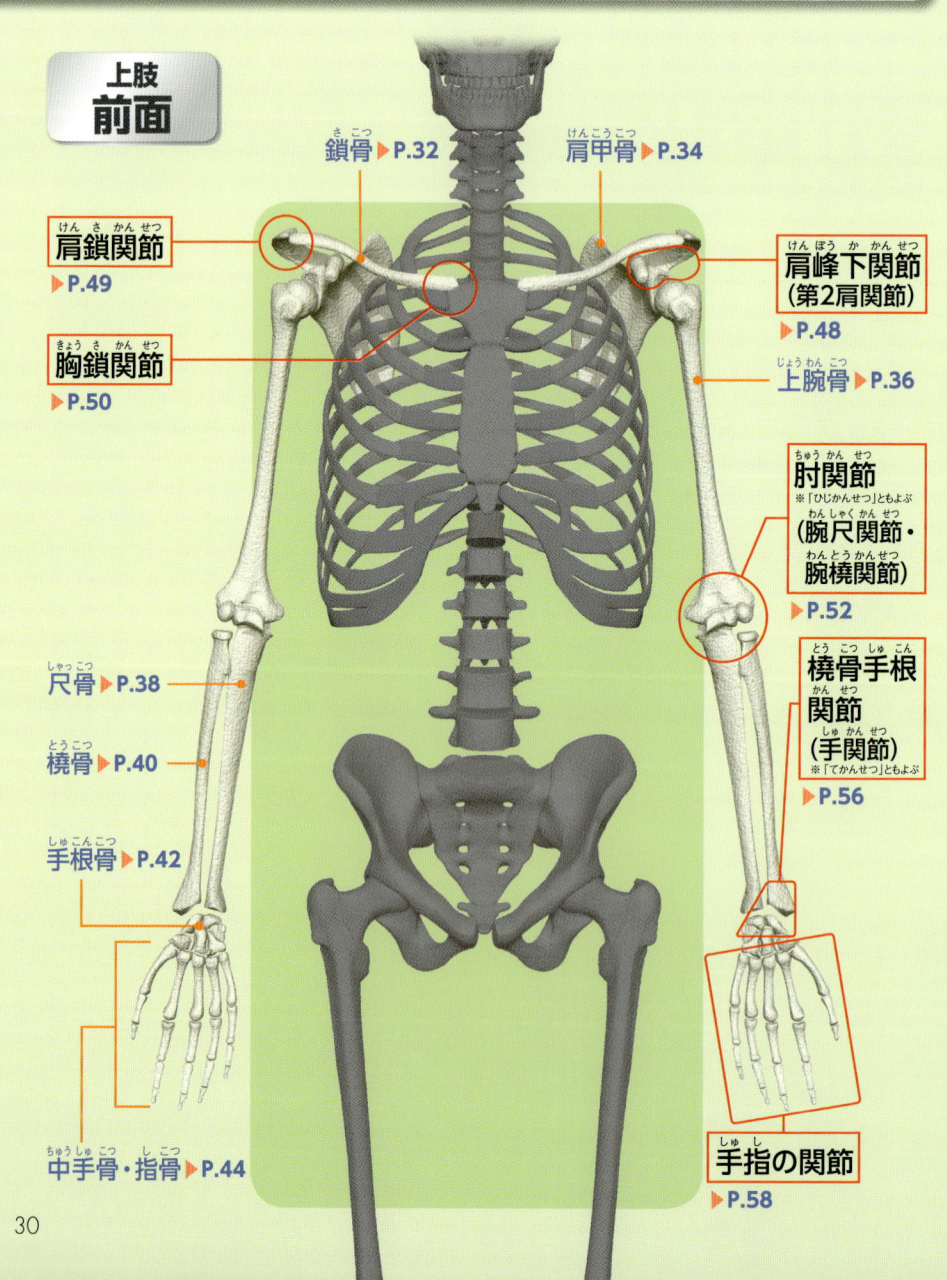

上肢 前面

- 鎖骨 ▶P.32
- 肩甲骨 ▶P.34
- 肩鎖関節 ▶P.49
- 胸鎖関節 ▶P.50
- 肩峰下関節（第2肩関節）▶P.48
- 上腕骨 ▶P.36
- 肘関節 ※「ひじかんせつ」ともよぶ（腕尺関節・腕橈関節）▶P.52
- 尺骨 ▶P.38
- 橈骨 ▶P.40
- 橈骨手根関節（手関節）※「てかんせつ」ともよぶ ▶P.56
- 手根骨 ▶P.42
- 中手骨・指骨 ▶P.44
- 手指の関節 ▶P.58

体幹と腕をつなぐ上肢体

　2種の骨からなる上肢帯に対し、自由上肢は、上腕骨から尺骨、橈骨、手首から先の手根骨（8個）、中手骨（5個）、手指を形成する指骨（14個）まで、6種30個（左右で30対60個）の骨からなる。全方向に回転する肩関節や繊細に動く手指など、上肢は人体で最も広い可動域をもつ。

1章　上肢の骨と関節

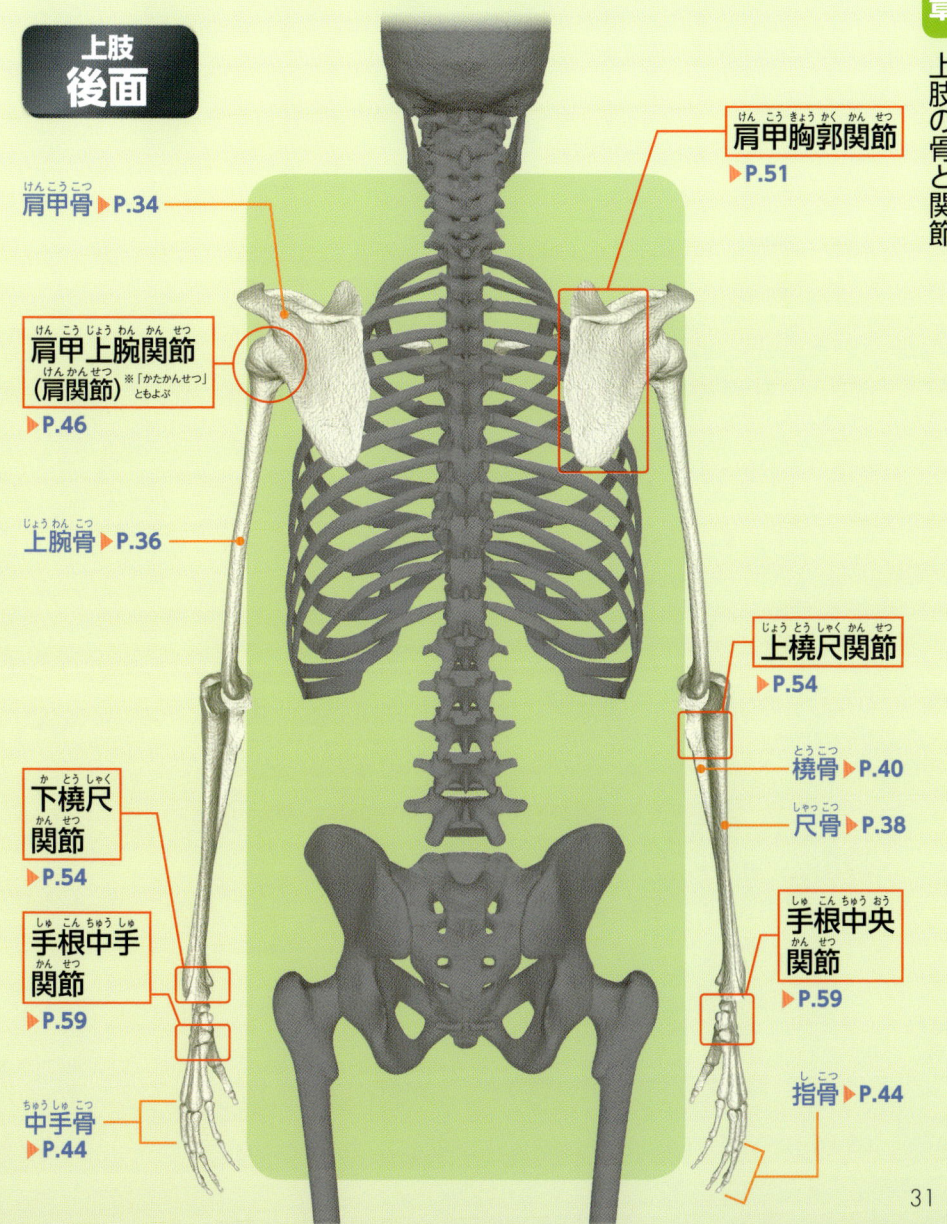

上肢 後面

- 肩甲骨 ▶P.34
- 肩甲上腕関節（肩関節）※「かたかんせつ」ともよぶ ▶P.46
- 上腕骨 ▶P.36
- 下橈尺関節 ▶P.54
- 手根中手関節 ▶P.59
- 中手骨 ▶P.44
- 肩甲胸郭関節 ▶P.51
- 上橈尺関節 ▶P.54
- 橈骨 ▶P.40
- 尺骨 ▶P.38
- 手根中央関節 ▶P.59
- 指骨 ▶P.44

鎖骨 クラヴィクル clavicle

胸郭上部の前面で水平に位置するS字状の長骨。肩甲骨と連結して肩鎖関節を構成。胸骨とも胸鎖関節を構成する。骨は皮下で触わることができ、外側（肩側）1/3は扁平になっている。

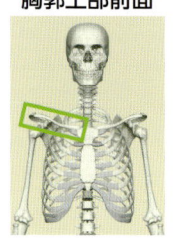

胸郭上部前面

構成する関節 肩鎖関節、胸鎖関節

起始する筋 三角筋（鎖骨部）、大胸筋（鎖骨部）、胸鎖乳突筋（鎖骨頭）

停止する筋 鎖骨下筋、僧帽筋（上部）

鎖骨（右） 上面

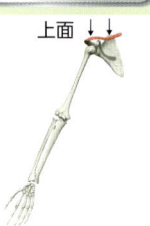

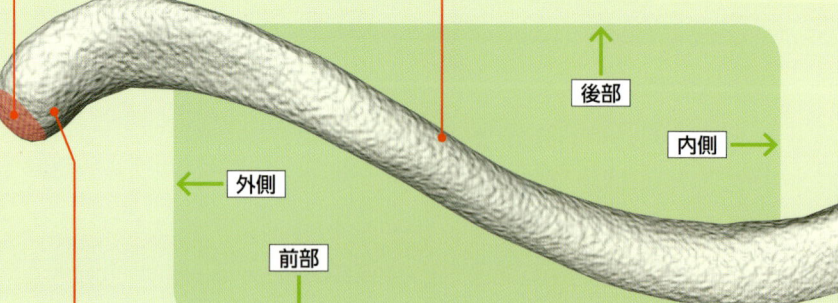

鎖骨体 body of clavicle
鎖骨の両端を除いた中央部分。両端に比べるとやや細く、柱状になっている。

胸骨端 sternal end
内側（胸骨側）の先端部分。プリズム状に膨らんでいる。胸骨端～鎖骨体（鎖骨の内側1/3）から胸鎖乳突筋（鎖骨頭）が、内側半分から大胸筋（鎖骨部）が起始。

肩峰関節面 articular surface of acromion

後部／内側／外側／前部

肩峰端 acromial end
外側（肩甲骨側）の先端部分。鎖骨体に比べてやや扁平となっている。肩峰端～鎖骨体（鎖骨の外側1/3）から三角筋の前部（鎖骨部）が起始、僧帽筋（上部）が停止。

胸骨関節面 sternal articular facet
楕円形の関節面。胸骨の鎖骨切痕と連結して胸鎖関節を構成する。前胸鎖靱帯と後胸鎖靱帯に覆われている。

主な特徴	主な傷害
「鎖骨」という骨名は、古代中国において、脱走を防ぐ目的で囚人の鎖骨の内側に鎖を通したことが由来といわれている。胸鎖関節で胸骨と連結することにより、鎖骨は上肢と体幹をつなげる重要な役割を果たしている。	骨が皮下の浅いところにあるため骨折が起こりやすい。鎖骨が折れると腕が上がらないなどの症状が出る。治癒後も変形障害が残るケースもある。また、無理な力が加わったり、姿勢や寝相が悪いと鎖骨の位置がズレて肩の可動域が小さくなる。

1章 上肢の骨と関節

鎖骨（右） 下面

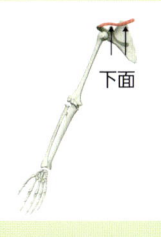
下面

菱形靭帯線 trapezoid line
肩峰端側の鎖骨下面で烏口鎖骨靭帯（菱形靭帯）が付着している部分。

鎖骨下筋溝 subclavian groove
鎖骨体の下面にある小さなくぼみ。鎖骨下筋が停止。

胸骨関節面 sternal articular facet

肩峰関節面 articular surface of acromion
肩甲骨の肩峰と連結して、肩鎖関節を構成する。肩鎖靭帯で覆われている。

前部 / 外側 / 内側 / 後部

胸骨端 sternal end

肩峰端 acromial end

鎖骨体 body of clavicle

肋鎖靭帯圧痕 impression for costoclavicular ligament
胸骨端の下面にある楕円状のくぼみ。肋鎖靭帯が付着。

円錐靭帯結節 conoid tubercle
肩峰端の下面にある小さな隆起。烏口鎖骨靭帯（円錐靭帯）が付着。

MEMO
鎖骨に関する障害のひとつである「肋鎖症候群」は、胸郭の最上部にあたる第1肋骨と鎖骨の間を通る動脈、静脈、腕神経叢が圧迫され、腕の痺れや痛みが出る症状。鎖骨と第1肋骨の隙間が狭いため、姿勢が悪かったり、重い荷物を背負ったりすることで、第1肋骨と鎖骨の隙間（肋鎖間隙）がさらに狭まると、血管や神経が圧迫されて発症する。

肩甲骨 （けんこうこつ）
scapula （スキャピュラ）

背中上部表面

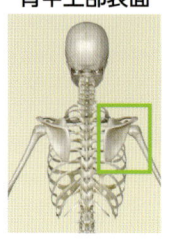

胸郭上部の背面に位置する左右1対の扁平骨。上腕骨と肩甲上腕関節（肩関節）を、鎖骨とは肩鎖関節を構成。胸郭とも肩甲胸郭関節を構成するが、筋肉による連結であり、解剖学的関節ではない。

構成する関節
肩甲上腕関節（肩関節）、肩鎖関節、肩甲胸郭関節

起始する筋
棘上筋、棘下筋、小円筋、肩甲下筋、大円筋、烏口腕筋、肩甲舌骨筋、三角筋（肩峰部・肩甲棘部）、広背筋（肩甲部）、上腕二頭筋、上腕三頭筋（長頭）

停止する筋
肩甲挙筋、小胸筋、前鋸筋、僧帽筋（中部・下部）、大菱形筋、小菱形筋

肩甲骨（右）背面

上縁 (じょうえん) / superior border
上角から肩甲切痕にいたる縁。刃のように薄い。

肩甲切痕 (けんこうせっこん) / suprascapular notch
烏口突起の内側にある切れ込み。肩甲上神経、肩甲上動脈が通る。

烏口突起 (うこうとっき) / coracoid process
関節窩の上方から前方へ突出した鉤状の突起。尖端から烏口腕筋、上腕二頭筋（短頭）が起始。小胸筋が停止。

上角 (じょうかく) / superior angle
肩甲骨上部の角。上縁と内側縁が交わる。肩甲挙筋が停止。

肩峰 (けんぽう) / acromion

内側縁 (ないそくえん) / medial border
内側（脊柱側）にある縁。大菱形筋、小菱形筋、肩甲挙筋、前鋸筋が停止。

→ 外側

肩峰角 (けんぽうかく) / acromial angle
肩峰の下部にある角。肩甲骨の外側端。

棘上窩 (きょくじょうか) / supraspinous fossa
肩甲棘の上方にある浅いくぼみ。棘上筋が起始。

外側角 (がいそくかく) / lateral angle
肩甲骨の外側（肩側）にある角。

棘下窩 (きょくかか) / infraspinous fossa
肩甲棘の下方にある大きなくぼみ。棘下筋が起始。

関節下結節 (かんせつかけっせつ) / infraglenoid tubercle

下角 (かかく) / inferior angle
肩甲骨の最下端。広背筋（肩甲部）が起始。

肩甲棘 (けんこうきょく) / spine of scapula
背側面で棘上窩と棘下窩を隔てるように横行する突起。外側（肩側）に行くほど突起は高くなる。三角筋（肩甲棘部）が起始。僧帽筋（中部・下部）が停止。

外側縁 (がいそくえん) / lateral border
外側（肩側）にある縁。小円筋、大円筋が起始。

肩甲骨（右）肋骨面

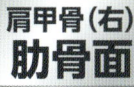
胸郭と対面する面

肩峰 acromion
肩甲棘の外側にある突起。鎖骨の肩峰端と連結して肩鎖関節を構成する。三角筋（肩峰部）が起始。僧帽筋（中部）が停止。

肩甲切痕 suprascapular notch

上縁 superior border
肩甲舌骨筋が起始。

烏口突起 coracoid process

上角 superior angle

内側縁 medial border

関節窩 glenoid cavity
浅くくぼんだ関節面。上腕骨の上腕骨頭と連結して肩甲上腕関節を構成する。

関節下結節 infraglenoid tubercle
関節窩の下方にある小さな隆起。上腕三頭筋（長頭）が起始。

外側縁 lateral border

肩甲下窩（肋骨面） subscapular fossa
肋骨面の大部分を占める浅いくぼみ。肩甲下筋が起始。胸郭背面の上部と対面して肩甲胸郭関節を構成する。

下角 inferior angle

→ 内側

肩甲骨（右）外側面

肩峰角 acromial angle
肩峰 acromion
上角 superior angle
上縁 superior border
烏口突起 coracoid process
関節上結節 supraglenoid tubercle
関節窩のすぐ上にある小さな隆起。上腕二頭筋（長頭）が起始。
関節窩 glenoid cavity
関節下結節 infraglenoid tubercle
肩甲下窩 subscapular fossa
外側縁 lateral border
下角 inferior angle

← 背面　→ 前面

1章 上肢の骨と関節

主な特徴
三角形状の大きな骨で、異なる2つの突起が突き出た複雑な形状をしている。鎖骨を介して胸郭とつながり、体幹とも連動する。肋骨面が胸郭の背面を滑るように移動することで、肩関節の動きの土台となっている。

主な傷害
肩甲骨は胸郭と直接は連結していないため、周囲の筋肉の硬直などでズレた状態になりやすい。肩甲骨がズレると連結する上腕骨や鎖骨にも影響がおよび、肩関節の可動域が小さくなったり、背中や肩などに凝りや痛みが出る。

35

上腕骨 (じょうわんこつ)
humerus (ヒューメラス)

上腕部

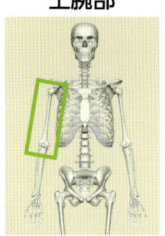

上腕部を形成する上肢で最大の長骨。棒状で両端が太く、中央がやや細い。近位端で肩甲骨と肩甲上腕関節(肩関節)を構成。遠位端では尺骨・橈骨と肘関節(腕尺関節・腕橈関節)を構成する。

上腕骨(右) 前面

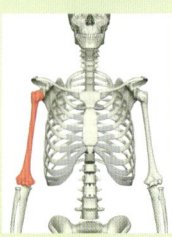

大結節 (だいけっせつ) — greater tubercle
上端の外側にある隆起。棘上筋、棘下筋、小円筋が停止。

結節間溝 (けっせつかんこう) — bicipital groove
大結節と小結節の間を通る溝。上腕二頭筋の長頭腱が通る。

大結節稜 (だいけっせつりょう) — crest of greater tubercle
大結節に続く盛り上がり部分。大胸筋が停止。

三角筋粗面 (さんかくきんそめん) — deltoid tuberosity
中央部の外側面にあるざらざらした面。三角筋が停止。

橈骨窩 (とうこつか) — radial fossa
上腕骨小頭のすぐ上にあるくぼみ。肘関節を屈曲したときに橈骨の橈骨頭が入り込む部分となる。

外側上顆 (がいそくじょうか) — lateral epicondyle
下端の外側に突出した部分。肘筋、尺側手根伸筋(上腕頭)、回外筋(一部)、長橈側手根伸筋、短橈側手根伸筋、総指伸筋、小指伸筋が起始。

上腕骨小頭 (じょうわんこつしょうとう) — capitulum of humerus
上腕骨顆の外側にある半球状の部分。橈骨の関節窩と連結して肘関節(腕橈関節)を構成する。

上腕骨頭 (じょうわんこつとう) — head of humerus
上端の半球状の関節面。肩甲骨の関節窩と連結して肩甲上腕関節(肩関節)を構成する。

小結節 (しょうけっせつ) — lesser tubercle
上端の内側にある小さな隆起。肩甲下筋が停止。

小結節稜 (しょうけっせつりょう) — crest of lesser tubercle
小結節に続く盛り上がり部分。広背筋、大円筋、小円筋、肩甲下筋が停止。

鉤突窩 (こうとつか) — coronoid fossa
下端前面の上腕骨滑車のすぐ上にある小さなくぼみ。肘関節を屈曲したときに尺骨の鉤状突起が入り込む部分となる。

内側上顆 (ないそくじょうか) — medial epicondyle
下端の内側に突出した部分。円回内筋(上腕頭)、橈側手根屈筋、長掌筋、浅指屈筋(上腕尺骨頭)が起始。

上腕骨滑車 (じょうわんこつかっしゃ) — trochlea of humerus
上腕骨顆の中央にある隆起の内側部分。尺骨の滑車切痕と連結して肘関節(腕尺関節)を構成する。

上腕骨体 (じょうわんこつたい) — body of humerus

→ 内側

上腕骨顆 (じょうわんこつか) — condyle of humerus
外側上顆と内側上顆の間にある関節面。橈骨、尺骨と連結して肘関節を構成する。

構成する関節

肩甲上腕関節(肩関節)、肘関節(腕尺関節・腕橈関節)

起始する筋

上腕三頭筋(外側頭・内側頭)、上腕筋、腕橈骨筋、肘筋、円回内筋(上腕頭)、回外筋(一部)、橈側手根屈筋、長掌筋、尺側手根伸筋(上腕頭)、長橈側手根伸筋、短橈側手根伸筋、浅指屈筋(上腕尺頭)、総指伸筋、小指伸筋

停止する筋

三角筋、大胸筋、広背筋、大円筋、小円筋、棘上筋、棘下筋、烏口腕筋、肩甲下筋

上腕骨(右) 後面

主な特徴

近位端の上腕骨頭は、肩甲上腕関節で連結する肩甲骨の関節窩より、半球状の骨頭がかなり大きいため、関節の結合が緩く、脱臼しやすい。靭帯とともに、ローテーターカフ(回旋筋腱板)の筋群が上腕骨を引き寄せることで、関節の安定を補助している。

主な傷害

肩と肘はスポーツで故障することが多い部位。特に使用過多(オーバーユース)で野球肘やテニス肘になると、遠位端の外側上顆や内側上顆が傷んで炎症を起こし、症状によっては手術が必要となる場合もある。

1章 上肢の骨と関節

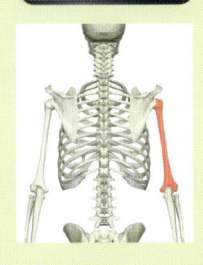

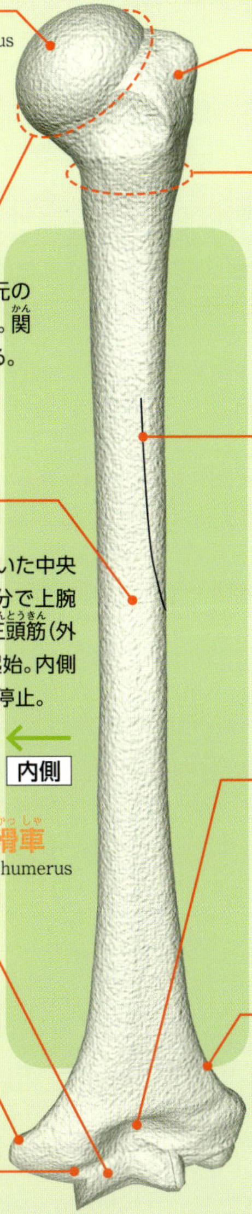

上腕骨頭 head of humerus

大結節 greater tubercle

外科頸 surgical neck
大結節・小結節の下方でやや くびれた部分。骨折しやすい箇所であり、腋窩神経麻痺をともなう場合もある。

解剖頸 anatomical neck
上腕骨頭の根元のくびれた部分。関節包が付着する。

橈骨神経溝 groove for radial nerve
上腕骨体の後面を斜行する溝。橈骨神経が通る。

上腕骨体 body of humerus
上腕骨の両端を除いた中央部分。前面の下半分で上腕筋が、後面で上腕三頭筋(外側頭・内側頭)が起始。内側中央で烏口腕筋が停止。

内側 ←

肘頭窩 olecranon fossa
下端の後面にある楕円形のくぼみ。肘関節を屈曲したときに尺骨の肘頭が入り込む部分となる。

上腕骨滑車 trochlea of humerus

内側上顆 medial epicondyle

外側顆上稜 medial supraepicondylar ridge
外側縁の下端。腕橈骨筋が起始。

尺骨神経溝 groove for ulnar nerve
内側上顆の後面にある溝。尺骨神経が通る。

37

尺骨 (しゃっこつ) アルナ ulna

前腕部小指側

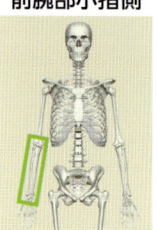

前腕の小指側にある長骨。親指側の橈骨よりも長い。近位端で上腕骨と肘関節（腕尺関節）を構成。遠位端では橈骨手根関節（手関節）へ間接的に関与。橈骨とも上・下橈尺関節を構成している。

尺骨（右）前面

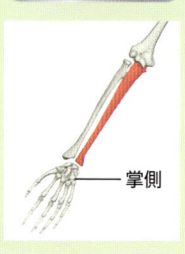

掌側

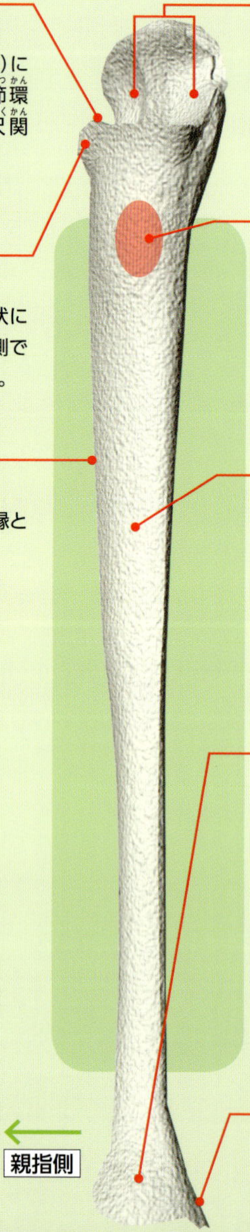

橈骨切痕 (とうこつせっこん) radial notch
鉤状突起の外側（親指側）にあるくぼみ。橈骨の関節環状面が入り込み、上橈尺関節を構成する。

滑車切痕 (かっしゃせっこん) trochlear notch
上端で凹んだ関節面。上腕骨の上腕骨滑車と連結して肘関節（腕尺関節）を構成する。

鉤状突起 (こうじょうとっき) coronoid process
滑車切痕の下方で三角状に突き出た小さな突起。内側で円回内筋（尺骨頭）が起始。

尺骨粗面 (しゃっこつそめん) tuberosity of ulna
鉤状突起の下部にある楕円状のざらざらした面。浅指屈筋（尺骨頭）、周辺で深指屈筋が起始。上腕筋が停止。

骨間縁 (こつかんえん) interosseous border
尺骨体の外側縁。橈骨の骨間縁との間に前腕骨間膜を張る。

尺骨体 (しゃっこつたい) body of ulna
尺骨の両端を除いた中央部分。下方に行くに従って細い三角柱状となる。尺骨体下部〜尺骨頭の前面で方形回内筋が起始。

尺骨頭 (しゃっこつとう) head of ulna
下端部の鈍円状に膨らんだ部分。下面は軟骨に覆われた関節面で、関節円板と接する。ほかの骨と異なり、尺骨では「頭」と呼ばれる部分が下端部に位置する。

茎状突起 (けいじょうとっき) ulnar styloid

← 親指側

構成する関節
肘関節（腕尺関節）、橈尺関節（上橈尺関節・下橈尺関節）

起始する筋
円回内筋（尺骨頭）、回外筋（一部）、方形回内筋、尺側手根屈筋、尺側手根伸筋（尺骨頭）、浅指屈筋（尺骨頭）、深指屈筋、長母指伸筋、長母指外転筋（一部）、示指伸筋

停止する筋
上腕三頭筋、上腕筋、肘筋

主な特徴

尺骨は肘関節ではメイン、手関節ではサブ的な役割を果たす。遠位端に比べて近位端は肥厚している。近位端にある肘頭の滑車切痕は、肘関節（腕尺関節）で上腕骨の上腕骨滑車を包むように連結。遠位端となる尺骨頭の下面では、関節円板をはさんで手根骨と接する。

主な傷害

肘関節脱臼の大半は、尺骨の肘頭が上腕骨に対して後ろ側に外れるもの。肘先で骨が突き出た肘頭や、手首背面の小指側でコブ状に骨が突出した尺骨の茎状突起は、転倒時などに強打して骨折することも。

1章 上肢の骨と関節

尺骨（右）後面

手甲側

肘頭 olecranon
滑車切痕の後面にある丸みを帯びた突起。肘の先端部分にあたる。尺側手根屈筋が起始。上腕三頭筋、肘筋が停止。

尺骨体 body of ulna
後縁で尺側手根伸筋（尺骨頭）、中部後面で長母指伸筋・長母指外転筋（一部）、遠位後面で示指伸筋が起始。

親指側 →

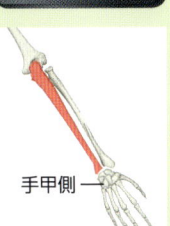

回外筋稜 supinator crest
橈骨切痕の後面下部において縦に走る骨稜。回外筋の一部が起始。

骨間縁 interosseous border

関節環状面 articular circumference
尺骨頭の外側縁（骨間縁）にある関節面。橈骨の尺骨切痕と接して下橈尺関節を構成する。

茎状突起 ulnar styloid
尺骨頭の後面において下方に突き出た突起部分。尺側手根伸筋の腱が通る溝がある。手首後面の小指側にある突起部分。

MEMO
　尺骨に関連した障害のひとつに「尺骨神経障害」がある。尺骨神経は末梢神経の一種で、肘の皮膚の表面近くを通っている。何度も肘を突いたり、急激な骨の成長などがあると、この尺骨神経が損傷し、手にチクチクした痺れが出たり、手に力が入らない感覚となる。
　重度になると筋萎縮が起き、筋肉が拘縮して指が曲がらなくなり、鷲手変形とよばれる症状にいたることもある。

※拘縮…関節可動域を制限する状態

橈骨 (とうこつ)
radius レイディアス

前腕部親指側

前腕の親指側にある長骨。近位端で上腕骨と肘関節(腕橈関節)を構成。遠位端では近位列の手根骨と橈骨手根関節(手関節)を構成する。平行する尺骨とも上・下橈尺関節を構成している。

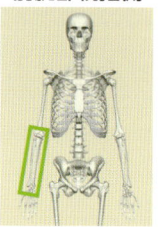

橈骨(右) 前面

掌側

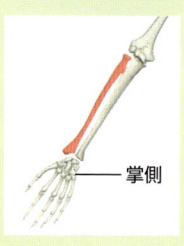

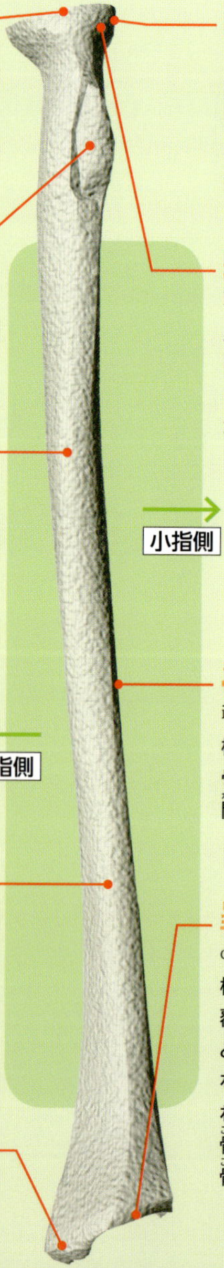

関節窩 articular facet
橈骨頭の上面にある浅いくぼみ。上腕骨の上腕骨小頭と連結して、肘関節(腕橈関節)を構成する。

橈骨粗面 radial tuberosity
橈骨頭の下方で、橈骨体の前内側に隆起した部分。上腕二頭筋が停止。

関節環状面 articular circumference
軟骨に覆われた橈骨頭の側面。尺骨の橈骨切痕と接して上橈尺関節を構成する。

橈骨頭 head of radius
上端で円盤状に突出している部分。上面には浅いくぼみがあり、関節窩となっている。

橈骨体 body of radius
橈骨の両端を除いた中央部分。外側(親指側)へ緩やかに弯曲している。前面、後面、外側面の3面と、前縁、後縁、骨間縁の3縁がある。前面上方で浅指屈筋(橈骨頭)、前面中央~上部で長母指屈筋が起始。橈骨体下部~橈骨下端の前面で方形回内筋が停止。

→ 小指側
← 親指側

骨間縁 interosseous border
橈骨体の内側縁。尺骨の骨間縁との間に前腕骨間膜を張る。

構成する関節
肘関節(腕橈関節)、橈尺関節(上橈尺関節・下橈尺関節)、橈骨手根関節(手関節)

起始する筋
浅指屈筋(橈骨頭)、長母指屈筋、短母指伸筋、長母指外転筋(一部)

停止する筋
上腕二頭筋、腕橈骨筋、円回内筋、回外筋、方形回内筋

前縁 anterior border
橈骨体の前面にある縁。上端には橈骨粗面がある。

手根関節面 carpal articular surface
橈骨の底にあたる軟骨に覆われた関節面。手根骨と連結して橈骨手根関節を構成する。左右に分かれ、内側(小指側)は月状骨、外側(親指側)は舟状骨に接する。

茎状突起 styloid process

主な特徴

橈骨は肘関節ではサブ的、手関節ではメインの役割を果たす。近位端の骨頭はバットのグリップのような形状。遠位端で広く太くなる。中心部分の橈骨体は外側へ少し弯曲し、断面が三角柱状となっている。平行する尺骨とは前腕骨間膜で不動結合している。

主な傷害

転倒時に手を突くと、しばしば手首の付け根が折れる「橈骨遠位端骨折」が起こる。特に高齢者に多く見られる骨折で、コーレス骨折ともよばれる。痛みや腫れが出るほか、手関節の可動域が小さくなる。

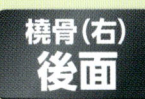

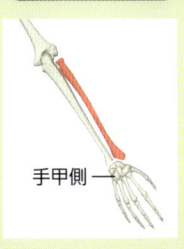

1章 上肢の骨と関節

橈骨（右）後面

手甲側

関節環状面
articular circumference

関節窩
articular facet
橈骨頭窩ともよばれる。

橈骨頸
neck of radius
橈骨頭の根元のくびれた部分。関節包が付着する。

小指側 ← → 親指側

橈骨体
body of radius
後面の中部で短母指伸筋、長母指外転筋（一部）が起始。外側（親指側）面中央で円回内筋、外側面上部で回外筋が停止。

後縁
posterior border
橈骨体の後面にある縁。

茎状突起
styloid process
下端部の外側から下方に伸びる突起。手首後面の外側（親指側）にある突起部分。腕橈骨筋が停止。

尺骨切痕
ulnar notch
後面下端の内側（小指側）にある三角形の浅いくぼみ。尺骨との関節面となり、下橈尺関節を構成する。

MEMO

橈骨に関連した障害のひとつに「橈骨神経麻痺」がある。橈骨神経は末梢神経の一種で、腕神経叢から派生し、上腕や前腕に枝を出しながら手に到達する神経。

麻痺が起こると手や前腕の知覚麻痺、手関節伸展の不能といった症状が出る。外傷や上腕骨の骨折、睡眠時の頭部による腕の圧迫（腕まくら）などが原因に挙げられるが、発症の理由がはっきりしない場合もある。

手根骨
carpal bones

手の付け根（手根）を形成する8個の短骨。近位列と遠位列に4個ずつ骨が並ぶ。近位列は橈骨と橈骨手根関節を、遠位列は中手骨と手根中手関節を構成。手根骨同士でも手根中央関節を作る。

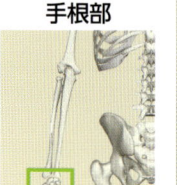

手根部

構成する関節 橈骨手根関節（手関節）、手根中央関節、手根中手関節

起始する筋 短母指屈筋（深頭の一部）、短母指外転筋、短小指屈筋、母指内転筋（斜頭の一部）、小指外転筋、母指対立筋、小指対立筋

停止する筋 尺側手根屈筋（一部）

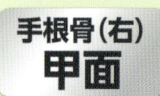

手根骨（右）甲面

小菱形骨 trapezoid
遠位の人差し指付け根部分にある小さな骨。

有頭骨 capitate
手根骨の中心に位置する骨。手根中央関節の動きの中心となる。手根骨の中で最も大きい。

有鈎骨 hamate
遠位の小指側にあるくさび形の骨。

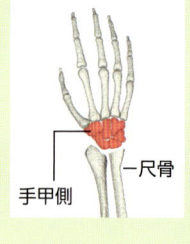

→ 小指側

大菱形骨 trapezium
遠位の親指側にある大きな骨。

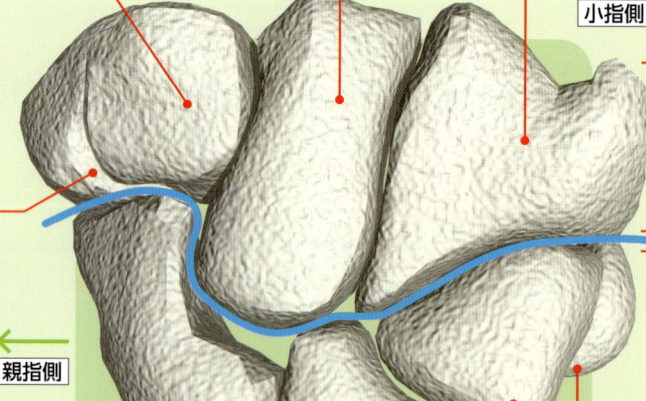

← 親指側

舟状骨 scaphoid
近位の親指側にある三日月形の骨。近位端で橈骨の手根関節面（外側）と連結して橈骨手根関節を構成する。手根骨で最も骨折しやすい部分でもある。

月状骨 lunate
近位の中央部にある半月形の骨。近位端で橈骨の手根関節面（内側）と連結して橈骨手根関節を構成する。

三角骨 triquetrum
近位の小指側にある三角形の骨。

豆状骨 piriform
近位の掌側にある種子骨。手根骨の中で最も小さい。尺側手根屈筋の一部が停止。

遠位列 / 近位列

手甲側 ー尺骨

主な特徴

豆状骨を除く近位列の手根骨と、遠位列の手根骨の間で複関節である「手根中央関節」を構成し、手首の動きに貢献する。掌面には屈筋支帯が付着し、トンネル状の手根管を形成。ここを正中神経や手関節および手指の屈筋群の腱が通過する。

主な傷害

手根骨の傷害で特に多いのが、遠位列の親指側にある舟状骨の骨折。手首の外側が腫れて力が入らなくなり、血行障害を招く場合も。放置するとそのまま骨がつかずに偽関節となるケースもある。

1章　上肢の骨と関節

手根骨（右）掌面

MEMO
隣り合う手根骨同士は骨間手根間靭帯でつながり、各手根骨間はわずかに動く。これを「手根間関節」とよぶ場合もある。

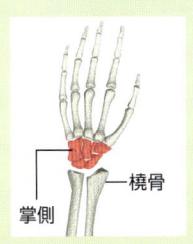

有頭骨 capitate
舟状骨、月状骨、三角骨、小菱形骨、有鈎骨と関節。遠位端では第2〜4中手骨とも関節する。母指内転筋（斜頭の一部）が起始。

有鈎骨 hamate
外側（親指側）で有頭骨、近位端で三角骨、遠位端で第4〜5中手骨と関節する。

有鈎骨鈎 hook of hamate
有鈎骨の掌側にある鈎状の突起。内側手根隆起のひとつ。短小指屈筋、小指対立筋が起始。

小菱形骨 trapezoid
舟状骨、大菱形骨、有頭骨、第2中手骨の間にはさまり、それぞれの骨と関節する。

大菱形骨結節 tubercle of trapezium
大菱形骨の掌側にある隆起。外側手根隆起のひとつ。短母指屈筋（深頭の一部）、母指対立筋が起始。

大菱形骨 trapezium
内側（小指側）で第2中手骨と小菱形骨、近位端で舟状骨、遠位端で第1中手骨と関節する。

豆状骨 piriform
三角骨と関節する（これを豆状骨関節とよぶ場合もある）。小指外転筋が起始。

三角骨 triquetrum
月状骨、有鈎骨、豆状骨と関節する。

月状骨 lunate
近位端で橈骨、遠位端で有頭骨、有鈎骨、内側（小指側）で三角骨、外側（親指側）で舟状骨と関節する。

舟状骨 scaphoid
内側（小指側）で月状骨、近位端で橈骨、遠位端で大菱形骨、小菱形骨、有頭骨と関節する。

舟状骨結節 tubercle of scaphoid
舟状骨の掌側にある隆起。外側手根隆起のひとつ。短母指外転筋が起始。

中手骨・指骨
metacarpals
phalanges

手の上部〜手指

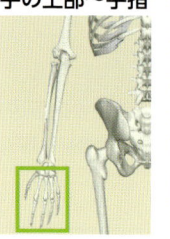

中手骨は手の上部を形成する5個の長骨。遠位列の手根骨と手根中手関節を構成。手指を形成する指骨は14個の短骨からなり、指節間関節を構成。基節骨は中手骨と中手指節関節も構成する。

中手骨・指骨(右) 甲面

指骨／中手骨／手根骨

指骨 phalanges
指の骨にあたる基節骨、中節骨、末節骨の集合。

末節骨 distal phalanx
指骨の先端部分にあたり、5本の指すべてに存在。第2〜5末節骨底で深指屈筋、総指伸筋が停止。

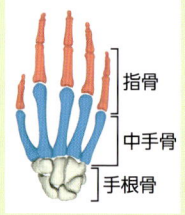

中節骨 middle phalanx
母指(親指)を除く人差し指〜小指の4本指に存在。中節骨底で総指伸筋(中央)が停止。

第1末節骨 1st distal phalanx
母指の末節骨。母指のみ中節骨がなく、末節骨と基節骨が接する。長母指屈筋、長母指伸筋が停止。

基節骨 proximal phalanx
指骨の根元部分にあたり、5本の指すべてに存在。第2〜5基節骨で浅指屈筋、短小指屈筋、小指外転筋、掌側骨間筋、背側骨間筋がそれぞれ停止。

第1基節骨 1st proximal phalanx
母指の基節骨。短母指屈筋(深頭の一部)、短母指伸筋、短母指外転筋、母指内転筋が停止。

第1中手骨 1st metacarpal
母指の中手骨。大菱形骨と接して独立した関節包をもつ。短母指屈筋(深頭の一部)、母指内転筋が起始。長母指外転筋、母指対立筋が停止。

中手骨 metacarpals
手の甲および掌を形成する骨で5本指の付け根にそれぞれ存在。拳を握ったときに盛り上がるのは中手骨の遠位端。

44

構成する関節

手根中手関節(CM関節)、中手指節関節(MP関節)、近位指節間関節(PIP関節)、遠位指節間関節(DIP関節)、母指の指節間関節(IP関節)、中手間関節

起始する筋

中手骨：短母指屈筋(深頭の一部)、母指内転筋・掌側骨間筋、背側骨間筋

指骨：なし

停止する筋

中手骨：橈側手根屈筋、尺側手根屈筋、尺側手根伸筋、長橈側手根伸筋、短橈側手根屈筋、長母指外転筋、母指対立筋、小指対立筋

指骨：浅指屈筋、長母指屈筋、短母指屈筋、短母指伸筋、短母指外転筋、短小指屈筋、母指内転筋、小指外転筋、掌側骨間筋、背側骨間筋、総指伸筋、深指屈筋、長母指屈筋、長母指伸筋

主な特徴

中手骨頭が球状になっているため、中手指節関節は屈曲・伸展だけでなく、外転・内転の動きも可能。手指となる指骨は指先から末節骨・中節骨・基節骨と連なるが、親指(第5指)だけ中節骨が存在しない。第2～5中手骨底の隣接面では平面関節の中手間関節を構成。手根中手関節と関節腔および関節包が共通の平面関節であり、可動性はほとんどない。

主な傷害

ボクサーがパンチで拳を骨折するのは主に中手骨頸(中手骨頭の下方)。細い手指は突き指や骨折が起こりやすく、指節間関節まわりの骨折は後遺症で伸展動作が制限される場合もある。

1章 上肢の骨と関節

中手骨・指骨(右) 掌面

頭
中手骨・指骨においては骨の遠位端部分を「頭」とよぶ。

体
骨の両端を除いた中央部分を「体」とよぶ。

底
中手骨・指骨においては骨の近位端部分を「底」とよぶ。

末節骨粗面 distal phalanx tuberosity
末節骨の遠位端。楕円板状になっている。

- 末節骨体
- 末節骨底
- 中節骨頭
- 中節骨体
- 中節骨底
- 基節骨頭
- 基節骨体
- 基節骨底
- 中手骨頭
- 中手骨体
- 中手骨底

種子骨 sesamoid bone
第1中手指節関節の掌側面や第2中手指節関節の外側(母指側)に見られる種状の小さな骨。通常は関節付近の腱や靭帯の中にあり、腱や靭帯の方向を変える滑車のような働きをする。位置や大きさ、骨化の程度には個人差がある。

指骨／中手骨／手根骨

45

肩関節❶ glenohumeral joint（グレノヒューメラル ジョイント）

肩甲上腕関節（肩関節）
※「かたかんせつ」ともよぶ

連結する骨：肩甲骨 ― 上腕骨

あらゆる方向へ腕を動かす球関節

　肩関節（肩複合体）は、肩甲上腕関節、肩峰下関節（第2肩関節）、肩鎖関節、胸鎖関節、肩甲胸郭関節という5つの関節で構成されている。なかでも肩の動きの中心となるのが、肩甲骨の関節窩と上腕骨の上腕骨頭が連結する肩甲上腕関節である。狭義の肩関節でもある肩甲上腕関節は、球関節で3次元の多方向に動く反面、結合が緩く、脱臼しやすい。

肩関節の動き（多軸性関節）

屈曲・伸展

屈曲
下ろした腕をまっすぐ前方へ上げる（前方挙上）

伸展
前方に上げた腕をまっすぐ後方へ引く。下ろした腕をまっすぐ後方へ上げる（後方挙上）

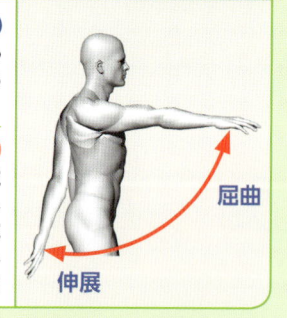

外転・内転

外転
腕を横（体の側方）に開く（側方挙上）

内転
横に上げた腕を下方に下げる。下ろした腕を体の前面まで振る

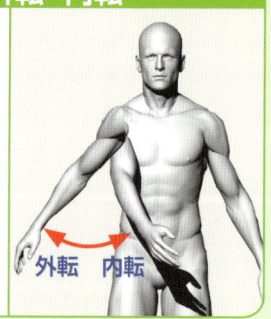

外旋・内旋

外旋
上腕を回転軸にして肩を外向きに回す

内旋
上腕を回転軸にして肩を内向きに回す

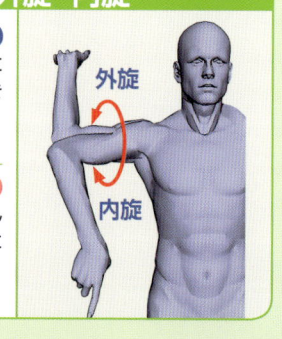

水平内転（水平屈曲）・水平外転（水平伸展）

水平内転
水平面で腕を後方から前方へ動かす

水平外転
水平面で腕を前方から後方へ動かす

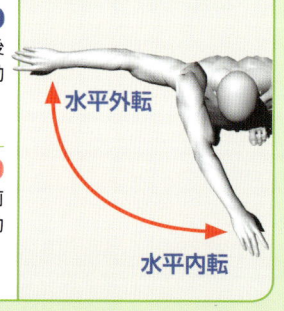

※医学において、肩関節は「かたかんせつ」と訓読みをする場合が多い。「ひじかんせつ」なども同様

肩甲上腕関節(右)前面

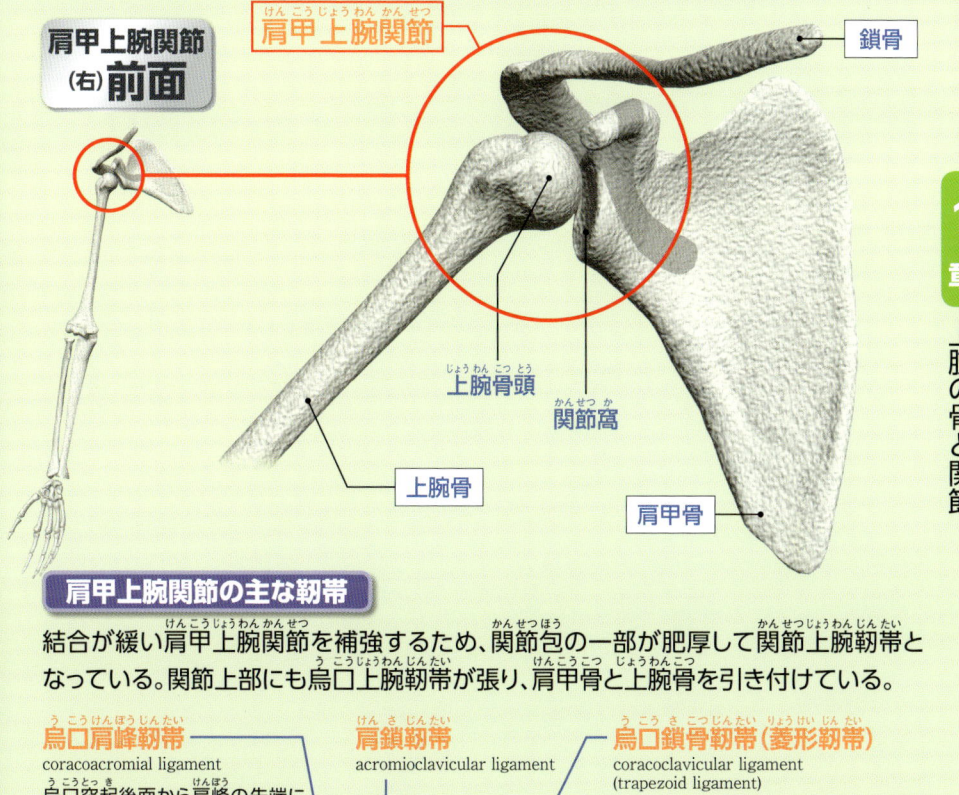

- 肩甲上腕（けんこうじょうわん）関節（かんせつ）
- 鎖骨（さこつ）
- 上腕骨頭（じょうわんこつとう）
- 関節窩（かんせつか）
- 上腕骨（じょうわんこつ）
- 肩甲骨（けんこうこつ）

1章　上肢の骨と関節

肩甲上腕関節の主な靱帯

結合が緩い肩甲上腕関節を補強するため、関節包（かんせつほう）の一部が肥厚して関節上腕靱帯（かんせつじょうわんじんたい）となっている。関節上部にも烏口上腕靱帯（うこうじょうわんじんたい）が張り、肩甲骨と上腕骨を引き付けている。

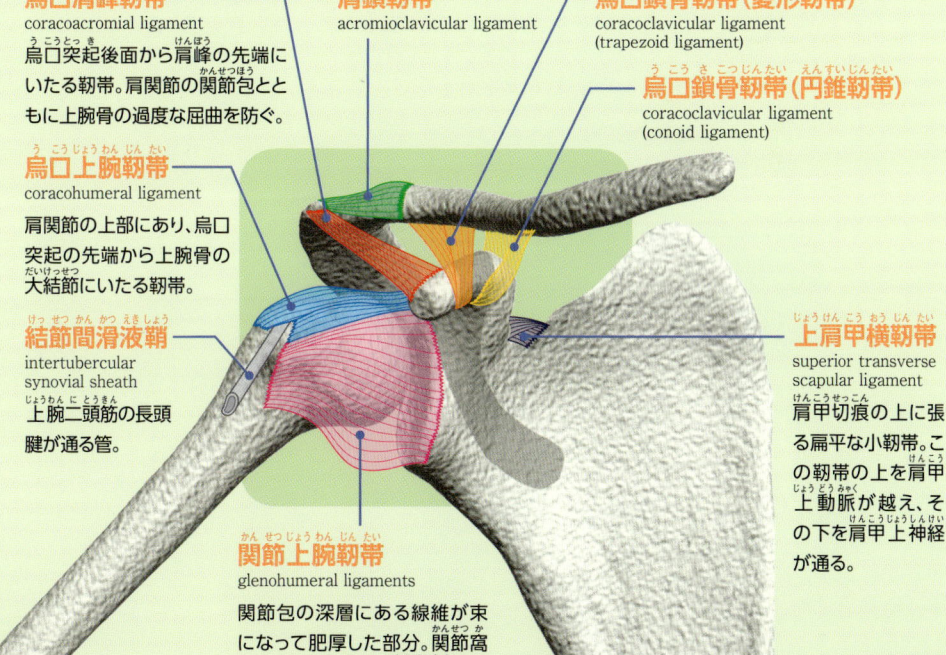

烏口肩峰靱帯（うこうけんぽうじんたい）
coracoacromial ligament
烏口突起後面から肩峰の先端にいたる靱帯。肩関節の関節包とともに上腕骨の過度な屈曲を防ぐ。

肩鎖靱帯（けんさじんたい）
acromioclavicular ligament

烏口鎖骨靱帯（うこうさこつじんたい）（菱形靱帯（りょうけいじんたい））
coracoclavicular ligament (trapezoid ligament)

烏口鎖骨靱帯（うこうさこつじんたい）（円錐靱帯（えんすいじんたい））
coracoclavicular ligament (conoid ligament)

烏口上腕靱帯（うこうじょうわんじんたい）
coracohumeral ligament
肩関節の上部にあり、烏口突起の先端から上腕骨の大結節（だいけっせつ）にいたる靱帯。

結節間滑液鞘（けっせつかんかつえきしょう）
intertubercular synovial sheath
上腕二頭筋（じょうわんにとうきん）の長頭腱が通る管。

上肩甲横靱帯（じょうけんこうおうじんたい）
superior transverse scapular ligament
肩甲切痕（けんこうせっこん）の上に張る扁平な小靱帯。この靱帯の上を肩甲上動脈（けんこうじょうどうみゃく）が越え、その下を肩甲上神経（けんこうじょうしんけい）が通る。

関節上腕靱帯（かんせつじょうわんじんたい）
glenohumeral ligaments
関節包の深層にある線維が束になって肥厚した部分。関節窩に付着する軟骨の関節唇から上腕骨の解剖頸（かいぼうけい）にいたる。

47

肩関節❷ subacromial bursa
肩峰下関節（第2肩関節）

構成する組織：肩峰（肩甲骨）—肩峰下滑液包・棘上筋（腱）—上腕骨

クッションの役割を果たす肩峰下滑液包

　肩甲骨の肩峰と上腕骨の間でクッションの役割を果たす肩峰下滑液包を肩峰下関節または第2肩関節という。滑液包とは、関節や腱の周囲で滑液や粘液を貯蓄する袋状の滑膜。

　腕を上げるとき、上腕骨頭が肩峰下滑液包の下に滑り込むことで、スムーズに肩甲上腕関節が可動する。肩甲骨と上腕骨、さらに棘上筋の腱をはじめとする腱板も保護している。

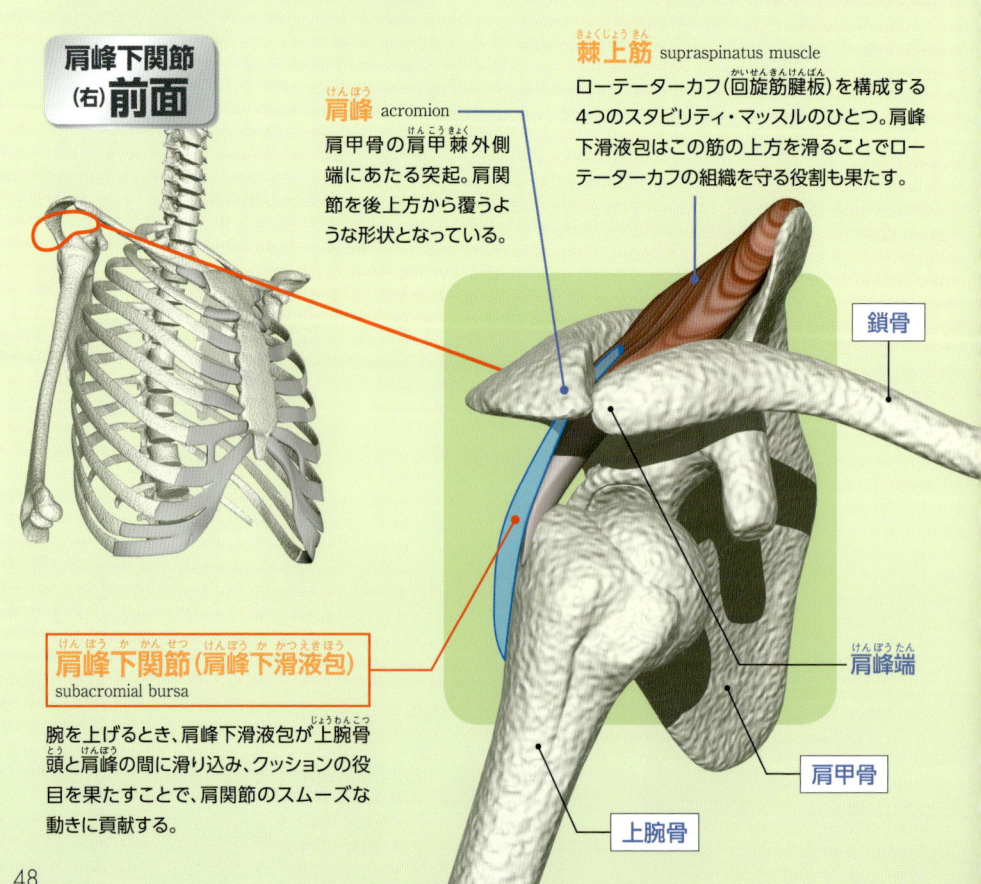

肩峰下関節（右）前面

肩峰 acromion
肩甲骨の肩甲棘外側端にあたる突起。肩関節を後上方から覆うような形状となっている。

棘上筋 supraspinatus muscle
ローテーターカフ（回旋筋腱板）を構成する4つのスタビリティ・マッスルのひとつ。肩峰下滑液包はこの筋の上方を滑ることでローテーターカフの組織を守る役割も果たす。

鎖骨

肩峰下関節（肩峰下滑液包） subacromial bursa
腕を上げるとき、肩峰下滑液包が上腕骨頭と肩峰の間に滑り込み、クッションの役目を果たすことで、肩関節のスムーズな動きに貢献する。

肩峰端

肩甲骨

上腕骨

肩関節③ acromioclavicular joint
肩鎖関節

連結する骨：肩甲骨―鎖骨

1章 上肢の骨と関節

可動域が小さい平面関節

　鎖骨の肩峰端と肩甲骨の肩峰が連結する平面関節。関節腔を二分しない不完全な関節円板を有すが、可動範囲は極めて小さい。緩い関節包は上面が肥厚して肩鎖靭帯となる。肩甲骨の烏口突起も烏口鎖骨靭帯によって鎖骨とつながっている。肩鎖関節は胸鎖関節と連動し、腕を大きく振る肩甲上腕リズム（P.60）を可能にする。

肩鎖関節の主な靭帯

肩鎖関節（右）前面

烏口鎖骨靭帯（菱形靭帯）
coracoclavicular ligament (trapezoid ligament)
烏口鎖骨靭帯のひとつで、烏口突起の内側縁および上面から鎖骨の菱形靭帯線にいたる靭帯。肩鎖関節の脱臼を防ぎ、肩甲骨の前方および内方への過度の動きを制限している。

烏口鎖骨靭帯（円錐靭帯）
coracoclavicular ligament (conoid ligament)
烏口鎖骨靭帯のひとつで、烏口突起（内側縁）から鎖骨の円錐靭帯結節にいたる。肩甲骨が後方へ過度に動くのを制限している。

鎖骨

烏口突起（肩甲骨）

肩鎖靭帯 acromioclavicular ligament
肩鎖関節の関節包前面が厚くなって肩鎖靭帯となり、関節包を補強している。

烏口肩峰靭帯
coracoacromial ligament

烏口上腕靭帯
coracohumeral ligament

関節上腕靭帯
glenohumeral ligaments

肩甲骨

上腕骨

上肩甲横靭帯
superior transverse scapular ligament

肩関節❹ sternoclavicular joint
胸鎖関節

連結する骨：胸骨―鎖骨

体幹と上肢をつなぐ唯一の関節

　胸骨の鎖骨切痕と鎖骨の胸骨端が連結する鞍関節。体幹と上肢をつなぐ唯一の関節であり、体幹と肩および腕を連動させる重要な役割をもつ。緩い関節包に覆われ、関節腔が関節円板で二分されているため、球関節のような広い可動域を有する。前・後胸鎖靱帯が関節腔を補強し、肋鎖靱帯が鎖骨と第1肋骨（および肋軟骨）を引き付けて固定している。

胸鎖関節（右）前面

胸鎖関節

前胸鎖靱帯・後胸鎖靱帯
anterior sternoclavicular ligament・posterior sternoclavicular ligament
鎖骨の胸骨端から胸骨の鎖骨切痕にいたる関節包を前面・後面からそれぞれ補強している靱帯。前面の前胸鎖靱帯のほうが強い。

鎖骨間靱帯
interclavicular ligament
左右の鎖骨の胸骨端（内側端）を結ぶ強い靱帯。鎖骨の肩峰端（外側端）が押し下げられたときに胸骨端が挙上する動きを制限する。

第1肋骨

鎖骨

肋鎖靱帯
costoclavicular ligament
第1肋軟骨の上縁から鎖骨下面の肋鎖靱帯圧痕にいたる強靱な靱帯。関節包の下部を補強し、鎖骨の過度な挙上を抑制する。

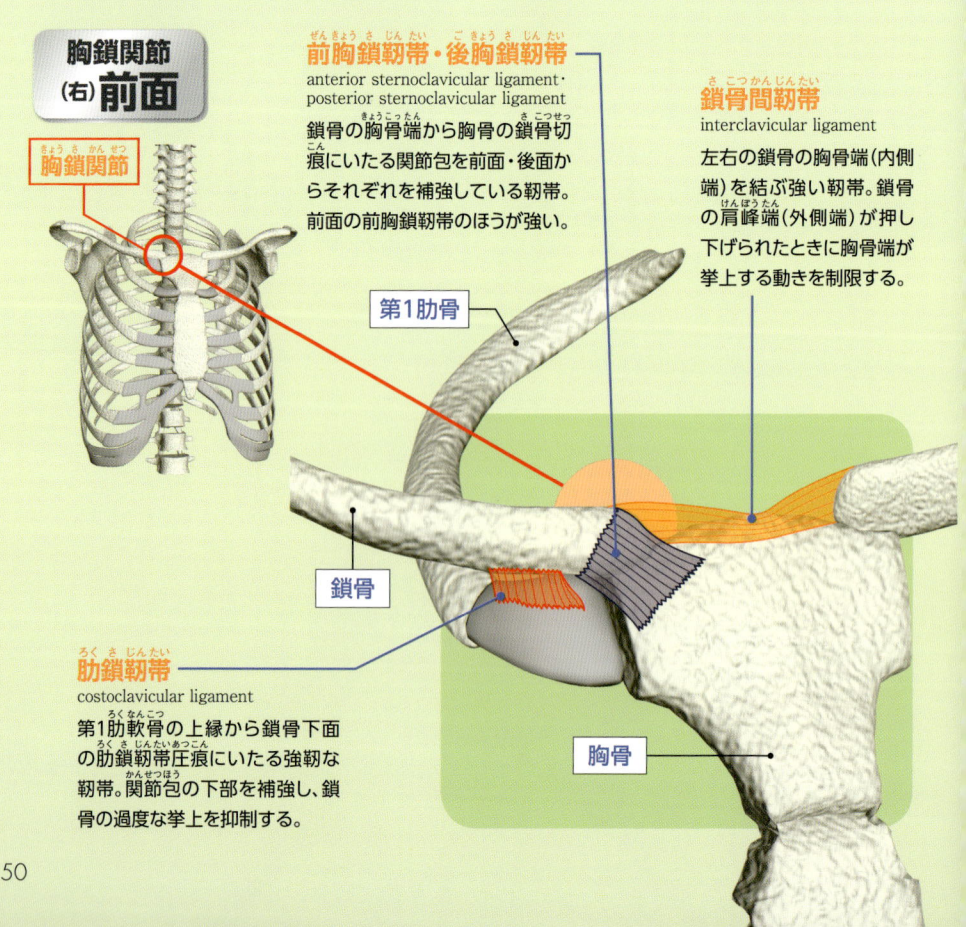

胸骨

肩甲胸郭関節

肩関節⑤ スキャピュロソラシック ジョイント
scapulothoracic joint

連結する骨：肩甲骨—胸郭

胸郭の背面を自在に動く肩甲骨

　胸郭背面と肩甲骨前面が対面する肩甲胸郭関節の動きは、肩甲骨の動きであり、肩関節の土台となる。肩甲骨は胸郭と靭帯や関節包で連結しておらず、筋肉や鎖骨を介して連結しているため、肩甲骨と胸鎖関節および肩鎖関節は常に連動する。この関節は解剖学的関節には属さない。

肩甲胸郭関節（肩甲骨）の動き

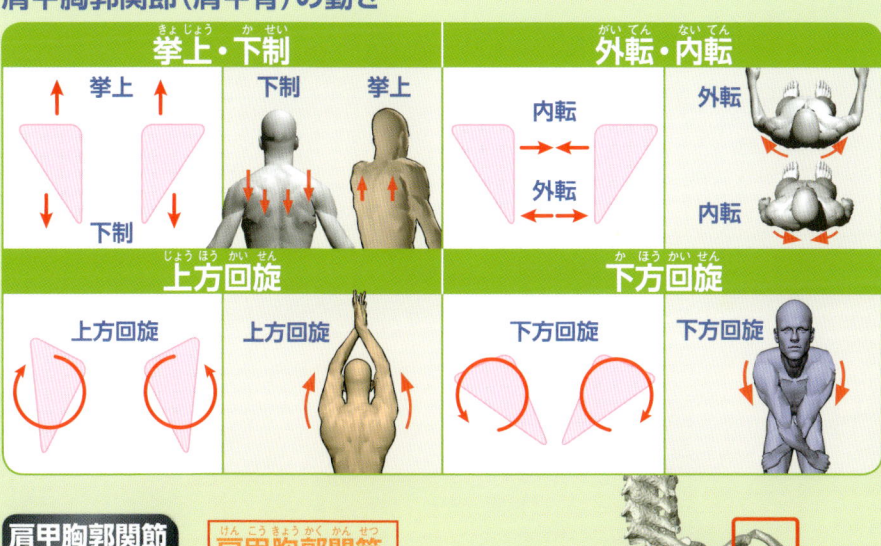

挙上・下制 / **外転・内転** / **上方回旋** / **下方回旋**

肩甲胸郭関節 背面

胸郭背面と肩甲骨前面が対面し、胸郭の表面を肩甲骨がスライドするように動く。肩甲骨は上腕骨とも連結しているため、肩甲骨の動きに腕の動きも連動する。

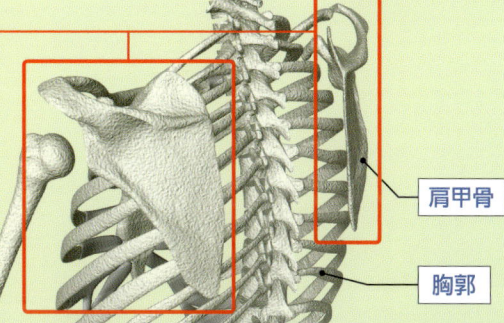

上腕骨 / 肩甲骨 / 胸郭

1章 上肢の骨と関節

51

肘の関節 elbow joint

肘関節（腕尺関節・腕橈関節）
※「ひじかんせつ」ともよぶ

連結する骨：上腕骨—尺骨・橈骨

肘を曲げ伸ばしする蝶番関節

上腕骨の上腕骨顆と尺骨・橈骨が関節する蝶番関節。内側で上腕骨滑車と尺骨肘頭の滑車切痕が連結する腕尺関節と、外側で上腕骨小頭と橈骨頭の関節窩が連結する腕橈関節に分けられる。動きの中心となるのは腕尺関節。関節腔、関節包は肘関節としてひとつになっている。可動域は屈曲・伸展のみ。関節面の形状的に連結強度が高く、安定した関節。

肘関節の動き（1軸性関節）

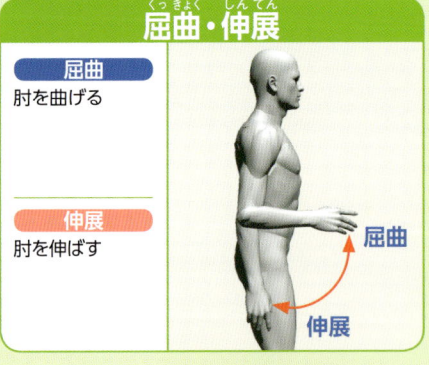

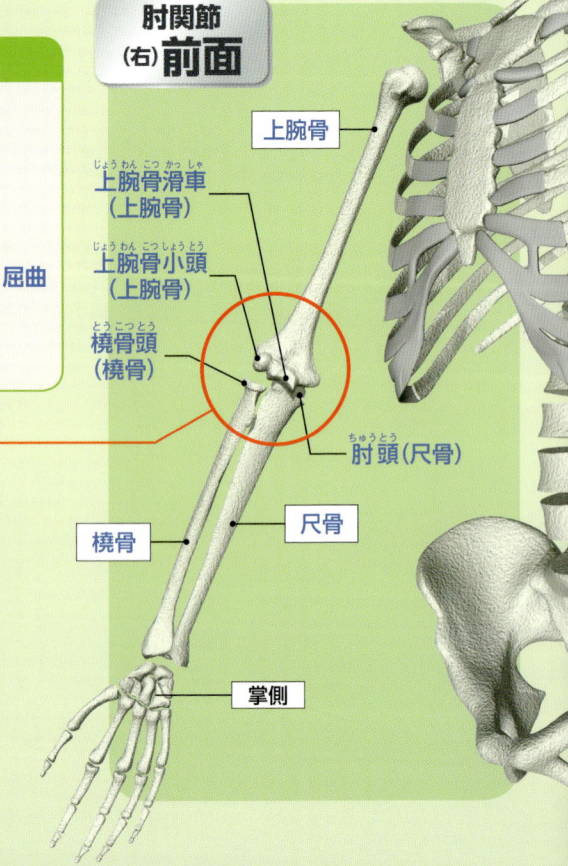

屈曲・伸展

- **屈曲** 肘を曲げる
- **伸展** 肘を伸ばす

肘関節（右）前面

- 上腕骨
- 上腕骨滑車（上腕骨）
- 上腕骨小頭（上腕骨）
- 橈骨頭（橈骨）
- 肘頭（尺骨）
- 橈骨
- 尺骨
- 掌側

肘関節 elbow joint

肘関節のうち、上腕骨と尺骨の連結部分を「腕尺関節」、上腕骨と橈骨の連結部分を「腕橈関節」という。尺骨上端と橈骨上端の向き合う面が接する上橈尺関節（P.54）も含め、肘関節は3つの関節からなる複関節でもある。

肘関節(右)の関節包

肘関節は複関節であるが、関節包はひとつとなっている。

上腕骨

関節包
joint capsule

肘関節(腕尺関節・腕橈関節・上橈尺関節)はすべてひとつの関節包に覆われている。

輪状靭帯
anular ligament

関節包の外側にある関節包外靭帯。橈骨輪状靭帯ともいう。橈骨頭を輪状に取り巻き、橈骨を尺骨につなぎ止める。外面の一部は関節包と結合している。上橈尺関節を補強する靭帯でもある。

橈骨

尺骨

1章　上肢の骨と関節

肘関節(右)前面の主な靭帯

肘関節の靭帯は強靭であるものの、野球のピッチングをはじめ、スポーツにおいて酷使されることにより、内側側副靭帯などが損傷するケースも少なくない。

関節包
joint capsule

肘関節の関節包は一部の線維膜が周囲の靭帯に混じる。

外側側副靭帯
radial collateral ligament

肘の外側にある強靭な靭帯。上腕骨の外側顆から前後に分かれ、前方で輪状靭帯と癒着、後方は尺骨の橈骨切痕後縁にいたる。内側側副靭帯・外側側副靭帯は肘の屈曲・伸展におけるすべての関節位で同じ緊張度を保っている。

内側側副靭帯
ulnar collateral ligament

肘の内側にある靭帯。上腕骨の内側上顆から広がり、前方部は尺骨の鈎状突起、後方部は尺骨の肘頭内側縁にいたる。中央部は扇状に広がって尺骨の滑車切痕内側縁にいたる。

輪状靭帯
anular ligament

53

前腕の関節
上橈尺関節・下橈尺関節
proximal radio-ulnar joint・disital radio-ulnar joint

連結する骨：橈骨―尺骨

前腕を回外・回内する車軸関節

橈尺関節は、橈骨と尺骨による車軸関節。近位端で橈骨頭の関節環状面と尺骨の橈骨切痕が接する「上橈尺関節」と、遠位端で尺骨頭と橈骨下端の尺骨切痕が接する下橈尺関節に分けられる。両関節は前腕の回外・回内を可能にするが、貢献度は遠位端の下橈尺関節のほうが大きい。

また、平行する橈骨と尺骨の間には、前腕骨間膜が張り、不動結合のひとつである靱帯結合を構成。過度な回外・回内を制限する働きをしている。

上橈尺関節・下橈尺関節（右）前面

上橈尺関節は肘関節に含まれるが、肘の屈曲・伸展より前腕の回外・回内に関与するため、本書では前腕の関節として紹介する。

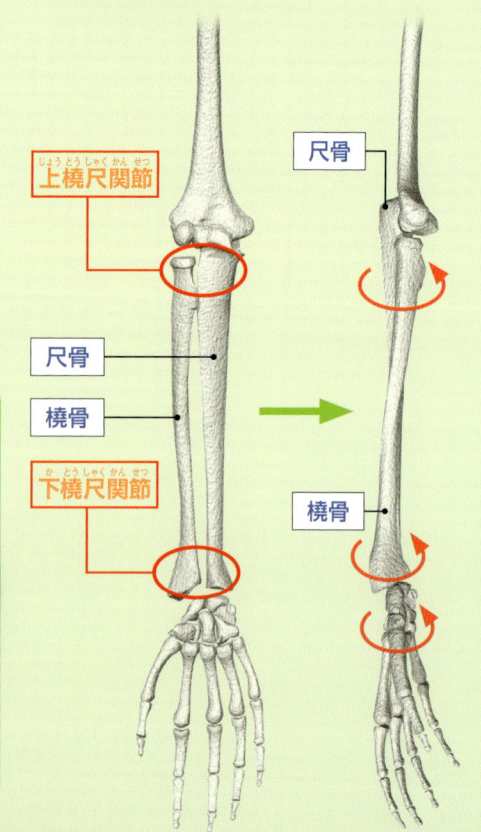

橈尺関節の動き（1軸性関節）

回外・回内

| 回外 | 手の平を下に向けた状態から、前腕部を捻って上に向ける |
| 回内 | 手の平を上に向けた状態から、前腕部を捻って下に向ける |

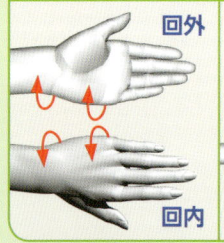

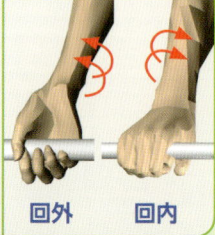

※上橈尺関節は「近位橈尺関節」、下橈尺関節は「遠位橈尺関節」ともいう

上橈尺関節・下橈尺関節(右)前面の主な靱帯

橈骨と尺骨は前腕骨間膜によってつなぎ止められている。車軸関節である上橈尺関節・下橈尺関節は、尺骨が軸となり、その周囲を橈骨が回ることで回外・回内が行われる。

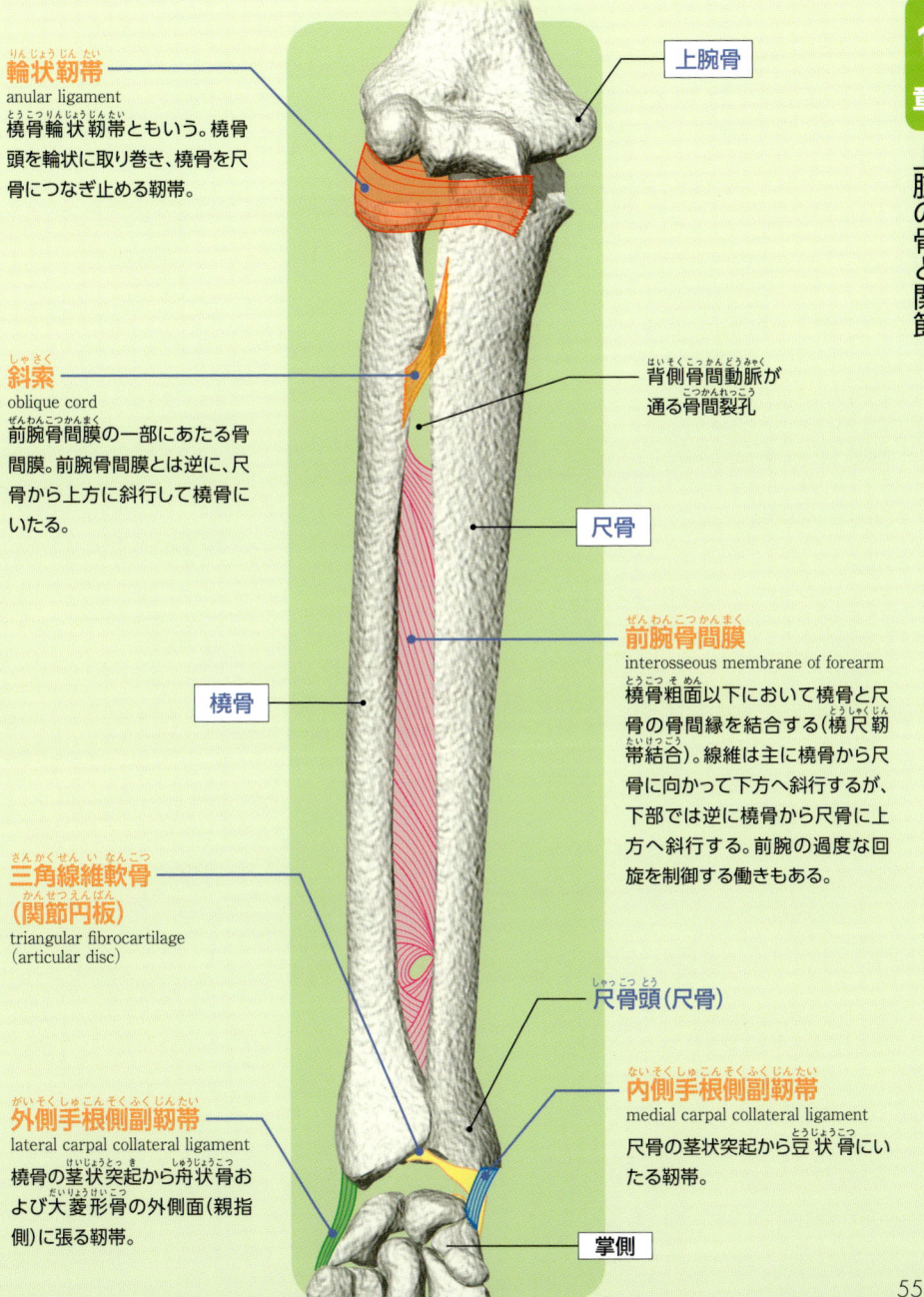

輪状靱帯 anular ligament
橈骨輪状靱帯ともいう。橈骨頭を輪状に取り巻き、橈骨を尺骨につなぎ止める靱帯。

上腕骨

斜索 oblique cord
前腕骨間膜の一部にあたる骨間膜。前腕骨間膜とは逆に、尺骨から上方に斜行して橈骨にいたる。

背側骨間動脈が通る骨間裂孔

尺骨

前腕骨間膜 interosseous membrane of forearm
橈骨粗面以下において橈骨と尺骨の骨間縁を結合する(橈尺靱帯結合)。線維は主に橈骨から尺骨に向かって下方へ斜行するが、下部では逆に橈骨から尺骨に上方へ斜行する。前腕の過度な回旋を制御する働きもある。

橈骨

三角線維軟骨(関節円板) triangular fibrocartilage (articular disc)

尺骨頭(尺骨)

外側手根側副靱帯 lateral carpal collateral ligament
橈骨の茎状突起から舟状骨および大菱形骨の外側面(親指側)に張る靱帯。

内側手根側副靱帯 medial carpal collateral ligament
尺骨の茎状突起から豆状骨にいたる靱帯。

掌側

1章 上肢の骨と関節

手首・手指の関節❶
橈骨手根関節（手関節）
radiocarpal joint レイディオカーパル ジョイント

※「てかんせつ」ともよぶ

連結する骨：橈骨―手根骨（舟状骨・月状骨・三角骨）

手と腕をつなぎ手首を動かす楕円関節

狭義の手関節である橈骨手根関節は、橈骨下端の手根関節面と、近位列の手根骨（舟状骨・月状骨・三角骨の近位面が作る関節頭）が関節する楕円関節。豆状骨や尺骨は関与しない。関節包は薄く、関節腔の範囲には個人差がある。また、手首の動きには手根中央関節も貢献している。

橈骨手根関節の動き（2軸性関節）

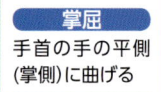

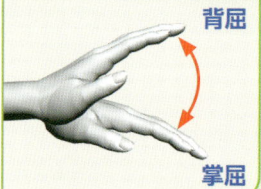

掌屈（屈曲）・背屈（伸展）
- 掌屈：手首の手の平側（掌側）に曲げる
- 背屈：手首を手の甲側に曲げる

橈屈（外転）・尺屈（内転）
- 橈屈：手首を親指側（橈骨側）に曲げる
- 尺屈：手首を小指側（尺骨側）に曲げる

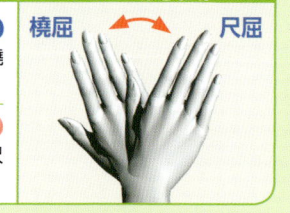

手指の関節の動き（指節間関節は1軸性関節）

指（親指を除く）の屈曲・伸展
- 屈曲：指を曲げる
- 伸展：指を伸ばす

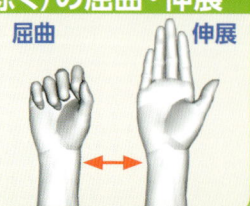

指（親指を除く）の外転・内転
- 外転：中指を中心に指を外に開く
- 内転：中指を中心に指を内に寄せて閉じる

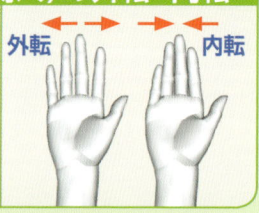

母指（親指）の屈曲（対立）・伸展
- 屈曲（対立）：親指を手の平に近づける
- 伸展：親指を手の平から離す

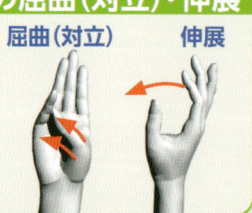

母指（親指）の外転・内転
- 外転：親指を人差し指から離す
- 内転：親指を人差し指に近づける

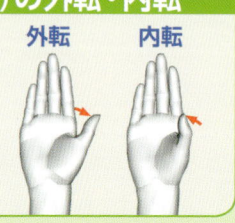

橈骨手根関節（右）掌面

三角骨（手根骨）

月状骨（手根骨）

舟状骨（手根骨）

外側手根側副靭帯 lateral carpal collateral ligament
橈骨の茎状突起から舟状骨および大菱形骨の外側面（親指側）に張る靭帯。

内側手根側副靭帯 medial carpal collateral ligament
尺骨の茎状突起から豆状骨にいたる靭帯。

橈骨手根関節 radiocarpal joint
関節円板をはさんで橈骨の手根関節面と近位列の手根骨が連結する。尺骨は関係しない。

三角線維軟骨（関節円板） triangular fibrocartilage (articular disc)
関節腔内の尺骨側に存在する線維軟骨。関節円板として手関節の動きを円滑にしたり、衝撃を緩和する働きがある。

橈骨
尺骨

1章　上肢の骨と関節

手掌面（右）の主な靭帯

短骨同士をつなぐ連結部が連なるため、複数の靭帯が密集する。

掌側中手靭帯 palmar metacarpal ligament
第2～5中手骨の骨底間を結ぶ靭帯。一部は掌側手根中手靭帯と癒合する。

掌側手根中手靭帯 palmar carpometacarpal ligamet
遠位手根骨（大菱形骨・小菱形骨、有頭骨、有鈎骨）と中手骨の掌側を結ぶ靭帯。

掌側手根間靭帯 palmar intercapal ligament
掌側面で隣り合う手根骨を結ぶ短い靭帯。

尺側手根屈筋（停止腱） flexor carpi ulnaris muscle

掌側尺骨手根靭帯 palmar ulnocarpal ligament
尺骨の遠位端および茎状突起の掌面から有頭骨頭、三角骨および豆状骨にいたる靭帯。

掌側橈尺靭帯 palmar radioulnar ligament
掌側で橈骨と尺骨を結ぶ靭帯。

親指

外側手根側副靭帯 lateral carpal collateral ligament

掌側橈骨手根靭帯 palmar radiocarpal ligament
橈骨の遠位端および茎状突起の掌面と舟状骨、有頭骨頭の掌面を結ぶ靭帯。

尺骨　　橈骨

手首・手指の関節❷ finger joint（フィンガー ジョイント）

手指の関節

連結する骨：指骨―中手骨―手根骨

複数の短骨をつなぐ関節と靱帯

　手首から手指にかけては、橈骨・尺骨から手根骨、中手骨、指骨（末節骨・中節骨・基節骨）まで、数多くの骨が連なっている。骨と骨の連結部も多いため、連結部を補強する短い靱帯が複雑に密集している。

　中手骨と指骨の基節骨による中手指節関節（MP関節）、指骨の指節間関節（DIP関節・PIP関節・IP関節）はそれぞれ独立した関節包で覆われ、両側に側副靱帯が付着。掌側の中央には掌側靱帯が付着している。

手甲面（右）の主な靱帯

深層には、近位列と遠位列でそれぞれ隣り合う手根骨同士をつなぐ骨間手根間靱帯がある。

親指

背側手根中手靱帯
dorsal carpometacarpal ligaments
手甲面で遠位手根列（大菱形骨・小菱形骨、有頭骨、有鈎骨）と中手骨底を結ぶ靱帯。

背側手根間靱帯
dorsal intercarpal ligaments
関節包の深層で手根骨同士を背面（手甲面）でつなぐ小さな靱帯。

外側手根側副靱帯
lateral carpal collateral ligament
橈骨の茎状突起から舟状骨および大菱形骨の外側面に張る靱帯。

背側中手靱帯
dorsal metacarpal ligament
手甲面において親指を除く第2～第5中手骨底間を結ぶ靱帯。

背側橈骨手根靱帯
dorsal radiocarpal ligament
橈骨の下端および茎状突起の背側部（手甲面）から下方に斜行して舟状骨、月状骨、三角骨へ放散する。

内側手根側副靱帯
medial carpal collateral ligament
尺骨の茎状突起と豆状骨を結ぶ靱帯。

背側橈尺靱帯
dorsal radioulnar ligament
手甲面で橈骨と尺骨を結ぶ靱帯。

橈骨　尺骨

手指（右手掌面）の関節

遠位指節間関節（DIP関節）
distal interphalangeal joint
第2～5指（人差し指～小指）の末節骨と中節骨をつなぐ関節。第1関節とよぶ場合もある。

近位指節間関節（PIP関節）
proximal interphalangeal joint
第2～5指（人差し指～小指）の中節骨と基節骨をつなぐ関節。第2関節とよぶ場合もある。

中手指節関節（MP関節）
metacarpophalangeal joint
基節骨と中手骨をつなぐ指の付け根の関節。外転・内転にも動く。

手根中央関節
midcarpal joint
豆状骨を除く近位列の手根骨と遠位列の手根骨の間にある複関節。手首の動きにもわずかに貢献する。

母指（親指）の指節間関節（IP関節）
interphalangeal joint
第1指（親指）の末節骨と基節骨をつなぐ関節。

手根中手関節（CM関節）
carpometacarpal joint
遠位手根骨と中手骨底をつなぐ関節。関節包は共通で関節腔も互いに通じている。母指（親指）の手根中手関節は可動域が大きい。

※隣り合う手根骨同士は骨間手根間靭帯でつながり、各手根骨間はわずかに動く。これを「手根間関節」とよぶ場合もある

親指

1章 上肢の骨と関節

手指（右手掌面）の主な靭帯

掌側靭帯
palmar ligament
第1～5指（親指～小指）の末節骨・中節骨・基節骨・中手骨の各関節を包む関節包の掌側に張っている靭帯。指の腱鞘に付着している。

深横中手靭帯
deep transverse metacarpal ligament
第2～第5中手骨頭の間にある帯状の靭帯。掌側靭帯の線維と混じり合うため骨に直接は付着していない。

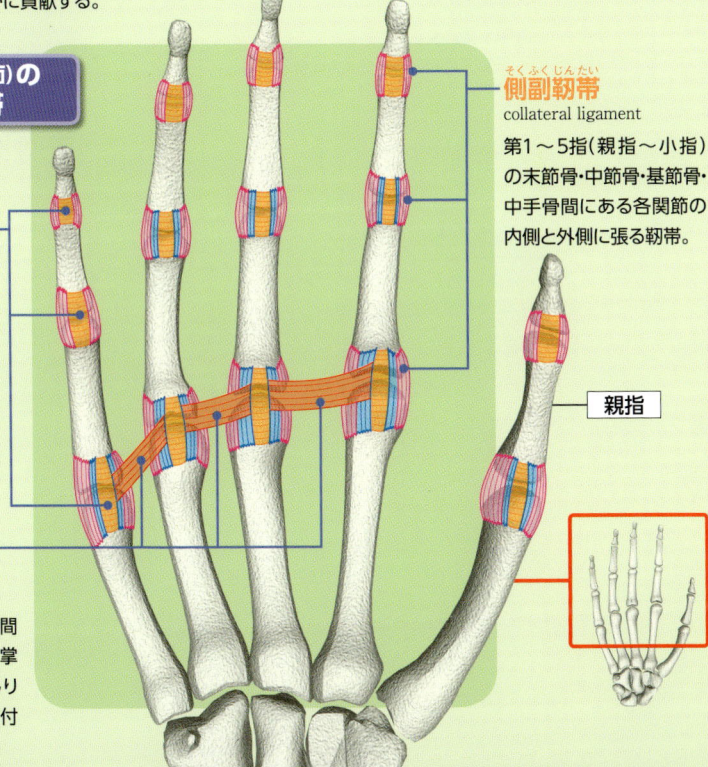

側副靭帯
collateral ligament
第1～5指（親指～小指）の末節骨・中節骨・基節骨・中手骨間にある各関節の内側と外側に張る靭帯。

親指

上肢の骨と関節 CHECK❶

肩甲上腕リズム

一定のリズムで連動する肩甲上腕関節と肩甲骨

　腕を上げる動作において、肩甲上腕関節（肩関節）と肩甲胸郭関節（肩甲骨）は、「2：1」の割合で連動して動いている。基本肢位（気をつけの姿勢）からバンザイをして肩が180°外転しているとき、肩甲上腕関節は120°しか動いていない。肩甲骨が60°上方回旋することで、180°の外転が成り立っている。この2：1の割合はほぼ一定であり、この割合を「肩甲上腕リズム」という。肩甲骨の動きが小さいと、それにともなって腕の動きも小さくなる。

　ただし、肩甲上腕リズムが反映されるのは、肩の外転なら**30°以上**、屈曲では**60°以上**が条件となる。外転30°、屈曲60°までは肩甲骨が胸郭に固定されるため、肩甲上腕関節だけを単独で動かすことができる。

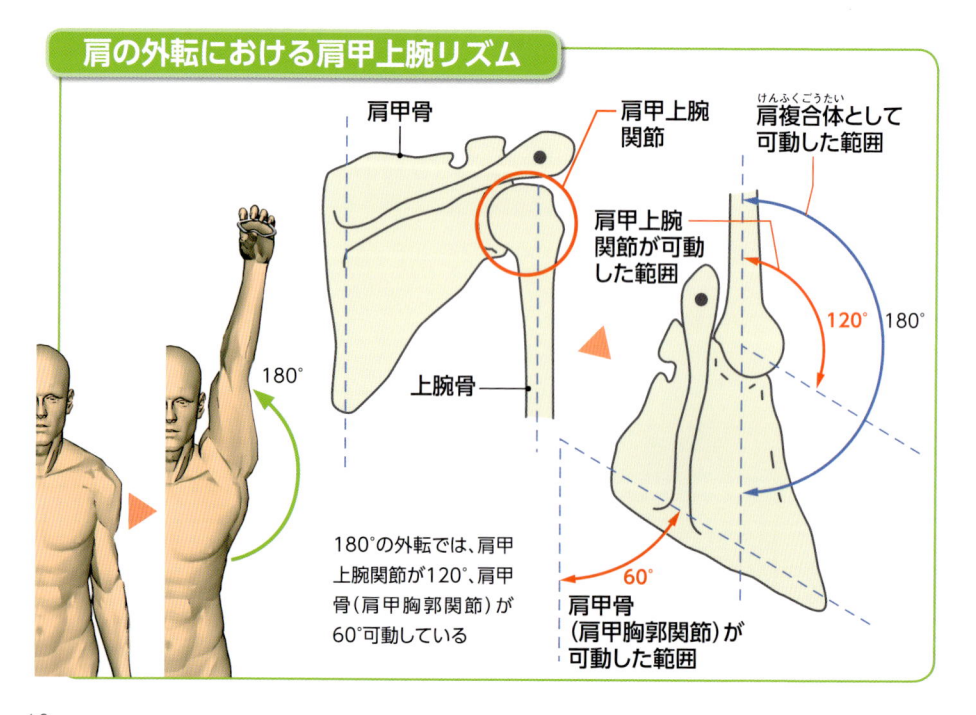

肩の外転における肩甲上腕リズム

180°の外転では、肩甲上腕関節が120°、肩甲骨（肩甲胸郭関節）が60°可動している

肩甲骨
肩甲上腕関節
上腕骨
肩複合体として可動した範囲
肩甲上腕関節が可動した範囲 120° 180°
肩甲骨（肩甲胸郭関節）が可動した範囲 60°

上肢の骨と関節 CHECK❷

インスタビリティ

1章 上肢の骨と関節

関節を安定させるスタビリティ・マッスル

「インスタビリティ（関節不安定性）」とは、文字通り関節が不安定な状態。全身の関節のなかでも、肩甲上腕関節（肩関節）は、肩甲骨の関節窩に対して、連結する上腕骨頭の球が大きいため、結合が浅く、グラグラしてインスタビリティに陥りやすい。インスタビリティが長く続くと、関節包や靭帯が傷んでしまい、痛みにつながったり、力が入らないといった症状が出る。

この不安定な状態を補っているのが、関節を安定させる働きをもつ「スタビリティ・マッスル」である。関節の中心に近いところに付着し、連結する骨と骨を引き付けるため、不安定な関節も固定される。

肩甲上腕関節には「ローテーターカフ（回旋筋腱板）」とよばれるスタビリティ・マッスルが付着し、関節の安定に貢献している。

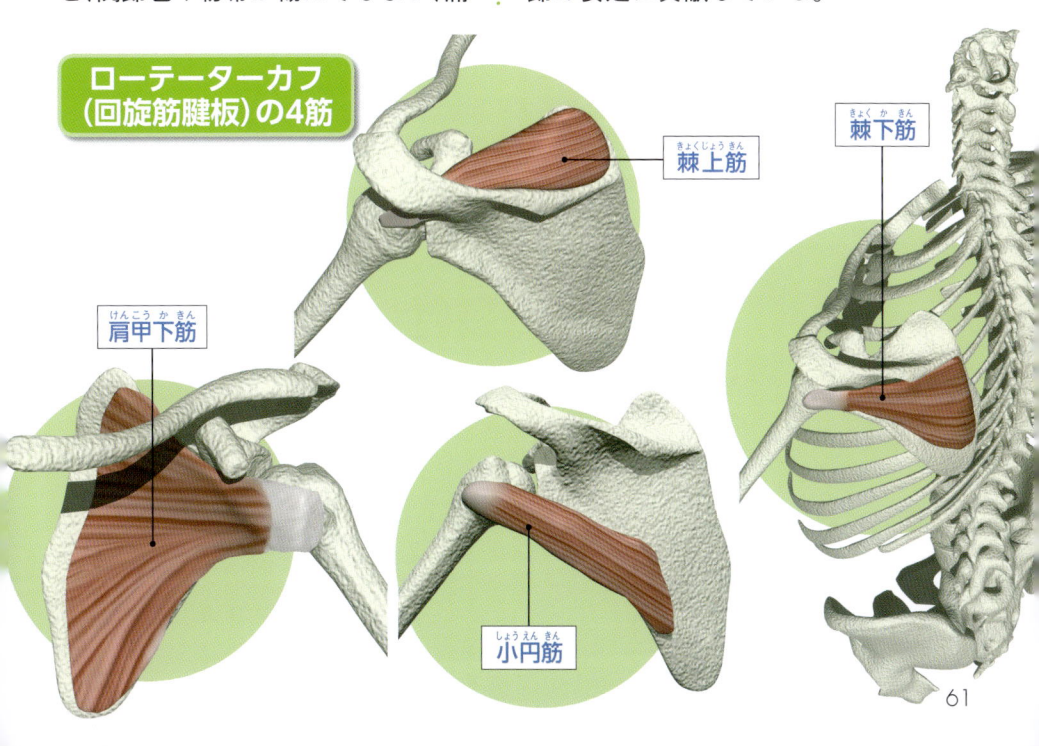

ローテーターカフ（回旋筋腱板）の4筋

- 棘上筋（きょくじょうきん）
- 棘下筋（きょくかきん）
- 肩甲下筋（けんこうかきん）
- 小円筋（しょうえんきん）

上肢の骨と関節 CHECK❸

五十肩のメカニズム

インピンジメントを招く肩峰下滑液包の機能低下

「五十肩」とは、肩甲上腕関節（肩関節）の炎症である**肩関節周囲炎**の別名。40〜50代で発症し、症状には個人差があるものの、主に腕が高く上げられない状態となる。

その発症には複数の説が存在し、不明な点も多い。一般的な原因とされるのは、老化や経年劣化による**肩峰下滑液包（第2肩関節）**のクッションとしての役割の機能低下。腕を上げるたびに肩甲上腕関節内で肩甲骨の肩峰と上腕骨頭が衝突を起こし（インピンジメント）、肩峰下滑液包そのものや棘上筋をはじめとするローテーターカフ（回旋筋腱板）の腱板が骨と骨の間に挟まれた状態となって損傷する。

さらに、痛みから腕を高く上げないでいると、靭帯や筋肉、腱が固まって関節可動域が小さくなり、完全に腕が上がらなくなってしまう。

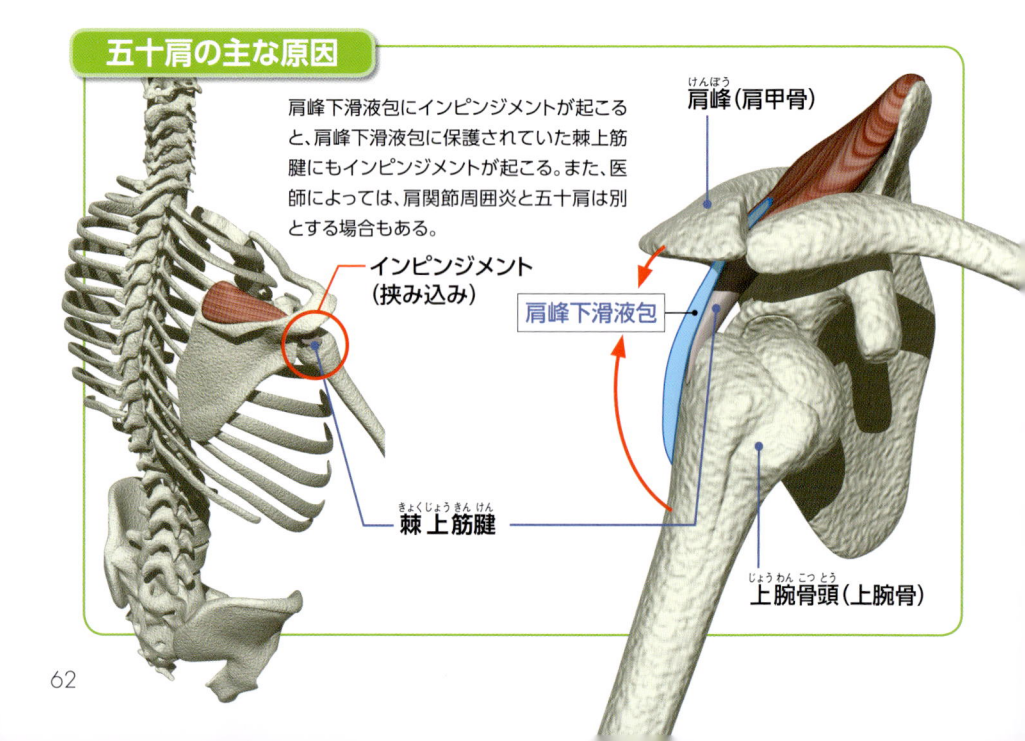

五十肩の主な原因

肩峰下滑液包にインピンジメントが起こると、肩峰下滑液包に保護されていた棘上筋腱にもインピンジメントが起こる。また、医師によっては、肩関節周囲炎と五十肩は別とする場合もある。

- インピンジメント（挟み込み）
- 棘上筋腱
- 肩峰（肩甲骨）
- 肩峰下滑液包
- 上腕骨頭（上腕骨）

上肢の骨と関節 CHECK④

野球肘と遊離軟骨

投球動作で負荷がかかる肘関節まわりの靭帯

　肘関節は結合が強く、強靭な靭帯で補強されているが、ボールを投げる投球動作を繰り返していると、肘へ過剰な負荷がかかり、骨や軟骨、靭帯などが損傷する。特に野球のピッチャーが肘関節を痛めるケースが多いため、**「野球肘」**とよばれる。

　野球肘は大きく「内側型」と「外側型」に分けられる。内側型は、肘関節を内側から補強する内側側副靭帯が引き伸ばされて部分断裂を起こし、靭帯が緩んだ状態になるもの。成長期では上腕骨の内側上顆に付着する腱を損傷するケースも多い（上腕骨内側上顆炎）。これはテニス肘、ゴルフ肘とよばれる症状に近い。

　外側型は、橈骨頭と上腕骨小頭が圧迫され、関節軟骨が剥がれてしまう状態（離断性骨軟骨炎）。この症状は小中学生の投手に多い。また、剥がれた靭帯や軟骨が遊離すると、関節ネズミとよばれる**遊離軟骨**となり、場合によっては除去手術が必要となる。

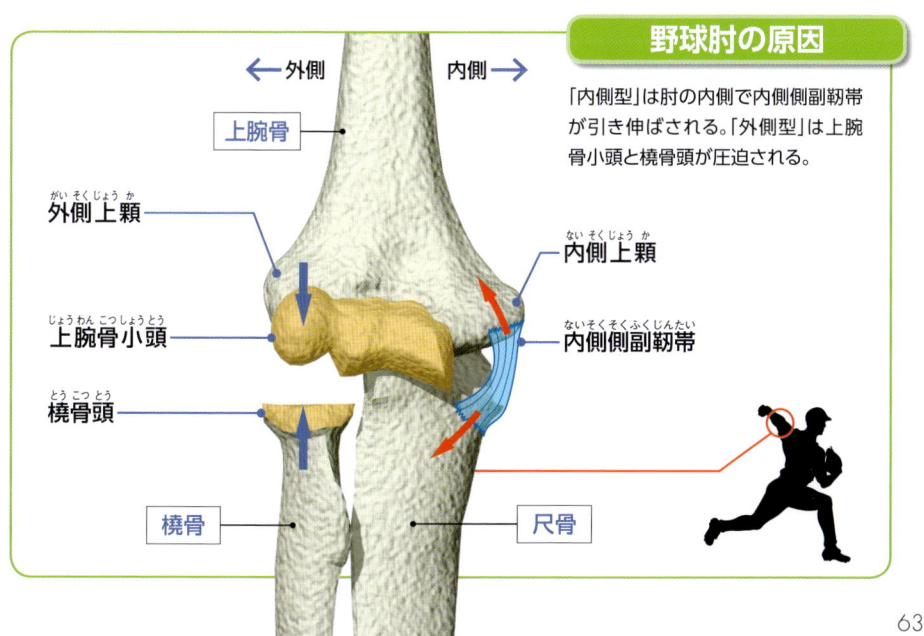

野球肘の原因

「内側型」は肘の内側で内側側副靭帯が引き伸ばされる。「外側型」は上腕骨小頭と橈骨頭が圧迫される。

←外側　内側→

- 上腕骨
- 外側上顆
- 上腕骨小頭
- 橈骨頭
- 橈骨
- 内側上顆
- 内側側副靭帯
- 尺骨

COLUMN

骨粗鬆症とカルシウム

新陳代謝のバランスが崩れ 骨が脆くなる骨粗鬆症

　骨は、皮膚や筋肉と同様に新陳代謝を繰り返している。骨組織の破壊（骨吸収）を行う破骨細胞と、新しい骨の生成（骨形成）を行う骨芽細胞によって、常に新しい骨へと再生され、このしくみを**骨改変（骨のリモデリング）**という。しかし、骨改変のバランスが崩れ、骨吸収の速度が骨形成の速度を上回ると、骨中に微細な空洞が発生する。これは海綿質を形成するスポンジ状の骨梁が減少するためで、この状態を「**骨粗鬆症**」という。

　骨粗鬆症の原因は、加齢によって骨の主要な構成成分であるカルシウムの吸収が悪くなるケースが一般的。女性は閉経後にホルモンバランスが変化して骨吸収が速まる人も多い。ほかにも過度な飲酒、喫煙、カフェイン摂取などがカルシウム吸収に悪影響を与えている場合もある。

骨粗鬆症の骨断面
海綿質を形成するスポンジ状の骨梁が減少したことで、骨中に微細な空洞が生まれ、骨密度の低い状態（骨がスカスカの状態）になる。

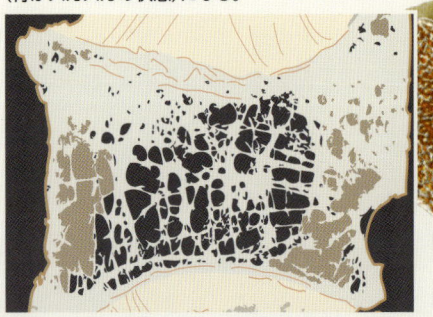

カルシウム摂取だけでは 骨を強くできない!?

　骨の強度は、主に「**骨密度**」によって判定することができる。骨密度とは、骨に含まれるミネラルの量（骨量）を数値化したもの。年齢や健康状態によって絶えず変化し、骨密度が低くなると骨粗鬆症となる。ミネラルの成分は、カルシウムとリンが主体で、マグネシウムなども含まれる。主に不足気味となるのはカルシウムであるため、カルシウムが骨を強くするイメージが定着している。

　しかし、カルシウムの摂取だけでは骨密度を維持できない。骨の強度を保つためには、骨に刺激を与える適度な運動が必要不可欠であり、**運動不足**もまた骨密度の低下を招く。高齢者の骨密度が低い原因は、加齢によるビタミンDに関連したカルシウム吸収効率の低下に加え、運動不足も大きな要因となっている。

健常の骨
海綿質にスポンジ状の骨梁がビッシリと詰まった骨密度の高い状態となっている。

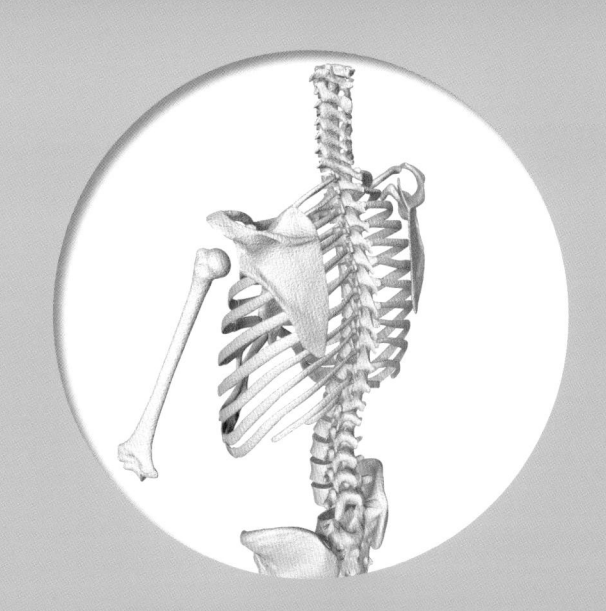

2章

体幹の骨と関節

脊柱を形成する椎骨や、胸郭を形成する肋骨などからなる体幹は、複数の椎間関節が連なり、首や腰の多方向への動きを可能にする。

体幹の骨格

体幹は人体の中心軸となる部分。椎骨が連なる脊柱と、胸椎に肋骨が連なる胸郭からなる。可動域の小さい関節が集合体となって連動することにより、大きく動く。

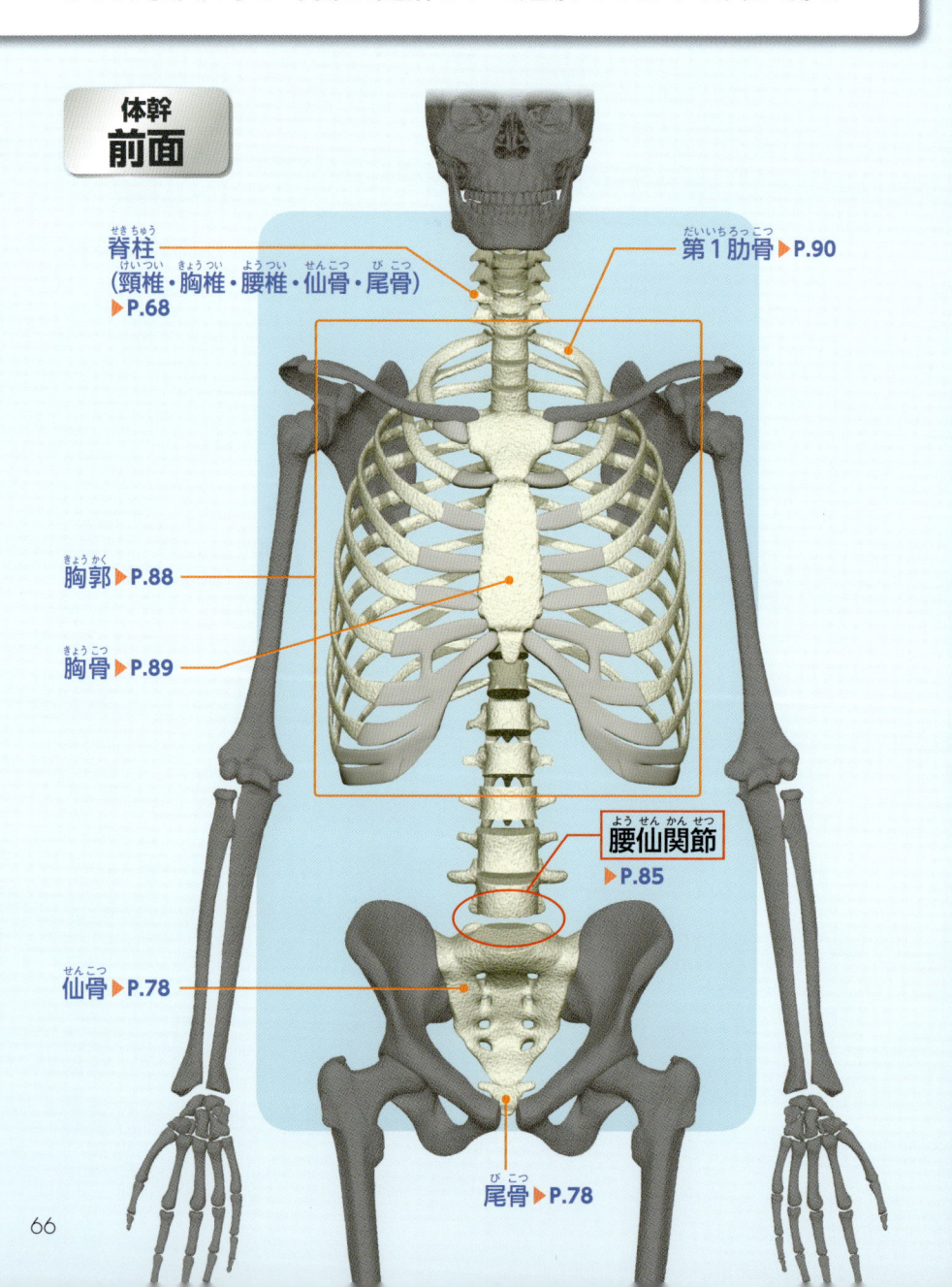

体幹 前面

- 脊柱（頸椎・胸椎・腰椎・仙骨・尾骨）▶P.68
- 第1肋骨 ▶P.90
- 胸郭 ▶P.88
- 胸骨 ▶P.89
- 腰仙関節 ▶P.85
- 仙骨 ▶P.78
- 尾骨 ▶P.78

脊柱と胸郭からなる人体の土台

体幹は、頸椎・胸椎・腰椎・仙骨・尾骨からなる脊柱と、胸椎・肋骨・胸骨からなる胸郭で構成されている。脊柱は人体の中心軸として、胸郭は内臓を収める器官として、それぞれ重要な役割を担っている。上肢や下肢とは異なり、体幹には可動域の小さい関節がいくつも連なっている。

体幹 後面

頸椎 ▶P.70〜75

環椎後頭関節 ▶P.84

正中環軸関節・外側環軸関節 ▶P.82

肋椎関節（肋骨頭関節・肋横突関節）▶P.92

胸椎 ▶P.76

第12肋骨 ▶P.90

腰椎 ▶P.69

椎間関節 ▶P.80

仙腸関節 ▶P.86

尾骨 ▶P.78

2章 体幹の骨と関節

67

脊柱
vertebral column

背骨にあたる脊柱は、椎骨が縦に連なっている。上から頸椎・胸椎・腰椎・仙骨・尾骨まで、形状の異なる椎骨がS字状に連結することで、人体の中心軸となっている。

構成する骨：頸椎・胸椎・腰椎・仙骨・尾骨

椎骨が柱状に連なる人体の中心軸

脊柱は、頸部を形成する頸椎（7個）、胸部の胸椎（12個）、腰部の腰椎（5個）、骨盤の中心部となる仙骨（1個）・尾骨（1個）の計26個におよぶ椎骨で構成されている。仙骨と尾骨は成人までに仙椎、尾椎がそれぞれ癒着してひとつの骨となる。仙骨と結合する寛骨は、同じ骨盤でも下肢の骨に分類される。

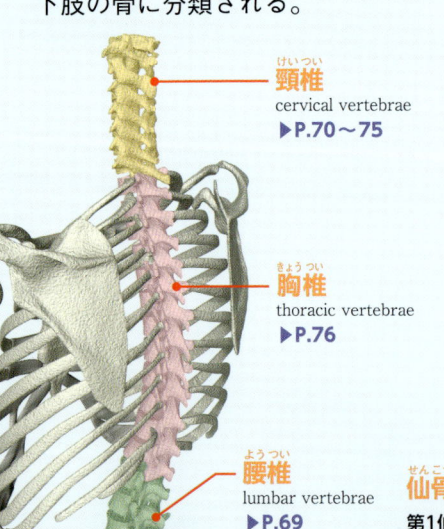

頸椎 cervical vertebrae ▶P.70〜75

胸椎 thoracic vertebrae ▶P.76

腰椎 lumbar vertebrae ▶P.69

仙骨 sacrum ▶P.78

尾骨 coccyx ▶P.79

脊柱 左側面

頸椎 cervical vertebrae
第1頸椎(C1)〜第7頸椎(C7)
● 脊柱の上位7個の椎骨で形成される首の骨。

胸椎 thoracic vertebrae
第1胸椎(T1)〜第12胸椎(T12)
● 肋骨と連結して胸郭を形成する12個の椎骨。

腰椎 lumbar vertebrae
第1腰椎(L1)〜第5腰椎(L5)
● 胸郭と仙骨の間で腰部を形成する5個の椎骨。

仙骨 sacrum
第1仙骨(S1)〜第5仙骨(S5)
● 5個の椎骨（仙椎）が癒着して形成される骨盤の中心部分。

尾骨 coccyx
● 骨盤の下部。通常3〜5個の椎骨（尾椎）が癒着して形成される。成人になると各尾椎間とともに、尾骨と仙骨も癒合する。

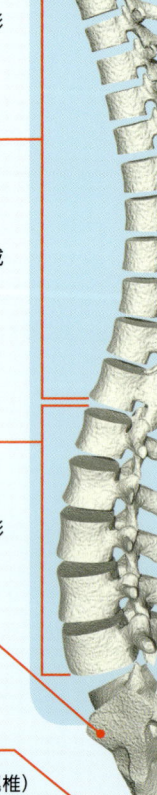

脊柱① 腰椎 lumbar vertebrae

腰部を形成する腰椎は、大きな負荷がかかるため、椎骨の中では最も大きい。上下の椎骨間で椎間関節を構成する。最下位にある第5腰椎は下方で連結する仙骨と腰仙関節を構成している。

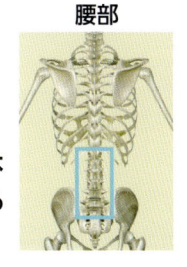

腰部

構成する関節
椎間関節、腰仙関節

起始する筋
広背筋・大腰筋・小腰筋・胸最長筋・胸棘筋・下後鋸筋・多裂筋・回旋筋のそれぞれ一部、横隔膜（腰椎部）

停止する筋
胸最長筋・多裂筋・回旋筋・腰方形筋のそれぞれ一部

2章 体幹の骨と関節

腰椎 上面

前面

椎体 vertebral body
前方で円柱状になっている部分。側面で大腰筋(浅頭)、小腰筋、横隔膜(腰椎部)が起始。

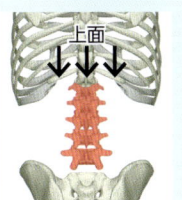

乳頭突起 mamillary process
上関節突起の外側から隆起する小突起。多裂筋の一部が起始。

椎孔 vertebral foramen
椎体と椎弓の間に囲まれた孔。脊髄が通る。

副突起 accessory process
肋骨突起の根部後面にある小突起。胸最長筋の一部が起始し、同筋の内側が停止。

肋骨突起 costal process
椎弓根の外側から左右の側方へ突出する突起。胸椎では肋骨にあたる。大腰筋(深頭)、回旋筋の一部が起始。胸最長筋(外側)・腰方形筋(一部)が停止。

上関節面 superior articular surface
上関節突起にある関節面。上部にある椎骨の下関節面と連結して椎間関節を構成する。

棘突起 spinous process
後端で後方へ突き出た突起。腰椎の棘突起はほぼ水平に突出する。広背筋・胸最長筋・胸棘筋・下後鋸筋の一部が起始。多裂筋・回旋筋の一部が停止。

背面

椎弓 vertebral arch
椎体後方から左右に伸びるアーチ状の部分。

上関節突起 superior articular process
椎弓の上面から上方へ突き出た突起。下面からは下関節突起が隆起している。

主な特徴
5個の腰椎はほぼ同じ形状で、前方へ弯曲するように連なる。下位にいくほど横幅が広くなる。

主な傷害
腰椎間の椎間円板が劣化して変形、損傷すると、腰椎椎間板ヘルニアや腰椎すべり症を発症する。

69

脊柱② 環椎（第1頸椎）atlas

頸部上端

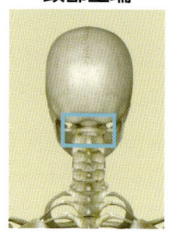

脊柱の最上部にある椎骨。上部2つの頸椎（環椎と軸椎）はほかの頸椎と形状が異なり、環軸関節を構成する。上面では後頭骨と連結して環椎後頭関節を構成し、頭蓋骨と脊柱をつないでいる。

構成する関節
環椎後頭関節、外側環軸関節、正中環軸関節

起始する筋
肩甲挙筋（一部）、前頭直筋、小後頭直筋、上頭斜筋 ※中斜角筋の一部が起始する場合もあり

停止する筋
頸板状筋（一部）、下頭斜筋、頸長筋（上斜部）

環椎 上面

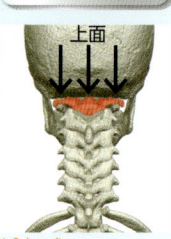

上面

上関節窩 superior articular facet
ほかの椎骨では上関節面にあたる部分。後頭骨の後頭顆と連結して環椎後頭関節を構成する。

前結節 anterior tubercle
前弓の中央部にある小さな隆起。頸長筋（上斜部）が停止。

椎孔 vertebral foramen
前弓と後弓に囲まれた大きな孔。環椎横靱帯が通って孔内を不均等に分割している。

前弓 anterior arch

外側塊 lateral mass
骨が肥厚した前弓と後弓の結合部。ほかの椎骨では上下の関節突起にあたる部分。前頭直筋が起始。

横突起 transverse process
外側塊から左右の側方へ突出した突起。肩甲挙筋（一部）、上頭斜筋が起始。頸板状筋（一部）、下頭斜筋が停止。

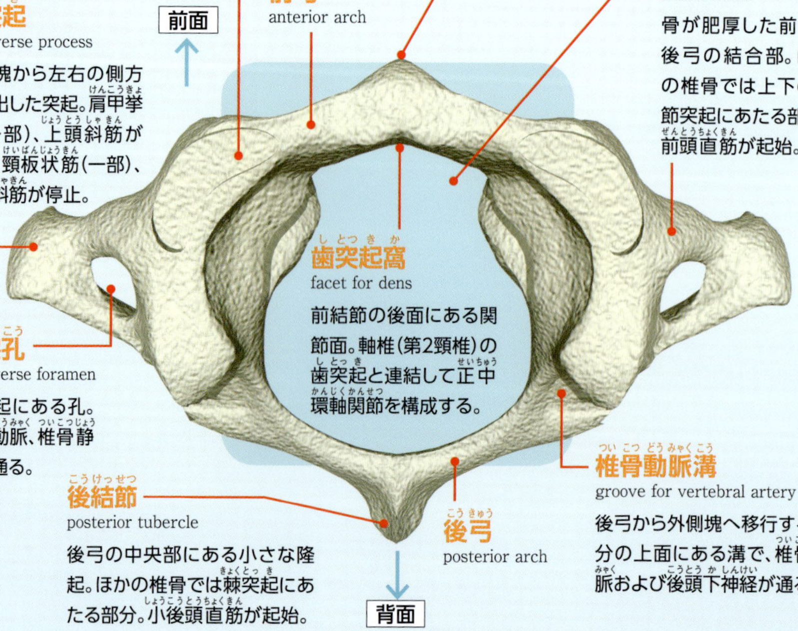

横突孔 transverse foramen
横突起にある孔。椎骨動脈、椎骨静脈が通る。

歯突起窩 facet for dens
前結節の後面にある関節面。軸椎（第2頸椎）の歯突起と連結して正中環軸関節を構成する。

椎骨動脈溝 groove for vertebral artery
後弓から外側塊へ移行する部分の上面にある溝で、椎骨動脈および後頭下神経が通る。

後結節 posterior tubercle
後弓の中央部にある小さな隆起。ほかの椎骨では棘突起にあたる部分。小後頭直筋が起始。

後弓 posterior arch

前面 / 背面

主な特徴	主な傷害
7個の頸椎は緩やかに前方へ弯曲している。その最上部にある環椎には椎体がなく、背側に突出した棘突起もない。その代わりにやや大きめの後結節がある。ほかの椎骨より大きな椎孔をもち、輪状であることから環椎とよばれる。	頸椎で椎間板が存在するのは軸椎以下であるため、環椎が頸椎椎間板ヘルニアになることはない。子どもが首を捻挫すると、環軸椎回旋位固定（環軸椎亜脱臼）という症状となり、首が傾いたまま戻せない状態となる場合がある。

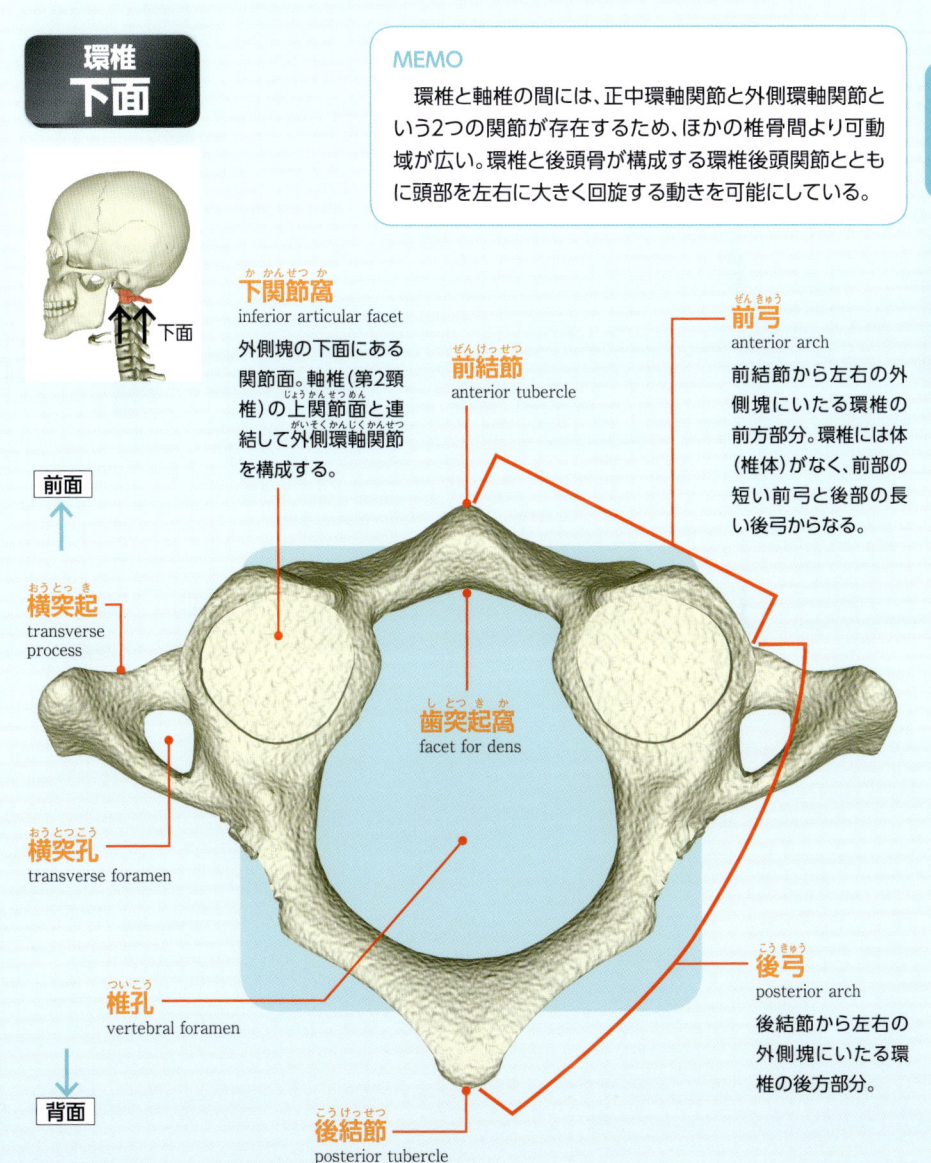

環椎 下面

MEMO
環椎と軸椎の間には、正中環軸関節と外側環軸関節という2つの関節が存在するため、ほかの椎骨間より可動域が広い。環椎と後頭骨が構成する環椎後頭関節とともに頭部を左右に大きく回旋する動きを可能にしている。

2章 体幹の骨と関節

下関節窩 inferior articular facet
外側塊の下面にある関節面。軸椎（第2頸椎）の上関節面と連結して外側環軸関節を構成する。

前結節 anterior tubercle

前弓 anterior arch
前結節から左右の外側塊にいたる環椎の前方部分。環椎には体（椎体）がなく、前部の短い前弓と後部の長い後弓からなる。

前面 →

横突起 transverse process

歯突起窩 facet for dens

横突孔 transverse foramen

椎孔 vertebral foramen

背面 ↓

後結節 posterior tubercle

後弓 posterior arch
後結節から左右の外側塊にいたる環椎の後方部分。

71

脊柱③ 軸椎（第2頸椎） axis

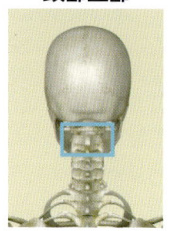

頸部上部

上から2番目の頸椎。ほかの頸椎とは形状が異なる。環椎と正中環軸関節・外側環軸関節を構成。第3頸椎とも椎間関節を構成する。環椎がはまる歯突起は頭部を左右に回旋する際の回転軸となる。

構成する関節 外側環軸関節、正中環軸関節、椎間関節（第3頸椎との間において）

起始する筋
肩甲挙筋（一部）、中斜角筋（一部）、大後頭直筋、下頭斜筋

停止する筋
頸最長筋・頸棘筋・頸板状筋・頸半棘筋・多裂筋・回旋筋のそれぞれ一部、頸長筋（垂直部）

軸椎 左外側面

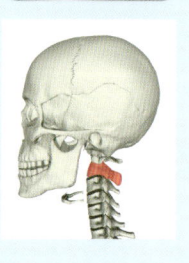

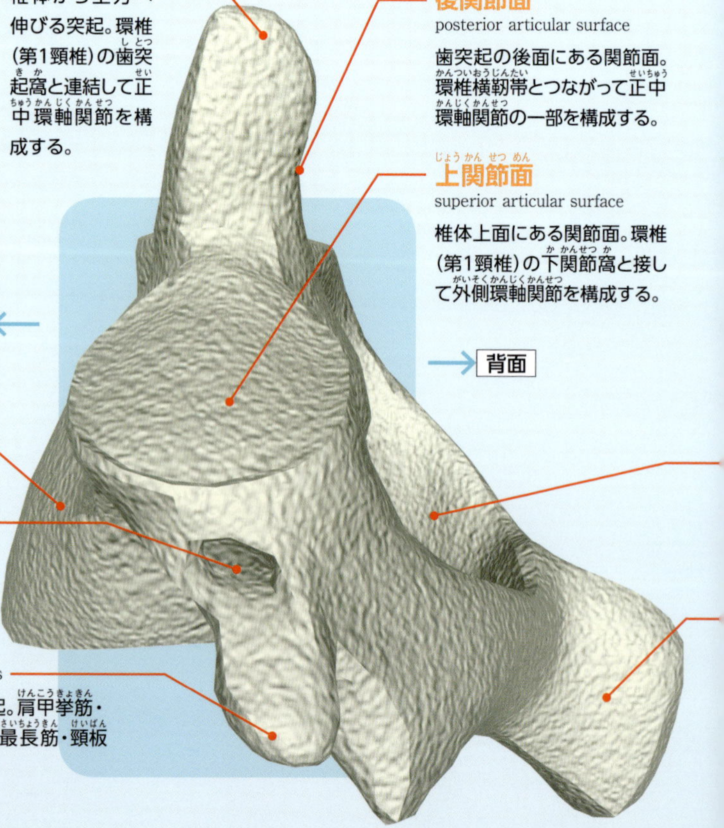

歯突起 odontoid process
椎体から上方へ伸びる突起。環椎（第1頸椎）の歯突起窩と連結して正中環軸関節を構成する。

後関節面 posterior articular surface
歯突起の後面にある関節面。環椎横靭帯とつながって正中環軸関節の一部を構成する。

上関節面 superior articular surface
椎体上面にある関節面。環椎（第1頸椎）の下関節窩と接して外側環軸関節を構成する。

前面 ← → 背面

椎体 vertebral body

横突孔 transverse foramen
横突起にある孔。椎骨動脈、椎骨静脈が通る。

横突起 transverse process
左右の側方へ突出した突起。肩甲挙筋・中斜角筋の一部が起始。頸最長筋・頸板状筋の一部が停止。

主な特徴	主な傷害
上方へ伸びる大きな歯突起が最大の特徴。横突起はほかの椎骨と比べて小さい。形状が座位の仏様に似ていることから、火葬場では、消失してしまう甲状軟骨の喉仏に代わる「代役の喉仏」として、骨壺に収める風習が残っている。	第3頸椎との間にある椎間板が劣化して変形、損傷すると首痛が発生し、悪化すれば頸椎椎間板ヘルニアとなって首が動かせなくなる。子どもが首を捻挫すると、環椎とともに軸椎回旋位固定(環軸椎亜脱臼)となるケースもある。

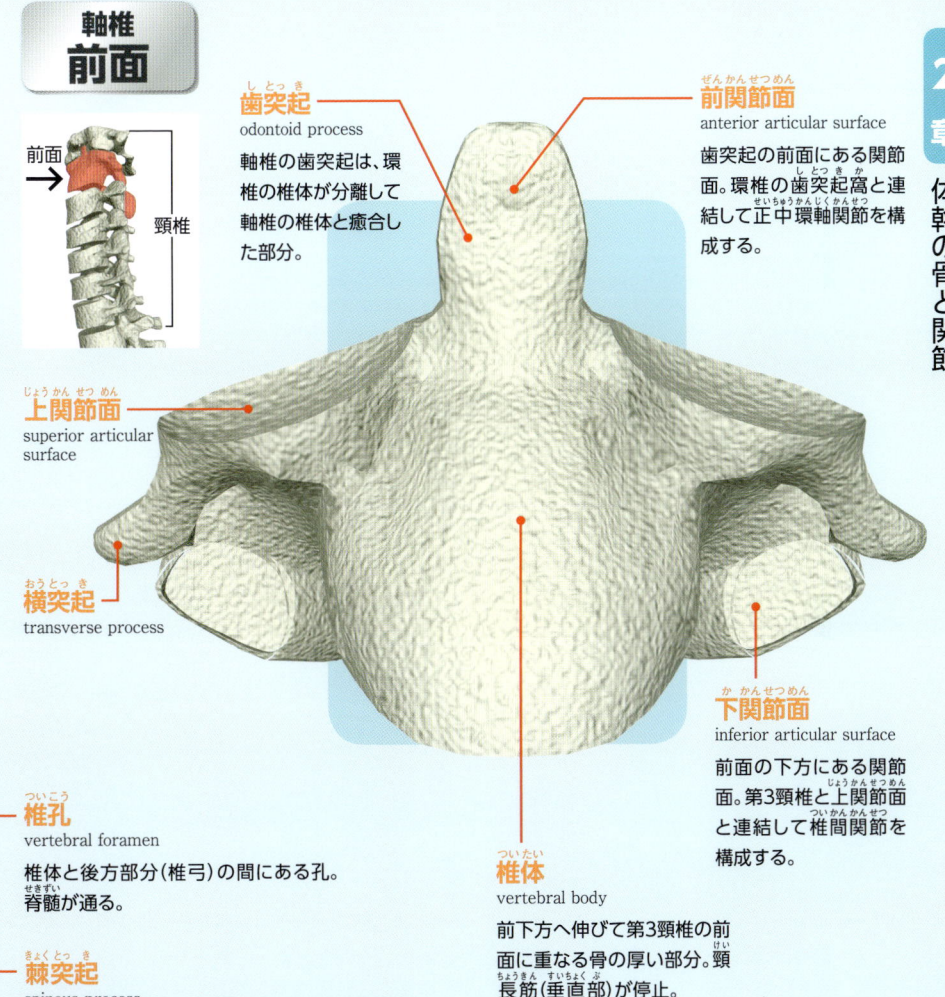

軸椎 前面

歯突起
odontoid process

軸椎の歯突起は、環椎の椎体が分離して軸椎の椎体と癒合した部分。

前関節面
anterior articular surface

歯突起の前面にある関節面。環椎の歯突起窩と連結して正中環軸関節を構成する。

上関節面
superior articular surface

横突起
transverse process

下関節面
inferior articular surface

前面の下方にある関節面。第3頸椎と上関節面と連結して椎間関節を構成する。

椎孔
vertebral foramen

椎体と後方部分(椎弓)の間にある孔。脊髄が通る。

椎体
vertebral body

前下方へ伸びて第3頸椎の前面に重なる骨の厚い部分。頸長筋(垂直部)が停止。

棘突起
spinous process

後端で突出する大きな突起。尖端が左右に分かれている。大後頭直筋、下頭斜筋が起始。頸棘筋・頸半棘筋・多裂筋・回旋筋の一部が停止(頸棘筋以外の3筋は第3〜4頸椎以下で停止する場合もあり)。

2章 体幹の骨と関節

脊柱④ 第4・7頸椎 (けいつい)

4th cervical vertebrae
7th cervical vertebrae

頸部中部・下部

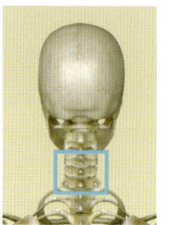

頸部を形成する第3～7頸椎は、ほぼ同じ形状をしている。上下の頸椎間で椎間関節を構成するが、第7頸椎はひとつ下位の第1胸椎と連結する。頸椎の椎間関節はやや可動域が大きい。

第4頸椎 上面

前結節 anterior tubercle
横突孔より前部にある結節。胸椎における肋骨にあたる。前斜角筋・頭長筋の一部、頸長筋(上斜部)が起始。

椎体 vertebral body
前方で円柱状になっている部分。椎体前部に頸長筋(垂直部)が停止。

横突起 transverse process
左右の側方へ突出した突起。先端部が後結節にあたる。頭半棘筋・回旋筋の一部が起始。

横突孔 transverse foramen
横突起にある孔。椎骨動脈、椎骨静脈が通る。

上関節突起 superior articular process
椎弓根部の上面から隆起した突起。上関節面をもつ。多裂筋の一部が起始。

上関節面 superior articular surface
上関節突起にある関節面。第3頸椎の下関節面と連結して椎間関節を構成する。

後結節 posterior tubercle
横突孔より後部にある結節。横突起の先端部にあたる。肩甲挙筋・中斜角筋の一部が起始。頸腸肋筋・頸最長筋の一部が停止。

棘突起 spinous process
後端で左下方へ突き出た短い突起。先端が左右に分かれ、その間に項靭帯をはさむ。頭板状筋の一部が起始。頸棘筋・頸半棘筋・多裂筋・回旋筋の一部が停止。

椎弓 vertebral arch
椎体後方から左右に伸びるアーチ状の部分。

椎孔 vertebral foramen
椎体と椎弓に囲まれた孔。脊髄が通る。

主な特徴
第3～6頸椎は棘突起の先端が二股に分かれており、椎体の形状も胸椎や腰椎よりも横に長い。

主な傷害
頭部の重さを支える頸椎は、椎間板の変形、損傷による頸椎椎間板ヘルニアのリスクがある。

| 第4頸椎 | 構成する関節 | 椎間関節（第3および第5頸椎との間において） |

起始する筋
肩甲挙筋・前斜角筋・中斜角筋・頭半棘筋・頭板状筋・多裂筋・回旋筋のそれぞれ一部、頸長筋（上斜部）

停止する筋
頸腸肋筋・頸最長筋・頸棘筋・頸半棘筋・多裂筋・回旋筋のそれぞれ一部、頸長筋（垂直部）

| 第7頸椎 | 構成する関節 | 椎間関節（第6頸椎および第1胸椎との間において） |

起始する筋
僧帽筋（中部線維）・小菱形筋・前斜角筋・中斜角筋・頭最長筋・頸棘筋・頭半棘筋・頭板状筋・多裂筋・回旋筋のそれぞれ一部、頸長筋（垂直部）

停止する筋
胸半棘筋・多裂筋・回旋筋のそれぞれ一部

第7頸椎 上面

前結節 anterior tubercle
横突孔より前部にある結節。胸椎における肋骨にあたる。前斜角筋の一部が起始。

椎体 vertebral body
前方で円柱状になっている部分。椎体前部で頸長筋（垂直部）が起始。

横突孔 transverse foramen
横突起にある孔。椎骨静脈が通る（椎骨動脈は第6頸椎の横突孔から）。

後結節 posterior tubercle
横突孔より後部にある結節。横突起の先端部にあたる。中斜角筋の一部が起始。

上関節突起 superior articular process
椎弓根部の上面から隆起した突起。多裂筋の一部が起始。

上関節面 superior articular surface
上関節突起の上面にある関節面。第6頸椎の下関節面と連結して椎間関節を構成する。

横突起 transverse process
左右の側方へ突出した突起。頭最長筋、頭半棘筋・回旋筋の一部が起始。

椎弓 vertebral arch
椎体後方から左右に伸びるアーチ状の部分。

棘突起 spinous process
第7頸椎は特に長い棘突起をもつ。僧帽筋（中部線維）・小菱形筋・頸棘筋・頭板状筋の一部が起始。胸半棘筋・多裂筋・回旋筋の一部が停止。

椎孔 vertebral foramen
椎体と椎弓の間に囲まれた孔。脊髄が通る。

下関節突起 inferior articular process
椎弓根部の下面にある突起。下関節面をもつ。

主な特徴
第7頸椎の棘突起は長大で二股ではない。首の付け根部分の背面で突起の先端が触知できる。

主な傷害
寝違えなどによる頸椎捻挫（むち打ち症）は頸椎の靭帯や筋肉、関節包の損傷ともいわれる。

2章 体幹の骨と関節

脊柱⑤ 胸椎 thoracic vertebrae

背部

胸椎は頸椎の下部に続く12個の椎骨。胸椎全体で後方へ緩やかに弯曲している。各椎骨間で椎間関節を構成するほか、すべての胸椎が肋骨と肋椎関節で連結し、胸郭の背面を形成している。

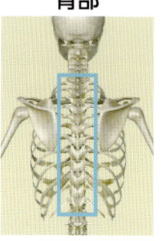

椎体 vertebral body
前方で円柱状になっている部分。大腰筋・小腰筋の一部、頸長筋（下斜部・垂直部）が起始。

上椎切痕 superior vertebral notch
椎体と椎弓の境となる椎弓根の上面にある切れ込み。

上関節突起 superior articular process
椎弓の上面から上方へ突き出た突起。上関節面をもつ。

上関節面 superior articular surface
上関節突起にある関節面。上部にある椎骨の下関節面と連結して椎間関節を構成する。

横突肋骨窩 transverse costal facet
横突起の先端部。肋骨の肋骨結節と連結して肋椎関節（肋横突関節）を構成する。第11・12胸骨には存在しない。

← 前面

肋骨窩 costal facet
椎体の側面にあるくぼみ。上下に上肋骨窩と下肋骨窩があるが、第11・12胸骨の肋骨窩はひとつしかない。肋骨の肋骨頭と連結して肋椎関節（肋骨頭関節）を構成する。

下椎切痕 Inferior vertebral notch
椎弓根の下面にある切れ込み。

下関節突起 inferior articular process
椎弓の下面にある突起。下関節面をもつ。

背面 →

胸椎 左側面

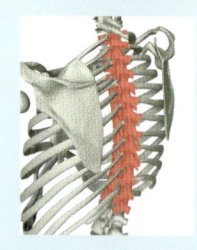

横突起 transverse process
左右の側方へ突出した突起。第7～8胸椎の横突起が最も発達している。頸最長筋、頸半棘筋、頭半棘筋と頭最長筋・頭半棘筋・多裂筋・回旋筋のそれぞれ一部が起始。胸最長筋（内側）が停止。

棘突起 spinous process
後端で後下方へ突出した突起。胸椎は長い棘突起をもつ。頸板状筋、大菱形筋、僧帽筋（中部・下部線維）と広背筋（椎骨部）と、大腰筋・頭板状筋の一部などが起始。胸棘筋、胸半棘筋・多裂筋・回旋筋の一部が停止。

| 構成する関節 | 椎間関節、肋椎関節(肋骨頭関節・肋横突関節) |

起始する筋
頸最長筋、頸板状筋、頸半棘筋、胸半棘筋、大菱形筋、僧帽筋(中部・下部線維)、頸長筋(下斜部・垂直部)、広背筋(椎骨部)、小菱形筋(人によって起始)、大腰筋、小腰筋、頭最長筋、頭半棘筋、頭板状筋、胸棘筋・頸棘筋・多裂筋・回旋筋・上後鋸筋・下後鋸筋の一部がそれぞれ起始

停止する筋
胸棘筋、胸最長筋(内側)、胸半棘筋・多裂筋・回旋筋の一部

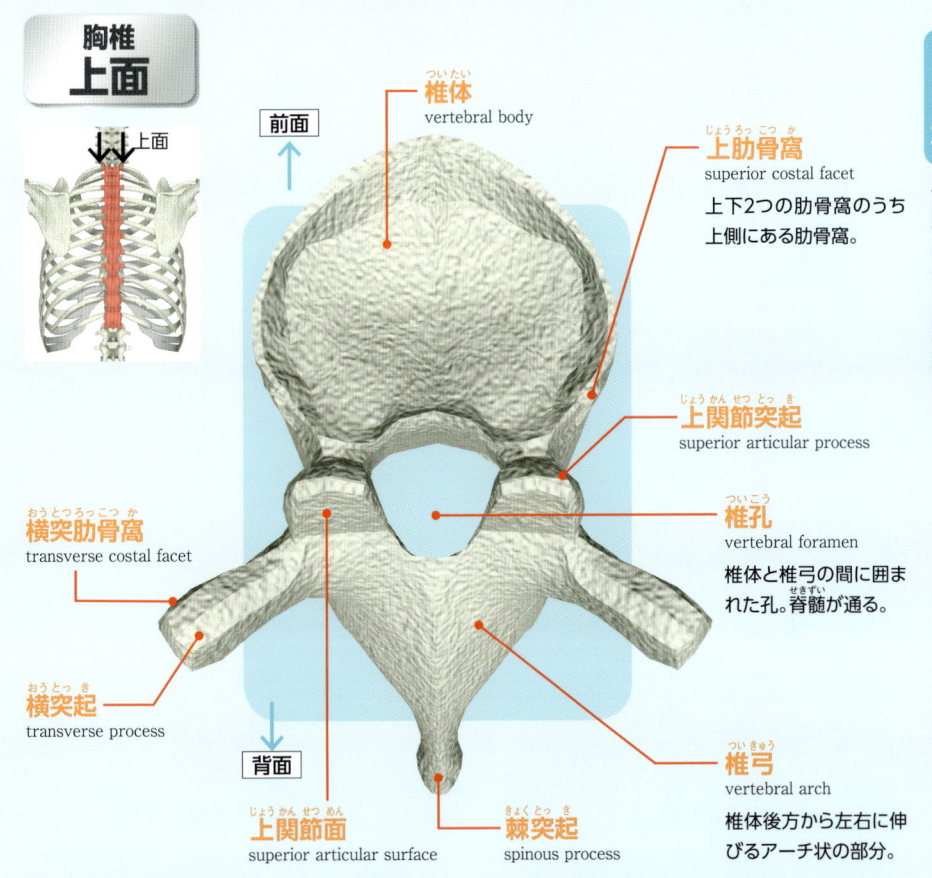

胸椎 上面

- 椎体 vertebral body
- 上肋骨窩 superior costal facet: 上下2つの肋骨窩のうち上側にある肋骨窩。
- 上関節突起 superior articular process
- 椎孔 vertebral foramen: 椎体と椎弓の間に囲まれた孔。脊髄が通る。
- 横突肋骨窩 transverse costal facet
- 横突起 transverse process
- 上関節面 superior articular surface
- 棘突起 spinous process
- 椎弓 vertebral arch: 椎体後方から左右に伸びるアーチ状の部分。

主な特徴
第1〜12胸椎はほぼ同じような形状であるが、下位にいくほど骨は大きくなる。左右に伸びる長い横突起と、下方へ突出した棘突起が特徴。椎孔は円形に近い。また、肋骨と連結する肋椎関節は、肋骨頭で連結する肋骨頭関節と、横突肋骨窩で連結する肋横突関節に分けられる。

主な傷害
頸椎、腰椎より発症するケースはかなり低いが、椎間板が消耗や劣化によって変形、損傷すると胸椎椎間板ヘルニアとなり、下肢に痺れが出たり、脚の筋力が低下するなどの症状が出る。また、胸椎の後方への弯曲が大きくなると猫背になり、肩こりや腰痛の原因にもなる。

2章 体幹の骨と関節

脊柱⑥ 仙骨・尾骨
sacrum / coccyx

脊柱底部

仙骨は5個の仙椎が癒合したもの。仙骨と結合している尾骨は3～5個程度の尾椎が癒合したもの。仙骨は第5腰椎と腰仙関節を構成。左右の側面では寛骨と仙腸関節で連結し、骨盤を形成する。

構成する関節 腰仙関節、仙腸関節、仙尾関節（仙尾連結）

停止する筋 骨盤底筋群（一部）

起始する筋 大殿筋（浅部）。広背筋（椎骨部の下部）・梨状筋・胸最長筋・腰腸肋筋・多裂筋のそれぞれ一部が起始

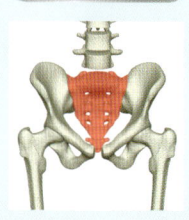

仙骨 前面

上関節突起 superior articular process
仙骨管の左右両側にある突起。第5腰椎の下関節突起と連結して腰仙関節を構成する。

仙骨底 base of sacrum
第1仙椎の椎体上面にあたる広い面。椎間板を介して第5腰椎と連なる。

仙骨翼 wing of sacrum
仙骨底の左右両側で側方へ広がっている部分。

岬角 promontory
前縁で前方へ突出した部分。

前仙骨孔 anterior sacral foramina
仙骨前面で横線の両端にある4対の孔。仙骨神経の前枝が通る。上位3孔周辺で梨状筋の一部が起始。

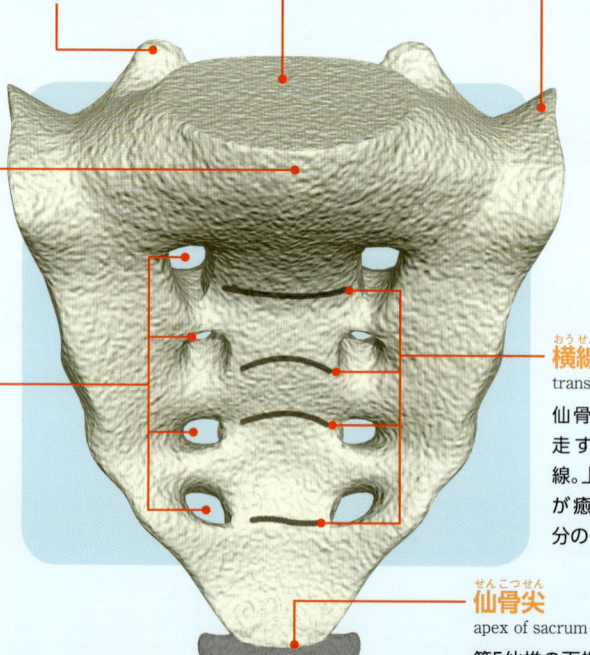

横線 transverse lines
仙骨前面を横走する4本の線。上下の仙椎が癒合した部分のなごり。

仙骨尖 apex of sacrum
第5仙椎の下端となる楕円形の関節面。尾骨の上端と結合して仙尾関節（仙尾連結）を構成する。

尾骨

尾骨 左側面

← 前面
仙骨

主な特徴
仙骨には男女差があり、一般的に女性のほうが幅は広く、後方への弯曲は男性のほうがやや大きい。尾骨は尾てい骨とよばれる骨であり、四足動物においてはシッポにあたる。

主な傷害
お尻を強く打つと尾骨を骨折する場合がある。腰仙関節の椎間板は特に負荷が大きいため、傷めやすい。

尾骨 (びこつ)
coccyx
幼児期は3〜5個の尾椎に分離しているが、成人になると各尾椎間が癒合する。左右に突き出た部分は尾椎の横突起のなごり。骨盤底筋群(一部)が停止。

仙骨・尾骨 背面

上関節突起 (じょうかんせつとっき)
superior articular process

仙骨管 (せんこつかん)
sacral canal
仙椎の椎孔が連なって形成される椎間孔で脊柱管の続き。前仙骨孔・後仙骨孔と通じる。

仙骨粗面 (せんこつそめん)
sacral tuberosity
仙骨と腸骨を結ぶ靭帯が付着する粗面。

耳状面 (じじょうめん)
auricular surface
側面上部にある耳介のような形の関節面。耳状面上部で腸骨と連結して仙腸関節を構成する。仙骨〜尾骨の外側縁で大殿筋(浅部)の一部が起始。

正中仙骨稜 (せいちゅうせんこつりょう)
median sacral crest
仙骨後面の正中線で波状の凹凸が連なる部分。隆起部分は仙椎の棘突起やその間を通る靭帯が骨化したもの。広背筋(椎骨部の下部)が起始。

仙骨角 (せんこつかく)
sacral horn
仙骨裂孔の両側で下方へ伸びる部分。

後仙骨孔 (こうせんこつこう)
posterior sacral foramina
後面にある4対の孔。仙骨神経の後枝が通る。後仙骨孔周辺の仙骨後面で胸最長筋・腰腸肋筋・多裂筋の一部が起始。

仙尾関節(仙尾連結) (せんびかんせつ)
sacrococcygeal joint
仙骨と尾骨は椎間板を介して結合するが、しばしば骨化して骨結合となる。連結部を通る浅後仙尾靭帯、深後仙尾靭帯、前仙尾靭帯、外側仙尾靭帯も一部が骨化して仙骨の一部となっている。

仙骨裂孔 (せんこつれっこう)
sacral hiatus
仙骨管の下方への開口。椎間孔の下端にあたる。

2章 体幹の骨と関節

脊柱の関節❶
zygapophysial joint (サイガパフィシール ジョイント)

椎間関節
(ついかんかんせつ)

連結する骨：椎骨（頸椎・胸椎・腰椎）

頸椎〜腰椎の各椎骨間をつなぐ平面関節

脊柱を構成する椎骨は、それぞれ上下の椎骨同士で椎間関節を構成する。椎間関節は平面関節であるため、わずかな可動域しかもたない。しかし、縦に連なる複数の椎間関節が同時に可動することにより、脊柱を全体として大きく動かすことができる。

各椎骨間に存在する椎間板が消耗や劣化によって変形、損傷すると、椎間板ヘルニアを発症する。

椎間関節の動き

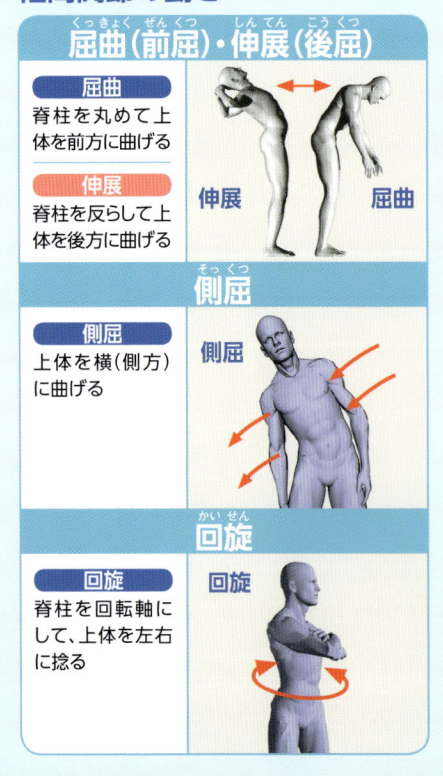

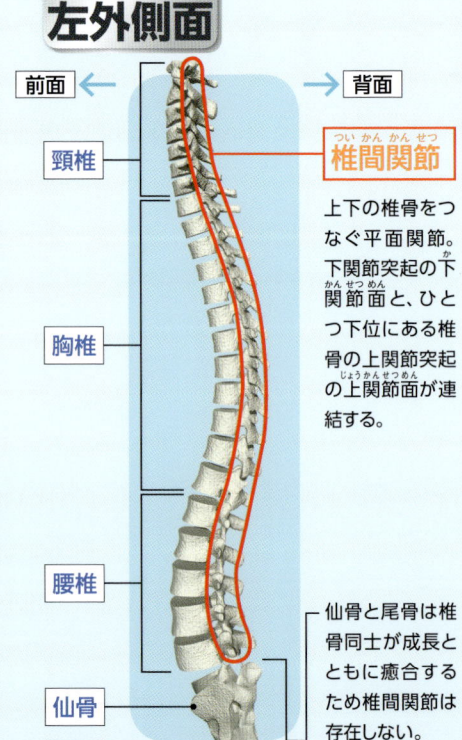

屈曲（前屈）・伸展（後屈）
- 屈曲：脊柱を丸めて上体を前方に曲げる
- 伸展：脊柱を反らして上体を後方に曲げる

側屈
- 側屈：上体を横（側方）に曲げる

回旋
- 回旋：脊柱を回転軸にして、上体を左右に捻る

椎間関節 左外側面

前面 ← → 背面

- 頸椎
- 胸椎
- 腰椎
- 仙骨
- 尾骨

椎間関節：上下の椎骨をつなぐ平面関節。下関節突起の下関節面と、ひとつ下位にある椎骨の上関節突起の上関節面が連結する。

仙骨と尾骨は椎骨同士が成長とともに癒合するため椎間関節は存在しない。

椎間関節の主な靭帯

胸椎および腰椎における椎骨間の拡大図。椎間関節はひとつひとつが薄くて強い関節包に包まれ、さらに前面、側面、背面をそれぞれ強靭な靭帯が補強している。

後縦靭帯 posterior logitudinal ligament
椎体と椎間板の後面にそって脊柱管の前壁を縦走する靭帯。後頭骨の斜台から仙骨管の前壁にいたる。上端は靭帯の幅が広く、下方へ行くほど狭くなる。椎間板とそこに接する椎体の縁と強く結合し、前縦靭帯とともに脊柱を前後から支えている。

髄核 nucleus pulposus
椎間板の中心部。水分を含んだゼリー状の膠原線維（コラーゲン線維）からなる。椎間板ヘルニアになると髄核が突出して脊髄から出る神経の神経根を圧迫する。

棘上靭帯 supraspinous ligament
第7頸椎から仙骨までの棘突起先端間を結ぶ強靭な線維束。浅い線維は3〜4個の椎骨をとびこえる。第7頸椎より上方では、項靭帯に連なる。

線維輪 fibrous ring
椎間板の表面に近い部分。線維性の結合組織が髄核を取り巻く形で走行する。

黄色靭帯 yellow ligament
椎弓間靭帯ともいう。上下の椎骨を結ぶ黄色の靭帯で、上方の椎弓下縁前面から下方の椎弓上縁にいたる。

前縦靭帯 anterior logitudinal ligament
脊柱前面を上下に縦走する帯状の靭帯。後頭骨底部から仙骨前面にいたる。深層の線維は椎間板の前縁と結合している。椎間板および椎体の上縁・下縁との結合も強いが、椎体中央部との結びつきは弱い。

棘間靭帯 interspinous ligament
上下の棘突起を結ぶ薄い膜性の靭帯。特に腰部で強靭な靭帯となっている。

関節包 joint capsule
椎間関節の関節包。薄い関節包ながら強靭であり、内側面と外側面は強い靭帯で補強されている。

椎間板 intervertebral disc
椎骨の椎体間に存在する円盤状の線維軟骨。脊柱の位置によって椎間板の厚さは異なる。靭帯とともに脊柱を保持し、椎骨にかかる衝撃を吸収する軟骨関節を形成する。脊柱の微妙な動きにも貢献している。

横突間靭帯 intertransverse ligament
上下の椎骨にある横突起同士を結ぶ靭帯。腰部で発達している。

図中ラベル：椎体（断面）、上関節面、上関節突起、横突起（肋骨突起）、棘突起（断面）、椎間関節 zygapophysial joint、前面 ← → 背面

※椎間板は「椎間円板」ともいう

2章 体幹の骨と関節

脊柱の関節❷
正中環軸関節・外側環軸関節
median atlanto-axial joint・lateral atlanto-axial joint

連結する骨：環椎（第1頸椎）―軸椎（第2頸椎）

頸部を左右に回旋する環椎と軸椎の関節

　脊柱の上位2つの骨である環椎（第1頸椎）と軸椎（第2頸椎）の間には、椎間板および椎間関節が存在せず、正中環軸関節と外側環軸関節という2つの関節によって連結している。

　正中環軸関節と外側環軸関節は協力して働き、軸椎が回転軸となることで、頭蓋骨と連結した環椎を左右に回旋し、頭部を動かしていく。

環軸関節の動き
頸部の回旋
回旋 頸椎を回転軸にして、首を左右に回す

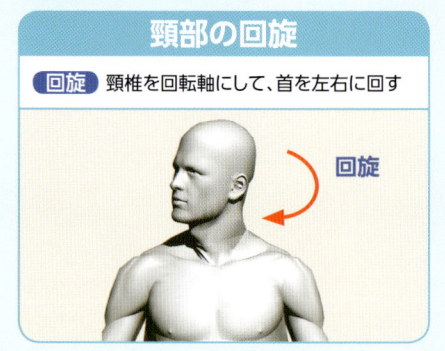

回旋

外側環軸関節 左外側面

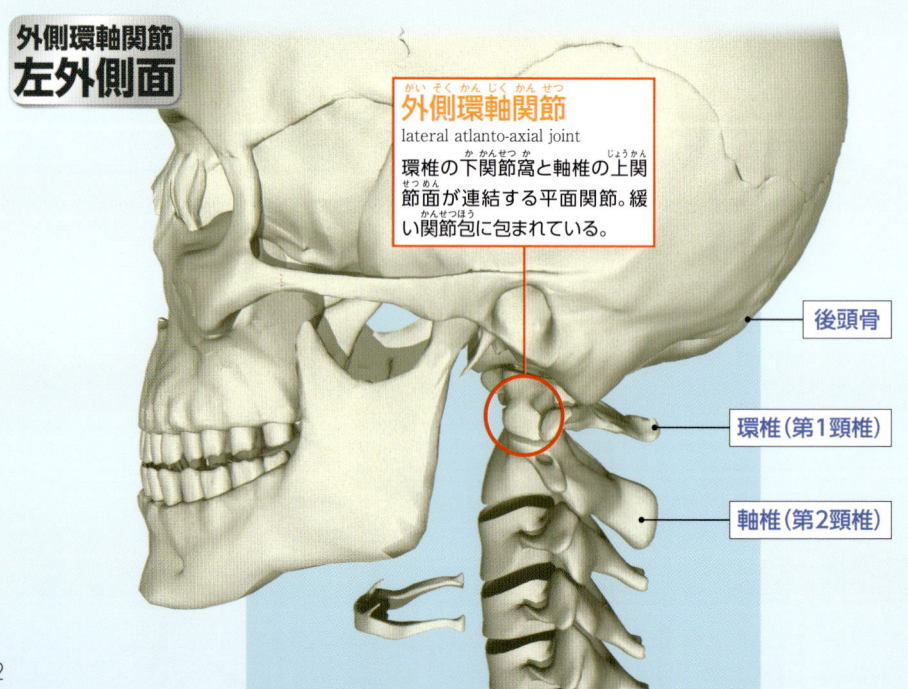

外側環軸関節 lateral atlanto-axial joint
環椎の下関節窩と軸椎の上関節面が連結する平面関節。緩い関節包に包まれている。

- 後頭骨
- 環椎（第1頸椎）
- 軸椎（第2頸椎）

正中環軸関節の主な靭帯

正中環軸関節の関節面は、軸椎の歯突起をはさんで前後に2つあるが、表面からでは分かりにくいため断面図にして図解。上位頸椎を補強する靭帯が周囲に張っている。

前環椎後頭膜
anterior atlanto-occipital membrane

環椎の前弓と大後頭孔の前縁との間に張る膜。外側は環椎後頭関節の関節包にいたる。弾性線維を含み、中部は前縦靭帯の線維が加わり厚くなっている。前環椎後頭膜の続きにあたる膜が環椎の前弓と軸椎の椎体前面の間に存在する。

正中環軸関節 median atlanto-axial joint

軸椎の歯突起にある前関節面と環椎の歯突起窩の間、および軸椎歯突起の後関節面と環椎横靭帯の間で構成される車軸関節。それぞれ関節包は緩く、外側環軸関節と協力して働き、頭蓋骨と連結した環椎を左右に回旋させる。

歯尖靭帯
apical ligament of the dent

軸椎歯突起の尖端と大後頭孔の前縁を結ぶ細い靭帯。

環椎横靭帯 transverse ligament of atlas

環椎の左右にある外側塊の間に張る靭帯。前面中央は線維軟骨を帯びて軸椎の歯突起と接することにより、歯突起が後方へずれるのを防ぐ。

後縦靭帯
posterior logitudinal ligament

椎体と椎間板の後面にそって脊柱管の前壁を縦走する靭帯。後頭骨の斜台から仙骨管の前壁にいたる。

後環椎後頭膜
posterior atlantooccipital membrane

環椎の後弓後縁と大後頭孔の後縁との間に張る弾性線維に富む膜。黄色靭帯の続きとみなされている。

前縦靭帯
anterior logitudinal ligament

脊柱前面を上下に縦走する帯状の靭帯。後頭骨底部から仙骨前面にいたる。深層の線維は椎間板の前縁と結合している。

椎間板
intervertebral disc

椎骨の椎体間に存在する円盤状の線維軟骨。

縦束
longitudinal bands

環椎横靭帯の中部から上下に延びる靭帯。上方は大後頭孔の前縁に、下方は軸椎の椎体後面にいたる。横に張る環椎横靭帯と縦に張る縦束を合わせて環椎十字靭帯という。

黄色靭帯
yellow ligament

椎弓間靭帯ともいう。上下の椎骨を結ぶ黄色の靭帯で、上方の椎弓下縁前面から下方の椎弓上縁にいたる。

蓋膜
tectorial membrane

後縦靭帯の上部がつくる幅広い膜。環椎十字靭帯を後方から覆う。

項靭帯
nuchal ligament

後頭骨の外側頭隆起と外後頭稜から第7頸椎の棘突起の間に張る線維膜。深部では頸椎の棘突起に付着する。第7頸椎以下では棘上靭帯に相当する。

後頭骨
前弓（断面）
歯突起
環椎（第1頸椎）
軸椎（第2頸椎）

2章 体幹の骨と関節

脊柱の関節❸ atlanto-occipital joint
環椎後頭関節

連結する骨：後頭骨—環椎（第1頸椎）

頭部と脊柱をつなぐ関節

環椎（第1頸椎）と後頭骨が連結する楕円関節に近い関節。頭部と脊柱をつなぐ唯一の関節となる。環椎の外側塊にある上関節窩と後頭骨の後頭窩が連結し、頭部の後屈と側屈を可能にする。主に前方の前環椎後頭膜とその外側にある後環椎後頭膜が環椎後頭関節を補強している。

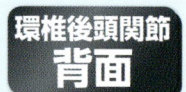

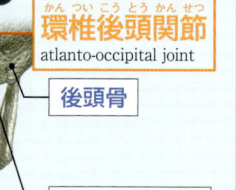

環椎後頭関節 背面

- 環椎後頭関節 atlanto-occipital joint
- 後頭骨
- 環椎（第1頸椎）

環椎後頭関節の動き（2軸性関節）

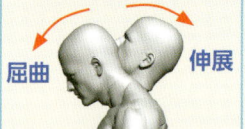

屈曲・伸展	側屈
屈曲 頭部を前方に倒す	側屈 頭部を左右に倒す
伸展 頭部を後方に倒す	

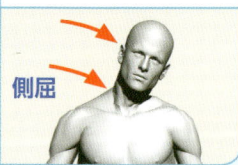

環椎後頭関節の主な靭帯

関節包 joint capsule
環椎後頭関節の関節包。

項靭帯 nuchal ligament
後頭骨の外側頭隆起と外後頭稜から第7頸椎の棘突起の間に張る線維膜。深部では頸椎の棘突起に付着する。

後環椎後頭膜 posterior atlantooccipital membrane
環椎の後弓後縁と大後頭孔の後縁との間に張る弾性線維に富む膜。黄色靭帯の続きとみなされている。

黄色靭帯 yellow ligament
椎弓間靭帯ともいう。上下の椎骨を結ぶ黄色の靭帯で、上方の椎弓下縁前面から下方の椎弓上縁にいたる。

関節包 joint capsule
椎間関節の関節包。

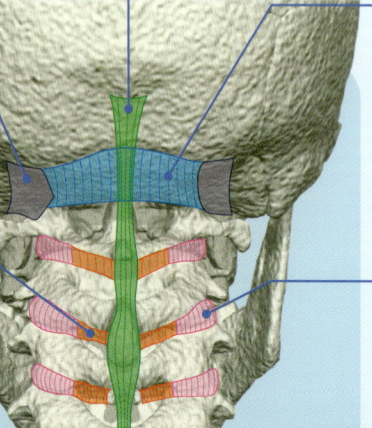

脊柱の関節❹

ランボセイクラル ジョイント
lumbosacral joint

腰仙関節

連結する骨：第5腰椎 — 仙骨（第1仙椎）

体幹と骨盤をつなぐ椎骨の関節

腰仙関節は、第5腰椎の下関節突起と仙骨の上関節突起が連結する平面関節。椎間関節のひとつでもある。厚い椎間板を有しているが、脊柱の中でも荷重ストレスを強く受け、前屈などの際に負担がかかる部分のため、椎間板を傷めやすく、椎間板ヘルニアを発症するケースも多い。

2章 体幹の骨と関節

腰仙関節の主な靭帯

腸腰靭帯 iliolumbar ligament
第5（または4）腰椎の横突起と腸骨稜をつなぐ強靭な靭帯。

前仙腸靭帯 anterior sacroiliac liament
仙骨と腸骨の耳状面の前面で下縁から上縁にかけて張っている靭帯。仙腸関節の前面の結合を補強している。

鼠径靭帯 inguinal ligament
上前腸骨棘と恥骨結節との間に張る靭帯。外腹斜筋の一部が停止する。

仙結節靭帯 sacrotuberous ligament
仙骨と尾骨の外側縁および腸骨稜の後縁から、幅を狭めながら坐骨結節にいたる強靭な靭帯。背面は大殿筋（深部）が起始する。

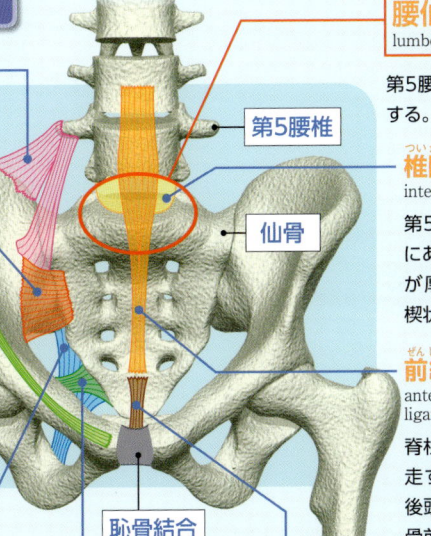

仙棘靭帯 sacrospinous ligament
仙骨と尾骨の外側縁から、仙結節靭帯と交差して幅を広げながら坐骨棘にいたる三角形状の靭帯。

腰仙関節 lumbosacral joint
第5腰椎と仙骨が連結する。

第5腰椎

仙骨

椎間板 intervertebral disc
第5腰椎と仙骨の間にある椎間板は前部が厚く、後部が薄い楔状となっている。

前縦靭帯 anterior logitudinal ligament
脊柱前面を上下に縦走する帯状の靭帯。後頭骨の底部から仙骨前面にいたる。

恥骨結合

前仙尾靭帯 anterior sacrococcygeal ligament
仙骨と尾骨を前面でつなぐ靭帯。

85

脊柱の関節❺
sacroiliac joint
仙腸関節

連結する骨：仙骨—腸骨（寛骨）

靱帯で強固に連結した骨盤の関節

　仙腸関節は、仙骨の耳状面と腸骨（寛骨）の耳状面が結合することで、骨盤を形成する関節。両関節面は関節軟骨で覆われており、関節に滑液を含んだ狭い関節腔が存在する。関節面には細かい凸凹がいくつも存在し、関節包や短くて強靭な靱帯が張っているため、可動性をほとんどもたないが、体幹や下肢の動きにともなって、微妙に動く。

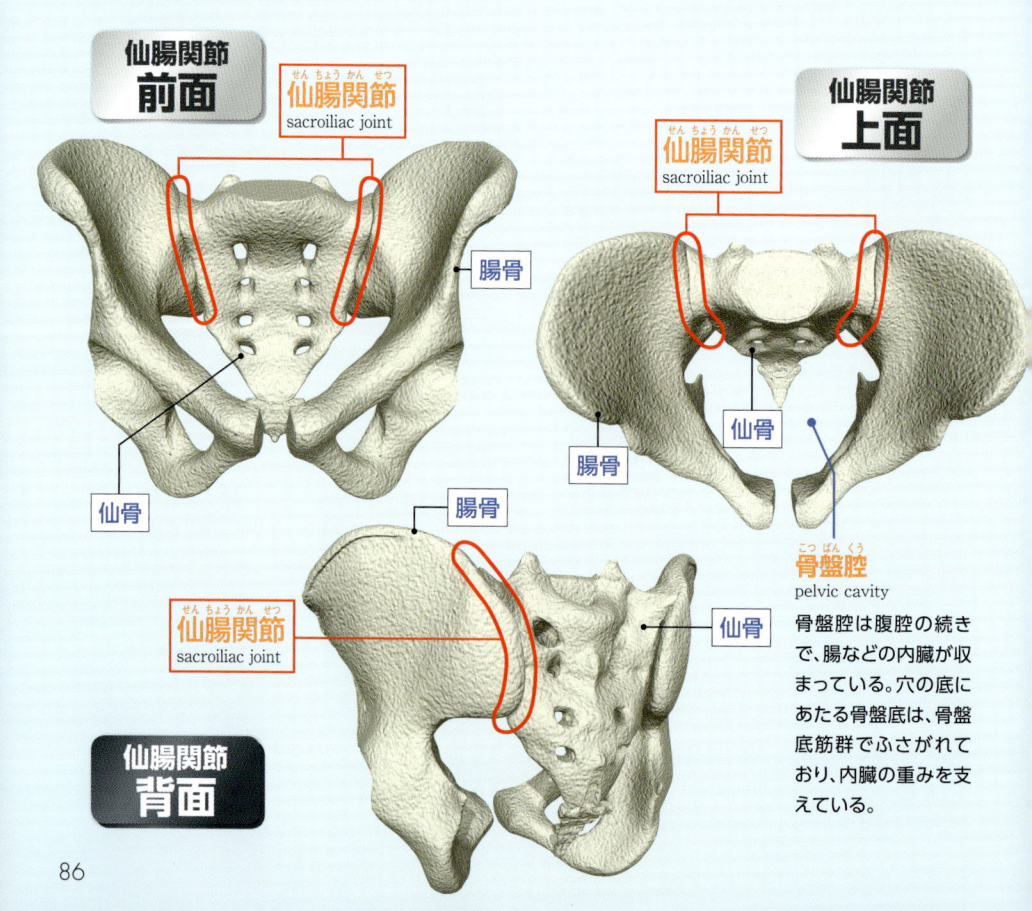

仙腸関節 前面
仙腸関節 sacroiliac joint
腸骨
仙骨

仙腸関節 上面
仙腸関節 sacroiliac joint
仙骨
腸骨

仙腸関節 背面
仙腸関節 sacroiliac joint
腸骨
仙骨

骨盤腔 pelvic cavity
骨盤腔は腹腔の続きで、腸などの内臓が収まっている。穴の底にあたる骨盤底は、骨盤底筋群でふさがれており、内臓の重みを支えている。

仙腸関節（背面）の主な靭帯

長い靭帯から短い靭帯まで、仙骨と寛骨（腸骨・坐骨・恥骨）をつなぐ靭帯がいくつも張りめぐらされ、仙腸関節の結合をより強固なものにしている。

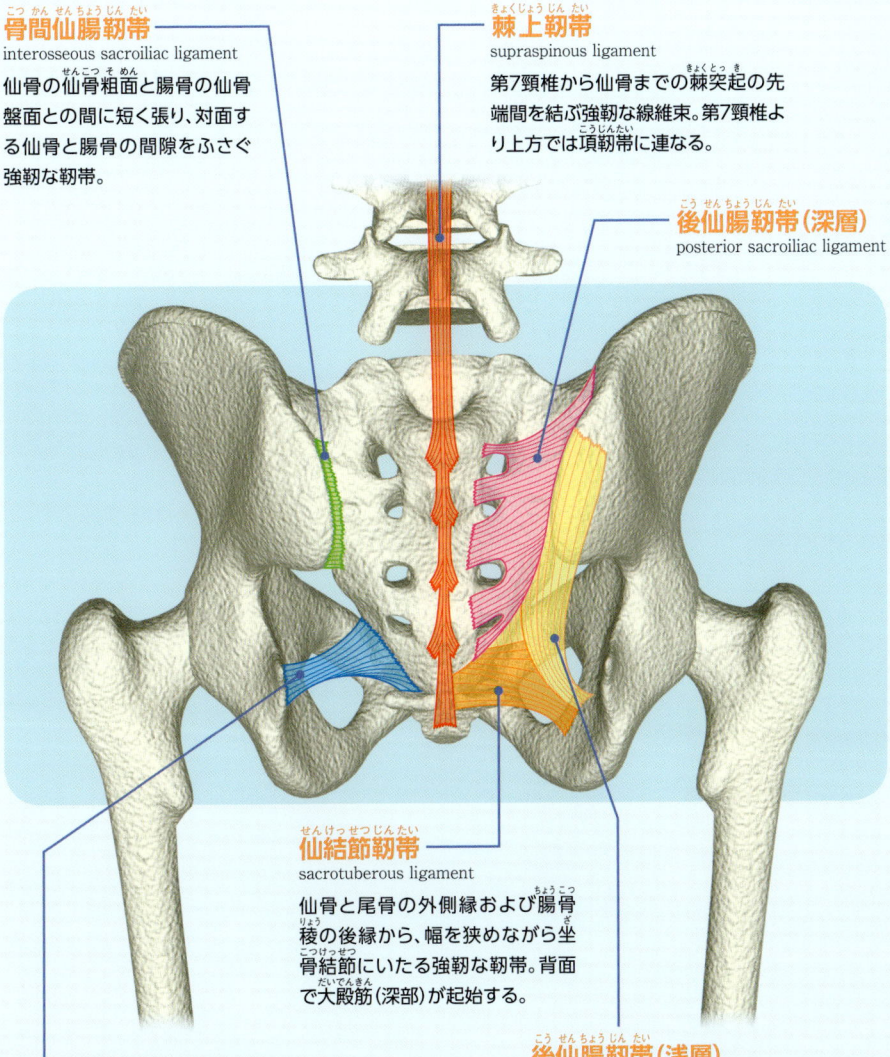

骨間仙腸靭帯
interosseous sacroiliac ligament

仙骨の仙骨粗面と腸骨の仙骨盤面との間に短く張り、対面する仙骨と腸骨の間隙をふさぐ強靭な靭帯。

棘上靭帯
supraspinous ligament

第7頸椎から仙骨までの棘突起の先端間を結ぶ強靭な線維束。第7頸椎より上方では項靭帯に連なる。

後仙腸靭帯（深層）
posterior sacroiliac ligament

仙結節靭帯
sacrotuberous ligament

仙骨と尾骨の外側縁および腸骨稜の後縁から、幅を狭めながら坐骨結節にいたる強靭な靭帯。背面で大殿筋（深部）が起始する。

仙棘靭帯
sacrospinous ligament

仙骨と尾骨の外側縁から、仙結節靭帯と交差して幅を広げながら坐骨棘にいたる三角形状の靭帯。

後仙腸靭帯（浅層）
posterior sacroiliac ligament

仙骨粗面の後部および仙骨稜の外側から腸骨の仙骨盤面にいたる帯状の線維束。深層部は骨間仙腸靭帯の続きとみられている。主に上後腸骨棘にいたる靭帯であるが、外側の線維は仙結節靭帯と混じり合う。

2章 体幹の骨と関節

胸郭 きょうかく / ソラックス / thorax

胸郭は、12個の胸椎、左右12対の肋骨、1個の胸骨からなる。各胸椎と各肋骨は肋椎関節で、肋骨と胸骨は胸肋関節で連結。胸郭内部の胸腔に内臓を収めている。

構成する骨：肋骨・胸骨・胸椎

内臓を収める鳥かご状の骨組み

胸郭は骨格を壁にすることで内臓を衝撃から保護する役目を担っている。さらに、外肋間筋や内肋間筋といった呼吸筋を使って胸郭を広げ、肺に空気を送り込むことで、呼吸（主に呼気）にも貢献している。一般的に、胸郭が大きいと、いわゆる胸板が厚い身体になる。

胸郭 背面

胸椎
肋骨

胸郭下口 inferior thoracic aperture
胸郭の下端で第11・12肋骨・肋骨弓・第12胸椎体・胸骨の剣状突起に囲まれた部分。胸腔の下方への開口。

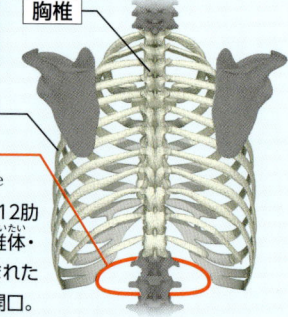

胸郭 前面

胸郭上口 superior thoracic aperture
胸郭の上端で第1肋骨・胸骨・第1胸椎に囲まれた部分。胸腔の上方への開口。

胸椎 thoracic vertebrae
・第1胸椎（T1）〜第12胸椎（T12）
すべての肋骨と連結して胸郭の背面を形成する12個の椎骨。
▶P.76

肋骨 rib
・第1肋骨〜第12肋骨
胸骨および胸椎と連結して胸郭を形成する左右12対の扁平骨。
▶P.90

胸骨 sternum
胸部中央で第1〜10肋骨と連結して胸郭の前面を形成する扁平骨。
▶P.89

肋軟骨 costal cartilage
胸部中央で第1〜10肋骨と胸骨を接合する軟骨。

肋間隙 intercostal space
各肋骨間の隙間。下位にいくにつれて狭くなる。後方の背部より前方のほうが広い。

肋骨弓 costal arch
下位肋骨の前部が連結して形成される弓状線。

胸骨下角 infrasternal angle
左右の肋骨弓が胸骨下部の剣状突起をはさんで合する部分。通常70〜80度の角度をなす。

胸郭① 胸骨 (きょうこつ) sternum

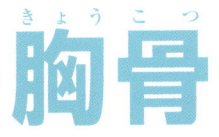

胸部中央

胸骨は、胸部の中央に位置する扁平骨。全体的にやや前方へ弯曲している。肋軟骨を介して肋骨と連結し、胸肋関節を構成する。さらに、鎖骨と胸鎖関節で連結し、体幹と上肢をつないでいる。

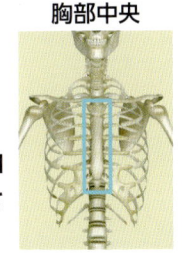

構成する関節
胸鎖関節、胸肋関節

起始する筋
大胸筋（胸肋部）、胸鎖乳突筋（胸骨頭）、胸骨舌骨筋、胸骨甲状筋（一部）、横隔膜（胸骨部）

停止する筋
腹直筋・腹横筋の一部

主な特徴
上部にあって幅の広い胸骨柄、中央の細長い胸骨体、下端で突出する剣状突起の3骨からなり、それぞれ軟骨で結合している。中高年者のなかには結合部が骨化している人もいる。

主な傷害
薄い扁平骨であるため、衝動で骨折しやすい。折れた骨が内臓を傷つけるケースもある。

2章 体幹の骨と関節

胸骨 前面

鎖骨切痕 clavicular notch
頸切痕の左右両側にある切痕。鎖骨の胸骨端と連結して胸鎖関節を構成する。

頸切痕 jugular notch
胸骨の上縁中央にある浅い凹み。頸部前面の根部で皮膚の上から触知できる。

胸骨柄 manubrium of sternum
胸骨の上部。大胸筋（胸肋部）、胸鎖乳突筋（胸骨頭）、胸骨舌骨筋、胸骨甲状筋が起始。

胸骨体 body of sternum
胸骨の中部。大胸筋（胸肋部）が起始。

胸骨角 sternal angle
胸骨柄と胸骨体の結合部（胸骨柄結合）で前方へ突き出た部分。

剣状突起 xiphoid process
胸骨の下部にある軟骨性の突起。横隔膜（胸骨部）が起始。腹直筋・腹横筋の一部が停止。

胸骨剣結合 xiphisternal joint
胸骨体と剣状突起の結合部。

胸骨 前側面

第1肋骨切痕 1st costal notch
肋骨切痕は胸骨の外側縁で肋骨と関節する7つの切痕。第1肋骨切痕は第1肋軟骨と胸肋関節を構成する。

第2肋骨切痕 2nd costal notch
第2肋軟骨と関節する。

第3肋骨切痕 3rd costal notch
第3肋軟骨と関節する。

第4肋骨切痕 4th costal notch
第4肋軟骨と関節する。

第5肋骨切痕 5th costal notch
第5肋軟骨と関節する。

第6肋骨切痕 6th costal notch
第6肋軟骨と関節する。

第7肋骨切痕 7th costal notch
剣状突起の根部にある肋骨切痕。第7～10肋軟骨と関節する。

胸郭② 肋骨 rib

あばら骨のこと。左右に12対24本あり、すべて弯曲している扁平骨。胸椎と肋椎関節を構成、胸骨とは肋軟骨を介して連結し、胸肋関節を構成する。肋軟骨は硝子軟骨でできている。

あばら全体

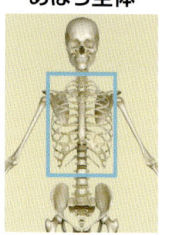

構成する関節 胸肋関節、肋椎関節（肋骨頭関節・肋横突関節）

起始する筋
大胸筋（胸骨部）、前鋸筋、小胸筋、鎖骨下筋、外腹斜筋、頸腸肋筋、胸腸肋筋、外肋間筋、内肋間筋、横隔膜（肋骨部）、広背筋（肋骨部）。腹横筋・胸骨舌骨筋・胸骨甲状筋の一部

停止する筋
外肋間筋、内肋間筋、胸腸肋筋、腰腸肋筋、上後鋸筋、下後鋸筋、前斜角筋、中斜角筋、後斜角筋、内腹斜筋（上部）・胸最長筋（外側）。腹直筋・腰方形筋の一部

肋骨 前面

真肋 true ribs
上位7対の肋骨。軟骨端が胸骨の肋骨切痕と接合して胸肋関節を構成する。下位5対の肋骨は「仮肋」という。

付着弓肋 costae arcuariae affixae
第8～10肋骨。3つの軟骨部が合して第7肋骨の肋軟骨と結合する。

胸肋関節 sternocostal joint
肋軟骨を介し、胸骨の肋骨切痕と第1～7肋骨が接合する。第1軟骨のみ胸骨に直接結合し、関節腔をもたない（肋軟骨結合）。関節としてはわずかに可動する程度。

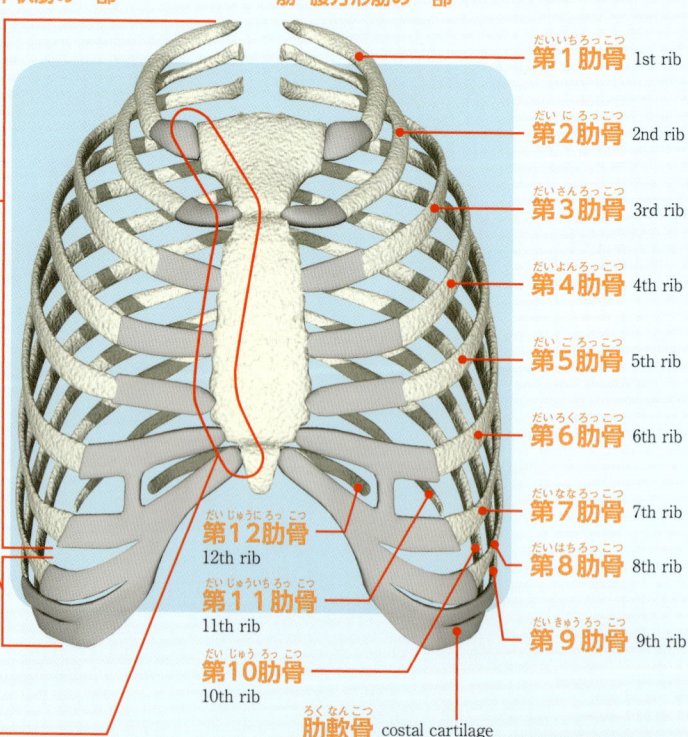

- 第1肋骨 1st rib
- 第2肋骨 2nd rib
- 第3肋骨 3rd rib
- 第4肋骨 4th rib
- 第5肋骨 5th rib
- 第6肋骨 6th rib
- 第7肋骨 7th rib
- 第8肋骨 8th rib
- 第9肋骨 9th rib
- 第10肋骨 10th rib
- 第11肋骨 11th rib
- 第12肋骨 12th rib

肋軟骨 costal cartilage
上位7対の肋骨（真肋）と胸骨の肋骨切痕を接合させる硝子軟骨性の軟骨。第7肋軟骨は下方の第8～10肋骨と結合する。第2～6肋軟骨で大胸筋（胸骨部）が、第7～12肋軟骨で腹横筋が起始。第5～7肋軟骨で腹直筋の一部が停止。

第1肋骨 上面

肋骨頸 neck of rib
肋骨頭下部の細くなった部分。肋骨結節までが肋骨頸とされる。

肋骨頭 head of rib

肋骨結節 tubercle of rib
肋骨頸から肋骨体へと移行する部分で外側へ隆起した部分。胸椎の横突起と肋椎関節（肋横突関節）で連結する関節面をもつ。

前斜角筋結節 tubercle of salenus anterior muscle
肋骨体の内縁にある小さな隆起部分。「リスフラン結節」ともよばれる。前斜角筋が停止。

肋骨体 body of rib
肋骨の中央部分。

鎖骨下動脈溝 groove for subclavian artery
鎖骨下動脈が通るくぼみ。

胸骨端 sternal end
肋軟骨の前端。胸骨の肋骨切痕と接合する。第1肋軟骨の胸骨端からは鎖骨下筋が起始。

鎖骨下静脈溝 groove for subclavian vein
鎖骨下静脈が通るくぼみ。

第1肋軟骨 1st costal cartilage
第1肋骨の軟骨部。

2章 体幹の骨と関節

肋骨 背面

肋骨頭 head of rib
肋骨の後端。胸椎の肋骨窩と連結して肋椎関節（肋骨頭関節）を構成する。

主な特徴
骨は棒状ではなく扁平。通常、最も長いのは第7肋骨、最も短いのは第1または12肋骨。肋骨が長いと胸郭は大きくなる。また、肋骨の曲がり具合にはかなり個人差がある。

主な傷害
肋骨は扁平で体表にあるため、骨折しやすい。肋骨が折れると呼吸をするのが苦しくなる。また、折れた肋骨が内臓を傷つけるケースもある。

浮遊肋 floating rib
第11・12肋骨。下位2対の肋骨は胸椎とだけ関節し、前端は腹壁中に遊離する。軟骨部や肋骨結節をもたない。「浮動肋」「浮動肋骨」ともよばれる。

胸郭の関節
costovertebral joint
肋椎関節（肋骨頭関節・肋横突関節）

連結する骨：胸椎（第1〜12）―肋骨（第1〜12）

胸椎と肋骨が連結する12対の関節

肋椎関節は肋骨と胸椎が連結して胸郭を形成する関節。肋骨頭と胸椎椎体の肋骨窩が連結する「肋骨頭関節」と、肋骨結節と胸椎の横突肋骨窩が連結する「肋横突関節」の2つの関節からなる。関節としての可動域は小さいものの、呼吸において胸郭を広げる動きなどに貢献している。

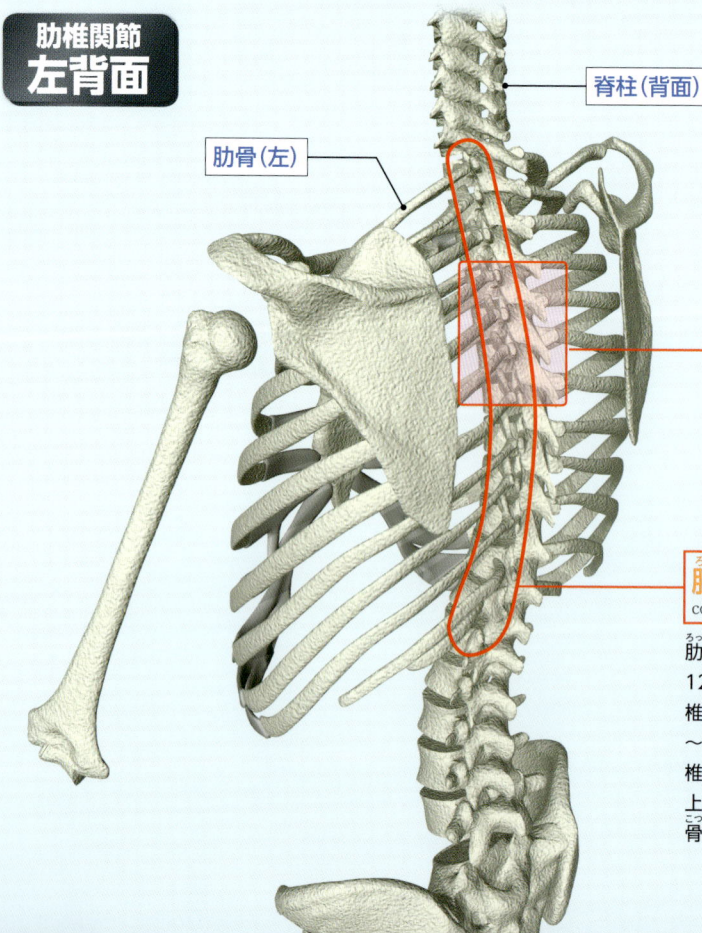

肋椎関節 左背面

- 脊柱（背面）
- 肋骨（左）
- 肋椎関節 costovertebral joint

肋骨頭関節は第1・11・12肋骨のみ同番号の胸椎の肋骨窩と連結。第2〜10肋骨は同番号の胸椎の上肋骨窩と、ひとつ上位にある胸椎の下肋骨窩に連結する。

肋椎関節(左)の主な靭帯

肋椎関節の中心となる肋骨頭関節は、薄い関節包に覆われている。下図では肋骨頭関節の連結部分を断面図にして図解。第11・12胸椎の椎体は肋骨窩がひとつとなる。

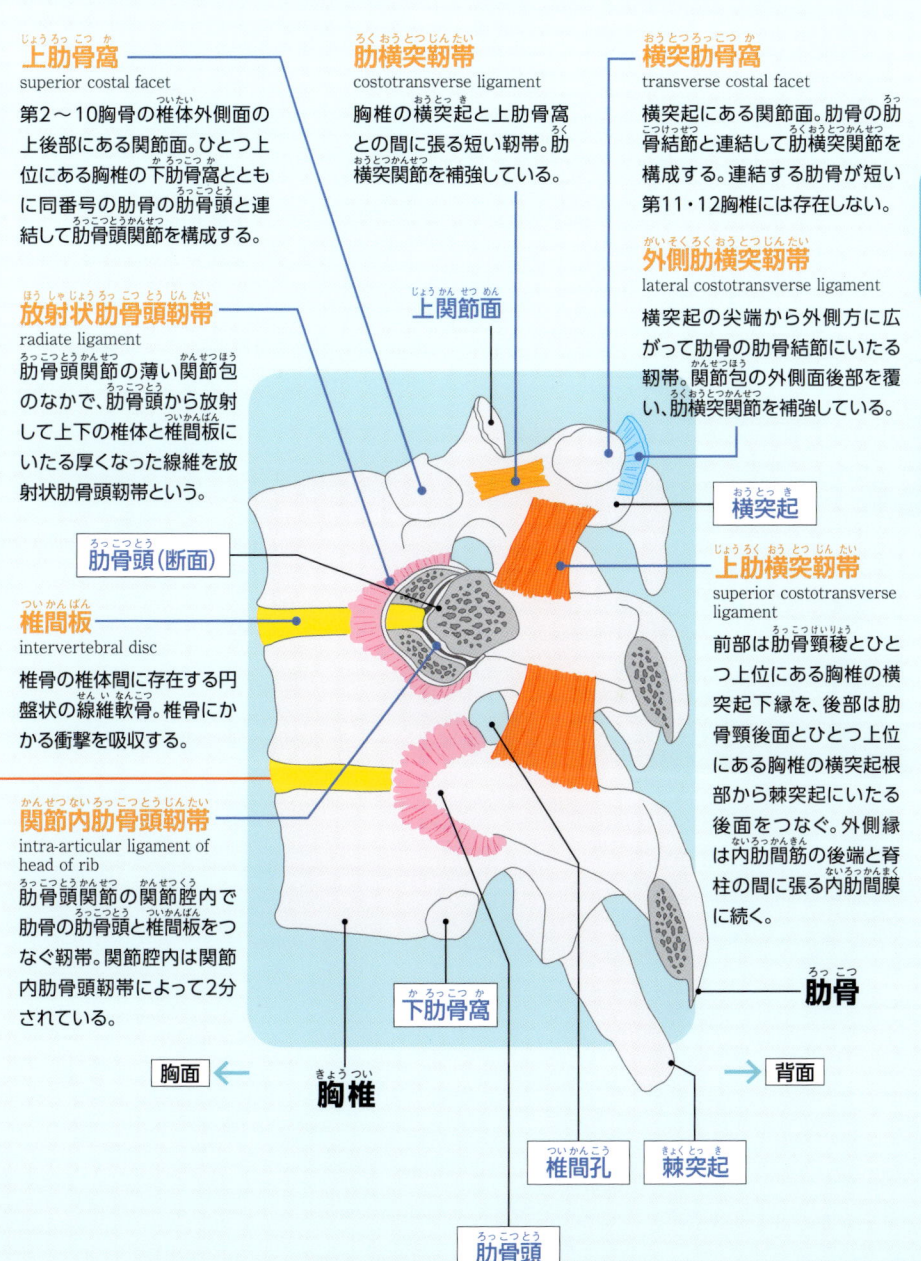

上肋骨窩
superior costal facet

第2～10胸骨の椎体外側面の上後部にある関節面。ひとつ上位にある胸椎の下肋骨窩とともに同番号の肋骨の肋骨頭と連結して肋骨頭関節を構成する。

肋横突靭帯
costotransverse ligament

胸椎の横突起と上肋骨窩との間に張る短い靭帯。肋横突関節を補強している。

横突肋骨窩
transverse costal facet

横突起にある関節面。肋骨の肋骨結節と連結して肋横突関節を構成する。連結する肋骨が短い第11・12胸椎には存在しない。

外側肋横突靭帯
lateral costotransverse ligament

横突起の尖端から外側方に広がって肋骨の肋骨結節にいたる靭帯。関節包の外側面後部を覆い、肋横突関節を補強している。

放射状肋骨頭靭帯
radiate ligament

肋骨頭関節の薄い関節包のなかで、肋骨頭から放射して上下の椎体と椎間板にいたる厚くなった線維を放射状肋骨頭靭帯という。

上肋横突靭帯
superior costotransverse ligament

前部は肋骨頸稜とひとつ上位にある胸椎の横突起下縁を、後部は肋骨頸後面とひとつ上位にある胸椎の横突起根部から棘突起にいたる後面をつなぐ。外側縁は内肋間筋の後端と脊柱の間に張る内肋間膜に続く。

椎間板
intervertebral disc

椎骨の椎体間に存在する円盤状の線維軟骨。椎骨にかかる衝撃を吸収する。

関節内肋骨頭靭帯
intra-articular ligament of head of rib

肋骨頭関節の関節腔内で肋骨の肋骨頭と椎間板をつなぐ靭帯。関節腔内は関節内肋骨頭靭帯によって2分されている。

上関節面

肋骨頭(断面)

横突起

胸面 ← → 背面

胸椎

下肋骨窩

肋骨

椎間孔　棘突起

肋骨頭

2章 体幹の骨と関節

体幹の骨と関節 CHECK❶
椎間関節の可動域

各椎間関節によって大きく異なる可動域

　脊柱は、椎骨と椎骨をつなぐ複数の**椎間関節**が連動することで大きく可動する構造となっているが、各椎間関節によって、その可動域は異なっている。下のグラフを見ると、頸部の回旋はほぼ環軸関節（C1-C2）によって行われることや、頸椎の椎間関節の可動域が大きいことに気付く。

　体幹を動かす胸椎と腰椎の可動域を比較してみると、体幹を屈曲・伸展させるのは腰椎の、回旋するのは胸椎の椎間関節によって主に行われることがわかる。

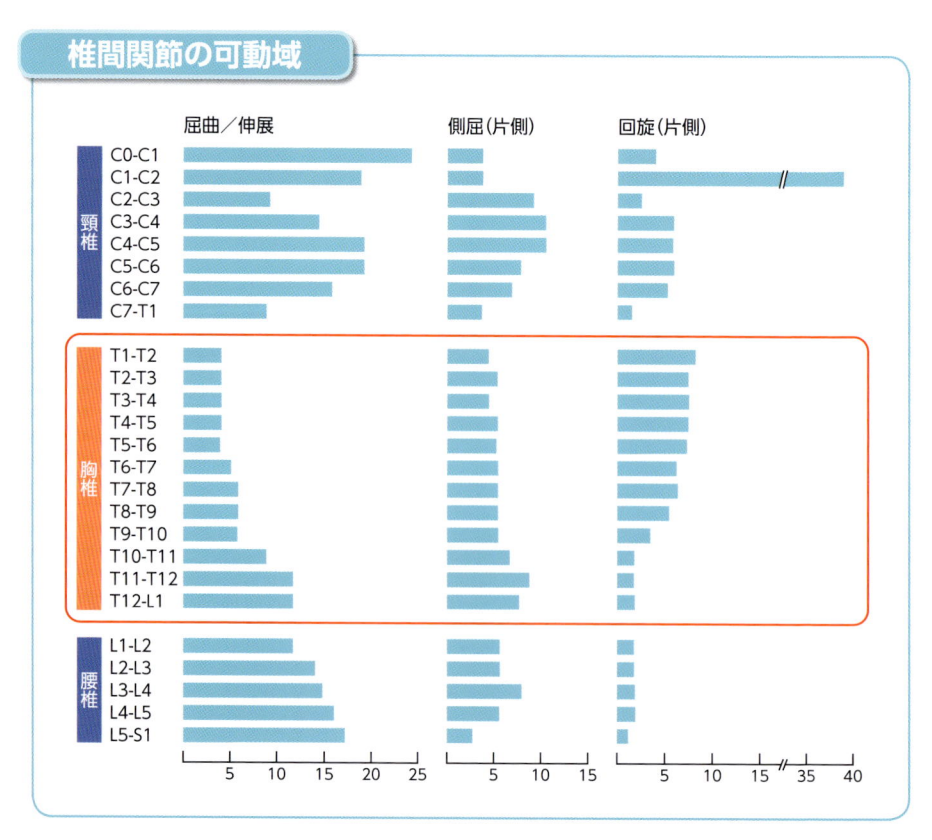

椎間関節の可動域

	屈曲／伸展	側屈（片側）	回旋（片側）
頸椎 C0-C1			
C1-C2			
C2-C3			
C3-C4			
C4-C5			
C5-C6			
C6-C7			
C7-T1			
胸椎 T1-T2			
T2-T3			
T3-T4			
T4-T5			
T5-T6			
T6-T7			
T7-T8			
T8-T9			
T9-T10			
T10-T11			
T11-T12			
T12-L1			
腰椎 L1-L2			
L2-L3			
L3-L4			
L4-L5			
L5-S1			

（目盛：屈曲／伸展 5, 10, 15, 20, 25／側屈 5, 10, 15／回旋 5, 10, 15, 35, 40）

体幹の骨と関節 CHECK❷
カップリングモーション

椎骨特有の複雑な「側屈＋回旋」の組み合わせ

脊柱を構成する椎骨は、頸椎から仙骨・尾骨まで、垂直に連なっているわけではなく、S字カーブを描いて積み重なっているため、純粋な回旋および側屈にはならない。椎間関節はそれぞれ骨の付き方が異なるため、**動きやすい方向**も異なっている。

第2頸椎（C2）〜第1胸椎（T1）では、頸部を左に側屈すると、椎骨は左へ回旋する（背側の棘突起が右に移動する）。しかし、第1腰椎（L1）〜第5腰椎（L5）では体幹を左に側屈すると、椎骨は右へ回旋する。

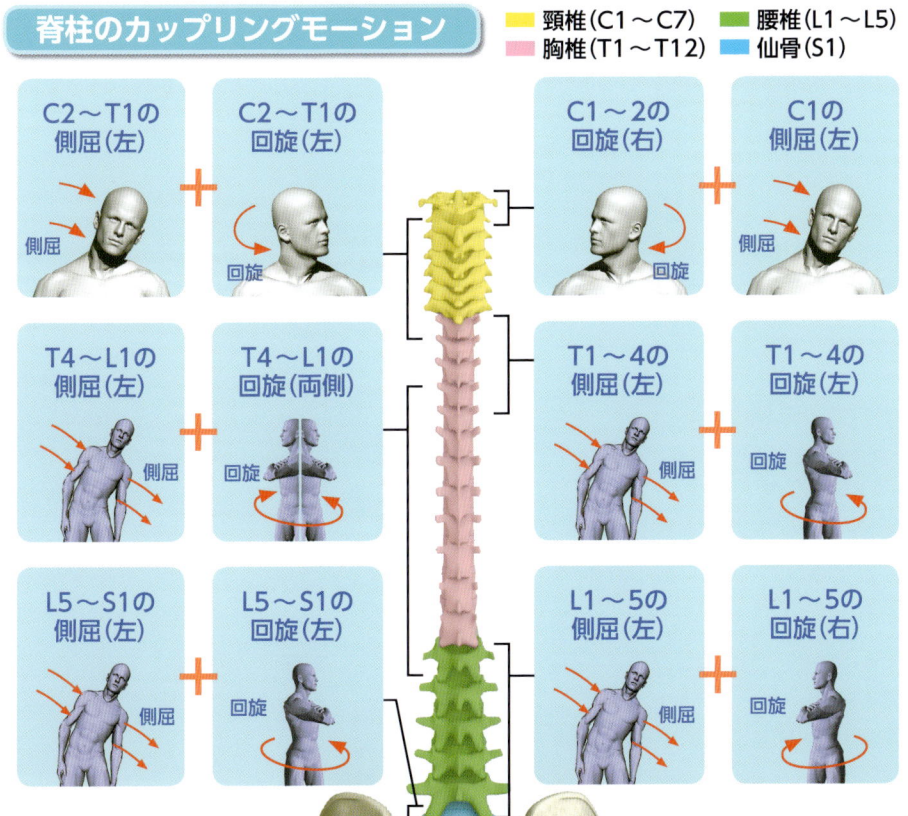

脊柱のカップリングモーション

凡例：
- 頸椎（C1〜C7）
- 胸椎（T1〜T12）
- 腰椎（L1〜L5）
- 仙骨（S1）

- C2〜T1の側屈（左） ＋ C2〜T1の回旋（左）
- C1〜2の回旋（右） ＋ C1の側屈（左）
- T4〜L1の側屈（左） ＋ T4〜L1の回旋（両側）
- T1〜4の側屈（左） ＋ T1〜4の回旋（左）
- L5〜S1の側屈（左） ＋ L5〜S1の回旋（左）
- L1〜5の側屈（左） ＋ L1〜5の回旋（右）

2章 体幹の骨と関節

体幹の骨と関節 CHECK❸

ストレートネック

頸椎の前弯がなくなり首まわりの筋肉が硬直する

老若男女を問わず発症する脊柱の障害に「ストレートネック」がある。パソコン作業をはじめとするデスクワークや携帯電話の操作などで長時間うつむいた姿勢を続けていると、首まわりの筋肉が硬直し、頸椎の前弯がなくなって真っすぐ伸びた状態となる。これが主な原因といわれており、猫背の延長で陥るケースも多い。重い頭部を支える頸椎の負荷を、クッションのように緩和していた前弯がなくなることで、首まわりの筋肉にかかる負荷が大きくなる。

症状としては、首が動きにくくなる（主に**頸椎の伸展**が制限される）ほか、首の痛みや痺れ、頭痛、肩こり、人よっては自律神経失調症にいたるケースもある。治療法としては、整体やストレッチが一般的。

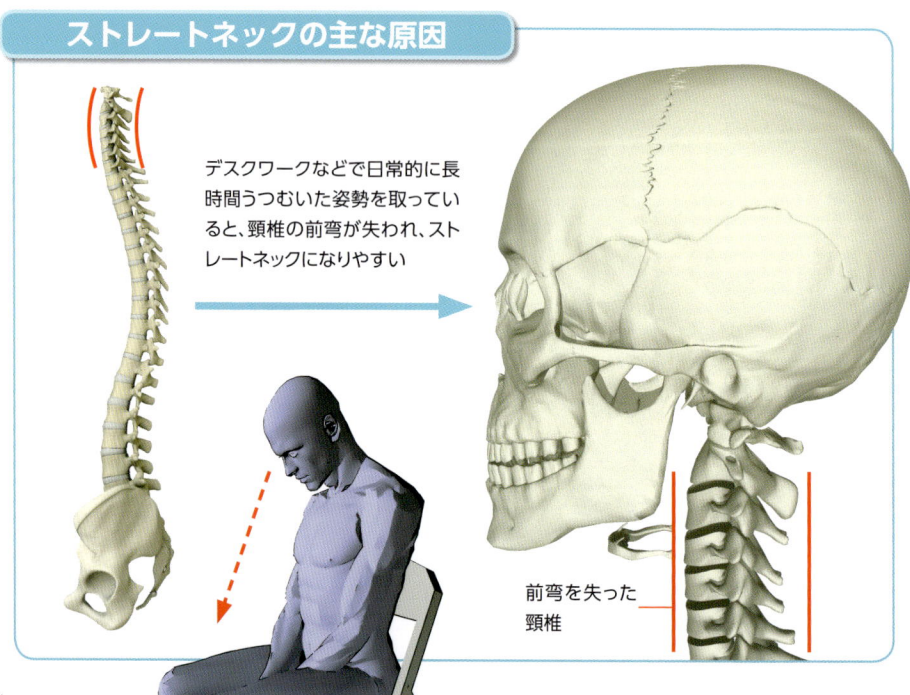

ストレートネックの主な原因

デスクワークなどで日常的に長時間うつむいた姿勢を取っていると、頸椎の前弯が失われ、ストレートネックになりやすい

前弯を失った頸椎

体幹の骨と関節 CHECK④

猫背の構造と弊害

骨盤の前傾・後傾が招く胸椎の過度な後弯

背骨にあたる脊柱は、もともと生理的なS字カーブを描き、腰椎が前弯し、胸椎が後弯している。猫背はこの**胸椎の後弯**が大きくなった状態を指す。主な原因としては、デスクワークやテレビを見るときなど、前かがみの体勢を長時間続けることで、脊柱のS字カーブが変形してしまうことが挙げられる。

また、脊柱を伸ばす働きのある**脊柱起立筋群**の筋力が弱いと、猫背になりやすいともいわれている。

猫背の構造は、単に背中が丸まっているだけでなく、骨盤が前後に傾くことで発症しているケースも多い。猫背は肩こりや腰痛の原因となるだけでなく、胸郭が狭まって内臓が圧迫され、呼吸も浅くなるので注意が必要である。

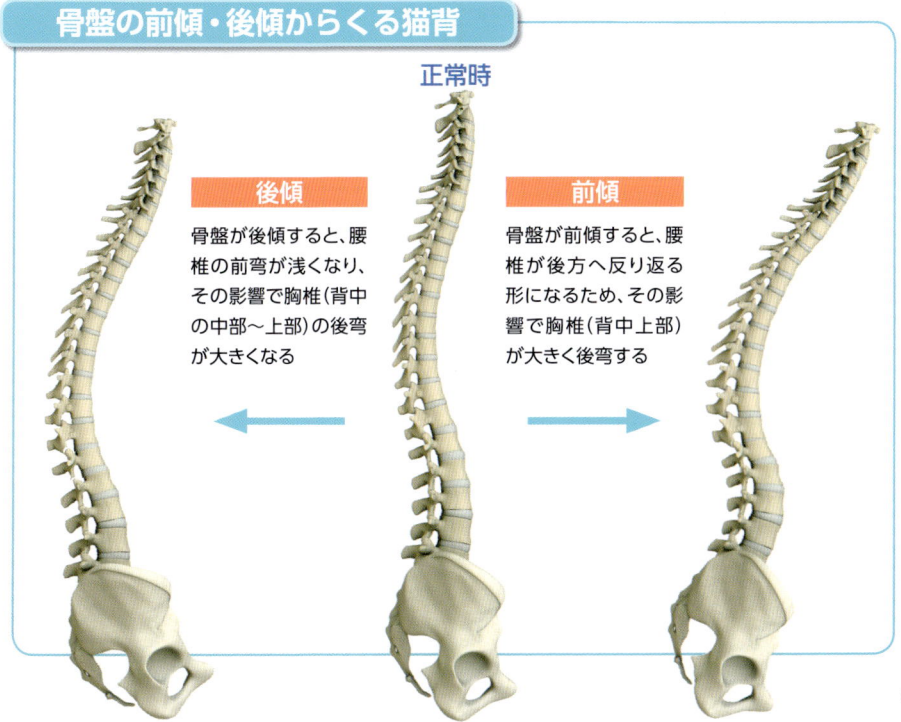

2章 体幹の骨と関節

骨盤の前傾・後傾からくる猫背

正常時

後傾
骨盤が後傾すると、腰椎の前弯が浅くなり、その影響で胸椎(背中の中部～上部)の後弯が大きくなる

前傾
骨盤が前傾すると、腰椎が後方へ反り返る形になるため、その影響で胸椎(背中上部)が大きく後弯する

97

体幹の骨と関節 CHECK❺

ぎっくり腰のメカニズム

突発的なケガではなく ダメージの蓄積が原因

　ぎっくり腰は、突発的な傷害というイメージが強いが、その多くは蓄積されたダメージが、あるタイミングで痛みとなって現れたもの。

　原因はさまざまで、特定できない場合も多い。特定される主な原因としては、腰に負担のかかる姿勢を続けたことで、**脊柱起立筋など腰まわり**の**筋肉が過度に緊張**して肉離れのような状態となったり、腰椎の一部分に負荷が集中して**靭帯や椎間板が損傷する**といったケースが挙げられる。

　症状も原因によって異なり、筋肉の炎症程度なら数日で治ることもあるが、椎間板の損傷や腰椎椎間板ヘルニアであれば立てなくなる人も少なくない。予防法としては、腰に負担のかかる姿勢を避け、頻繁に腰をほぐすことなどが有効となる。

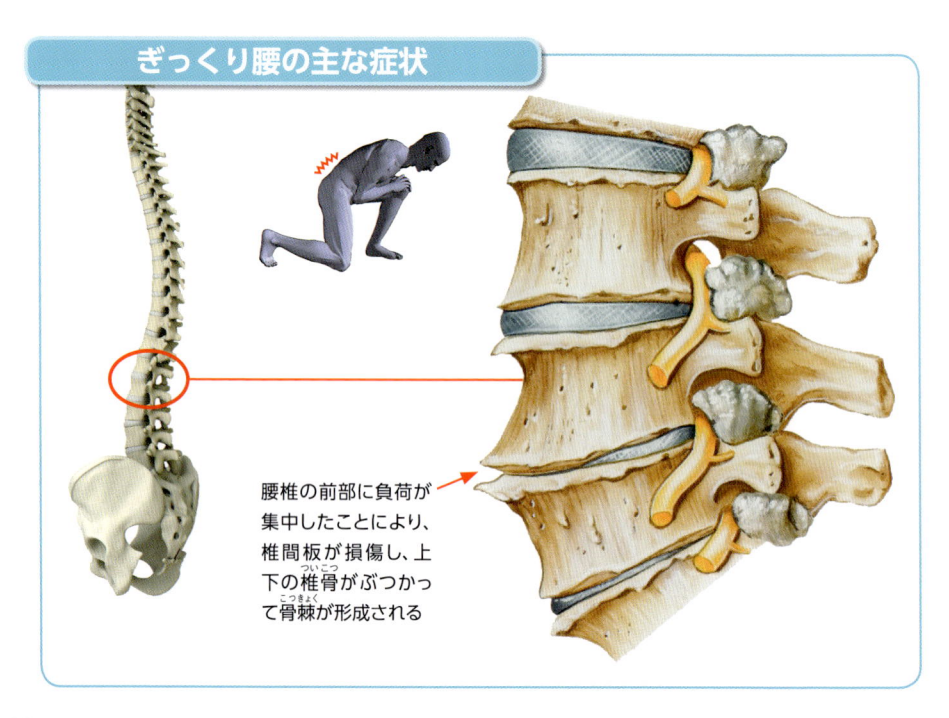

ぎっくり腰の主な症状

腰椎の前部に負荷が集中したことにより、椎間板が損傷し、上下の椎骨がぶつかって骨棘が形成される

体幹の骨と関節 CHECK❻
椎間板ヘルニア

椎間板の髄核が飛び出し脊髄神経を圧迫する

　脊柱の損傷で多く見られるのが、「椎間板ヘルニア」である。これは脊柱の椎骨間（椎体間）にある椎間板が繰り返しダメージを受けたことで損傷することが主な原因。椎間板の中心にある髄核が周囲の線維輪を突き出し、脊髄神経を圧迫することによって、激しい痛みや痺れを発症する。また、脊柱の部位によって、頸椎椎間板ヘルニア、腰椎椎間板ヘルニアなどに分けられる。ダメージを受けやすい頸椎や腰椎に比べると、胸椎が椎間板ヘルニアになるケースは少ない。

　ぎっくり腰と同様に、蓄積されたダメージが、一気に痛みとなって現れる場合もある。一度、潰れた椎間板は元に戻ることはなく、症状によっては手術が必要となる。

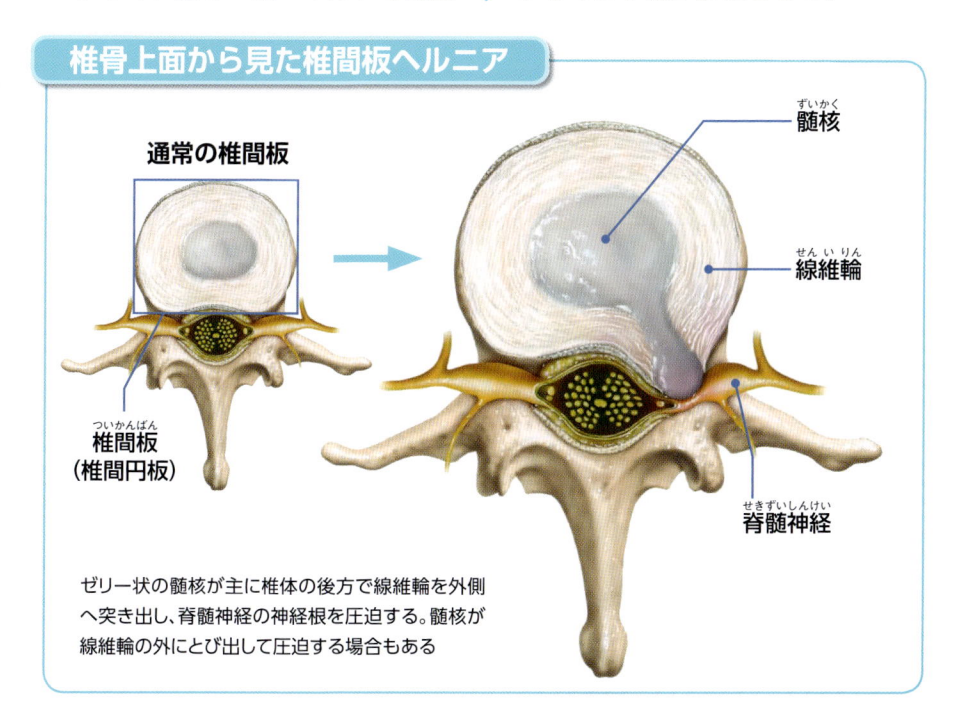

椎骨上面から見た椎間板ヘルニア

通常の椎間板
椎間板（椎間円板）
髄核
線維輪
脊髄神経

ゼリー状の髄核が主に椎体の後方で線維輪を外側へ突き出し、脊髄神経の神経根を圧迫する。髄核が線維輪の外にとび出して圧迫する場合もある

体幹の骨と関節 CHECK❼

背骨が歪む原因

背骨が歪んでいる人は左右の脚の長さをチェック

脊柱は、前後にカーブしているものの、左右には弯曲せず、垂直に真っすぐ伸びている。**骨盤の左右の高さ**が違っている場合は、脊柱が歪んでいる証拠。脊柱が歪んでいると椎間板に負担がかかるため、腰痛や椎間板ヘルニアにもつながる。

背骨が歪む原因は人によって異なるが、意外に多いのが、**両脚の長さの違い**からくる脊柱の歪みである。左右の脚の長さが違うと、脚の付け根と連結する骨盤は左右に傾く。骨盤は脊柱の土台となる部位であるため、骨盤が傾けば脊柱も歪んでいく。

骨の長さは同じでも、脚の各関節の状態や、足裏の付き方で左右差が出ている場合もあるので、整体や姿勢矯正、ストレッチなどである程度改善されるケースもある。

骨盤のズレからくる背中の歪み

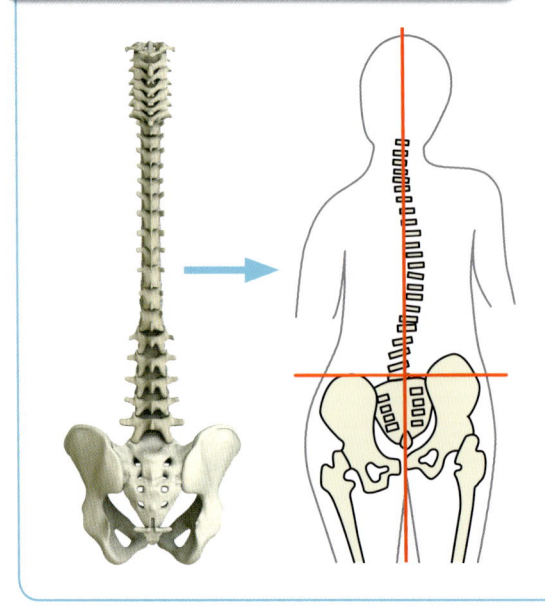

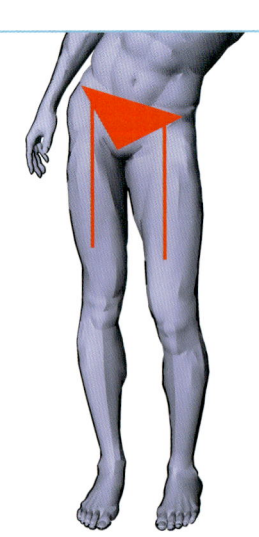

左右の脚の長さが異なると、脊柱の土台となる骨盤の左右の高さが傾き、背骨のラインも歪んでしまう

体幹の骨と関節 CHECK ⑧

骨盤のズレと仙腸関節

骨盤自体に歪みが生じる仙腸関節と恥骨結合のズレ

　骨盤が左右や前後に傾くと、さまざまな弊害や不調につながるが、骨盤の向きだけでなく、骨盤自体が歪むことによって生じる障害もある。

　骨盤は、仙骨と寛骨が連結する**仙腸関節**によって形成されている。仙腸関節は靱帯によって強固に連結されており、可動域はわずか3〜5ミリ程度といわれている。日常的に骨盤へ偏った負荷がかかる姿勢を続けていると、仙腸関節が上下または前後にズレていって、**恥骨結合**にも歪みが生じる。骨盤の歪みは、腰痛や脊柱の歪みにつながり、骨盤が傾く原因のひとつにもなっている。

　治療法としては、骨盤ベルトで歪みを矯正する治療が一般的であるが、整体やストレッチ、エクササイズなどで改善される場合もある。

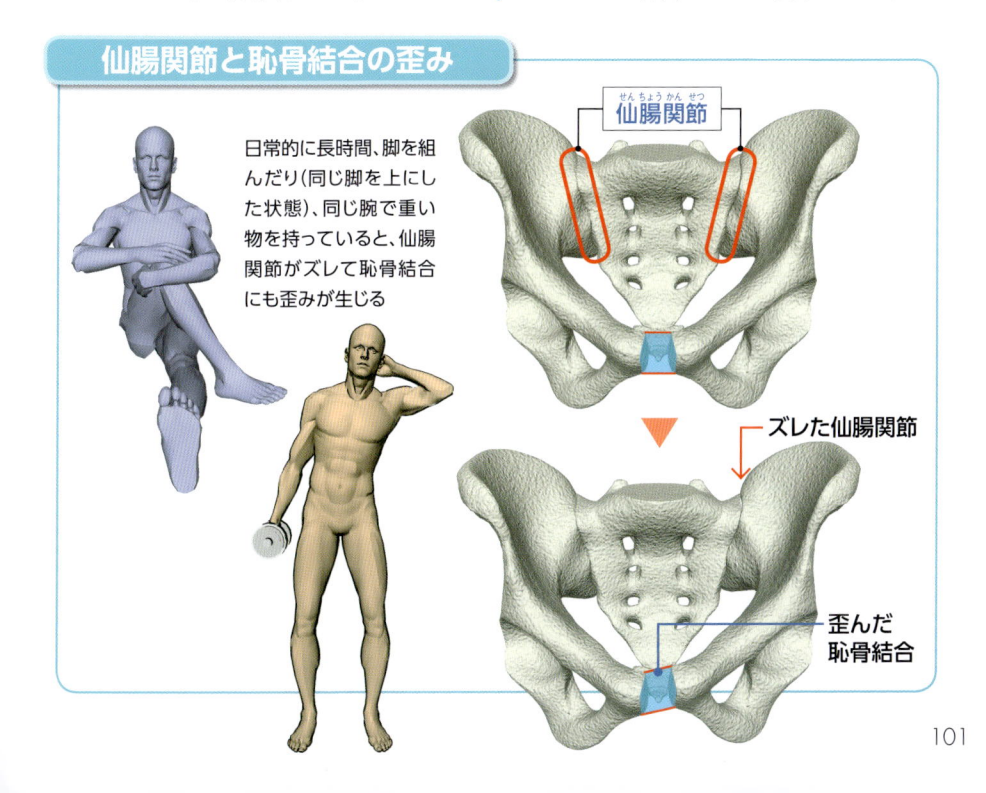

仙腸関節と恥骨結合の歪み

日常的に長時間、脚を組んだり(同じ脚を上にした状態)、同じ腕で重い物を持っていると、仙腸関節がズレて恥骨結合にも歪みが生じる

仙腸関節

ズレた仙腸関節

歪んだ恥骨結合

2章 体幹の骨と関節

体幹の骨と関節 CHECK ⑨

ローカルマッスル

脊柱の安定性を高める体幹の重要な筋肉

　身体の表層にある筋肉をアウターマッスルとよぶのに対し、深層の筋肉はインナーマッスルとよぶ。インナーマッスルの多くは関節の中心近くで起始・停止し、主に**「関節を安定させる役割（スタビリティ）」**をもつ。それに対し、関節の中心から遠いところで起始・停止する場合が多いアウターマッスルは**「関節を動かす役割（モビリティ）」**を担う。しかし、大腰筋のようにモビリティに働くインナーマッスルも存在する。

　また、インナーマッスルのなかでも、脊柱および椎骨間の安定性を高める重要な筋肉を**「ローカルマッスル」**とよぶことがあり、多裂筋や腹横筋などがこれに属する。

主なローカルマッスル

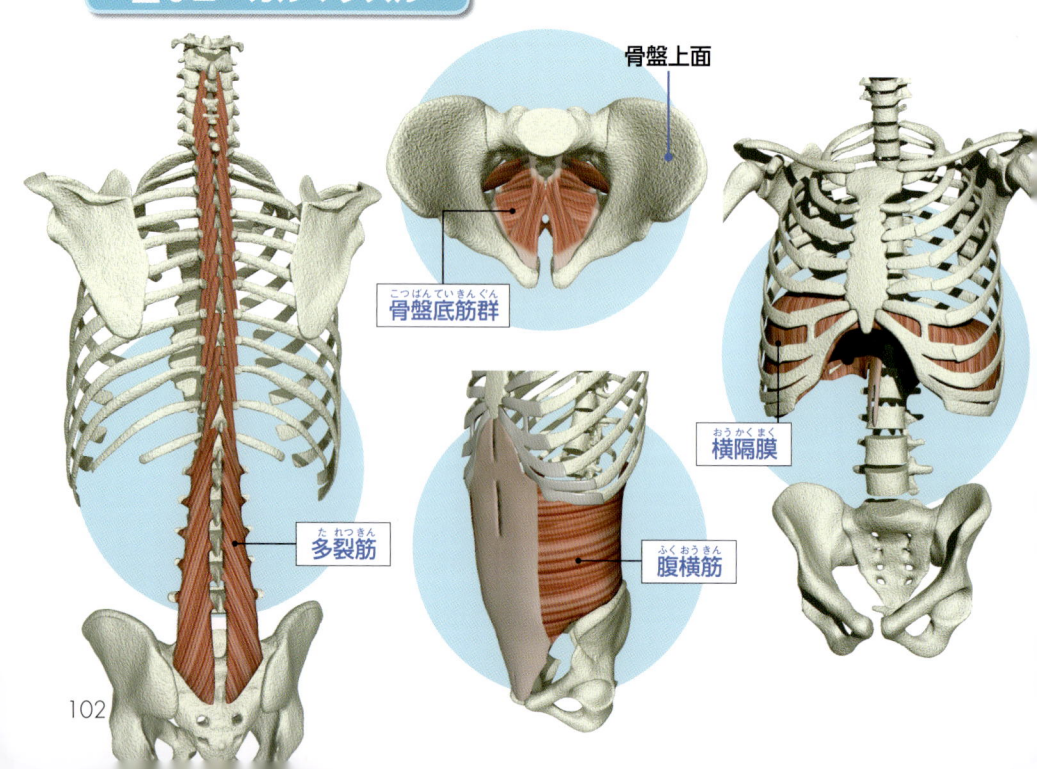

骨盤上面

骨盤底筋群

多裂筋

腹横筋

横隔膜

体幹の骨と関節 CHECK⑩
脊柱まわりの関連痛

脳に間違った情報が送られ損傷部とは別の部位が痛む

人体が感じる痛みには、損傷した箇所が痛む「投射痛」のほかに、直接は関係しないところが痛む「関連痛」がある。冷たいアイスを食べて頭が痛くなるのも関連痛である。

関連痛が起こる原因は、神経のコネクトにある。複数の部位に同じ神経が乗り入れている場合、脳には間違った情報が頻繁に送られる。脊髄（中枢神経）が通っている脊柱まわりは、人体のなかでも特に関連痛が生じやすい部位であり、痛みの原因を取り違える問題を生んでいる。

慢性的な肩こりの原因が、実は首にあったり、原因不明の腰痛の多くが椎間関節の損傷による関連痛であったりするため、脊柱まわりの痛みに対しては、初期の段階でしっかり診察を受けることが大切となる。

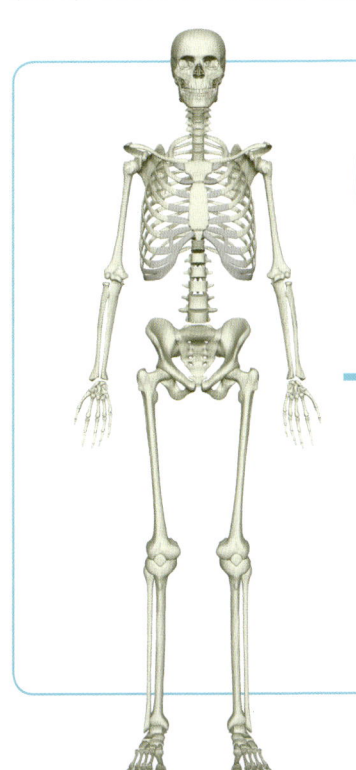

脊髄（中枢神経）

脊柱は頸部・胸部・腰部とも脊髄から分かれた末梢神経の脊髄神経によって支配されている

複数の異なる部位に、同じ神経が乗り入れていると、脳に間違った情報を送られるケースが頻繁に起こる

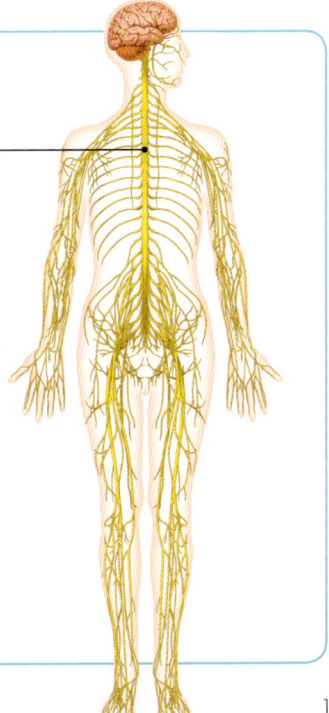

COLUMN

体が硬い原因

体が硬い＝
関節可動域が小さい

　体の柔軟性には個人差があり、体が硬い人と体が柔らかい人では、体を動かせる範囲が大きく異なる。この差を生むのは関節の可動域であり、骨そのものの強度と柔軟性はほとんど関係しない。よって「体が硬い」は「関節可動域が小さい」と言い換えられる。

　関節可動域の大小は、その関節をまたぐ筋肉や腱、靭帯の硬さによって左右される。それらの柔軟性には先天的な個人差があるものの、筋肉と腱は運動することである程度までは柔らかくなり、運動をしなければ硬くなる。スポーツやストレッチで柔軟性が向上するのはこのためである。例えば、立位で前屈したとき、両手が床面につかない人は、ほとんどの場合、太腿裏のハムストリングという筋肉群が硬い。筋肉が硬くなったままの状態が続くと、筋肉や腱だけでなく、関節まわりの関節包や靭帯まで固まってしまうため、関節はより硬い状態となる。

動きが意識しにくい
体幹の椎間関節

　体幹は両腕・両脚の土台となる中心部分でありながら、各椎間関節の可動域が小さいため、動きが意識しにくく、より硬くなりやすい傾向にある。脊柱の椎間関節が硬くなると、腰痛などの原因にもなる。体が硬い人は、特に体幹の関節が固まっている場合が多いため、日頃から意識して動かすことが重要といえよう。

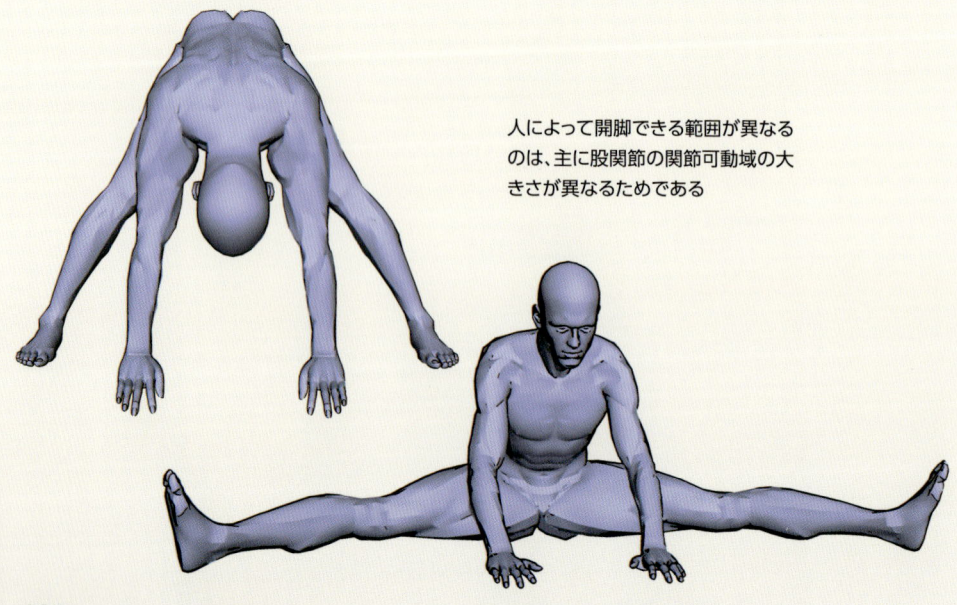

人によって開脚できる範囲が異なるのは、主に股関節の関節可動域の大きさが異なるためである

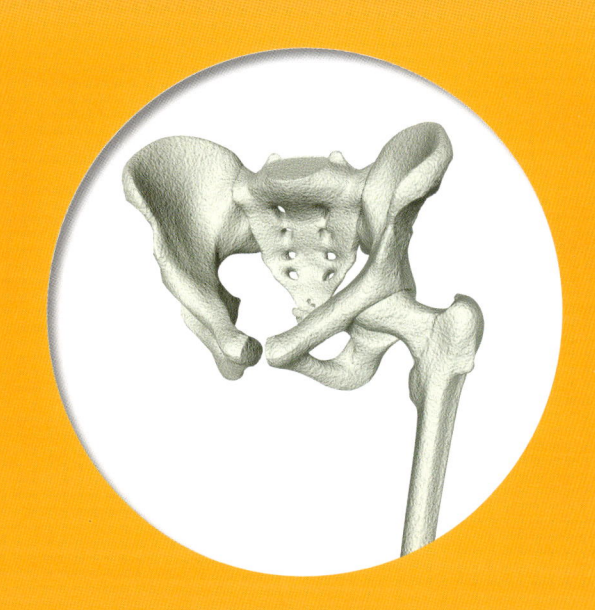

3章

下肢の骨と関節

骨盤の寛骨や大腿骨・脛骨・足根骨・趾骨などからなる下肢は、股関節や膝関節、足趾の関節を構成し、立位や歩行を可能にしている。

下肢の骨格

下肢は、体幹と両脚をつなぐ「下肢帯」と、両脚にあたる「自由下肢」からなる。骨盤中央の仙骨・尾骨は体幹に含まれ、両端の寛骨（下肢帯と同義）のみ下肢となる。

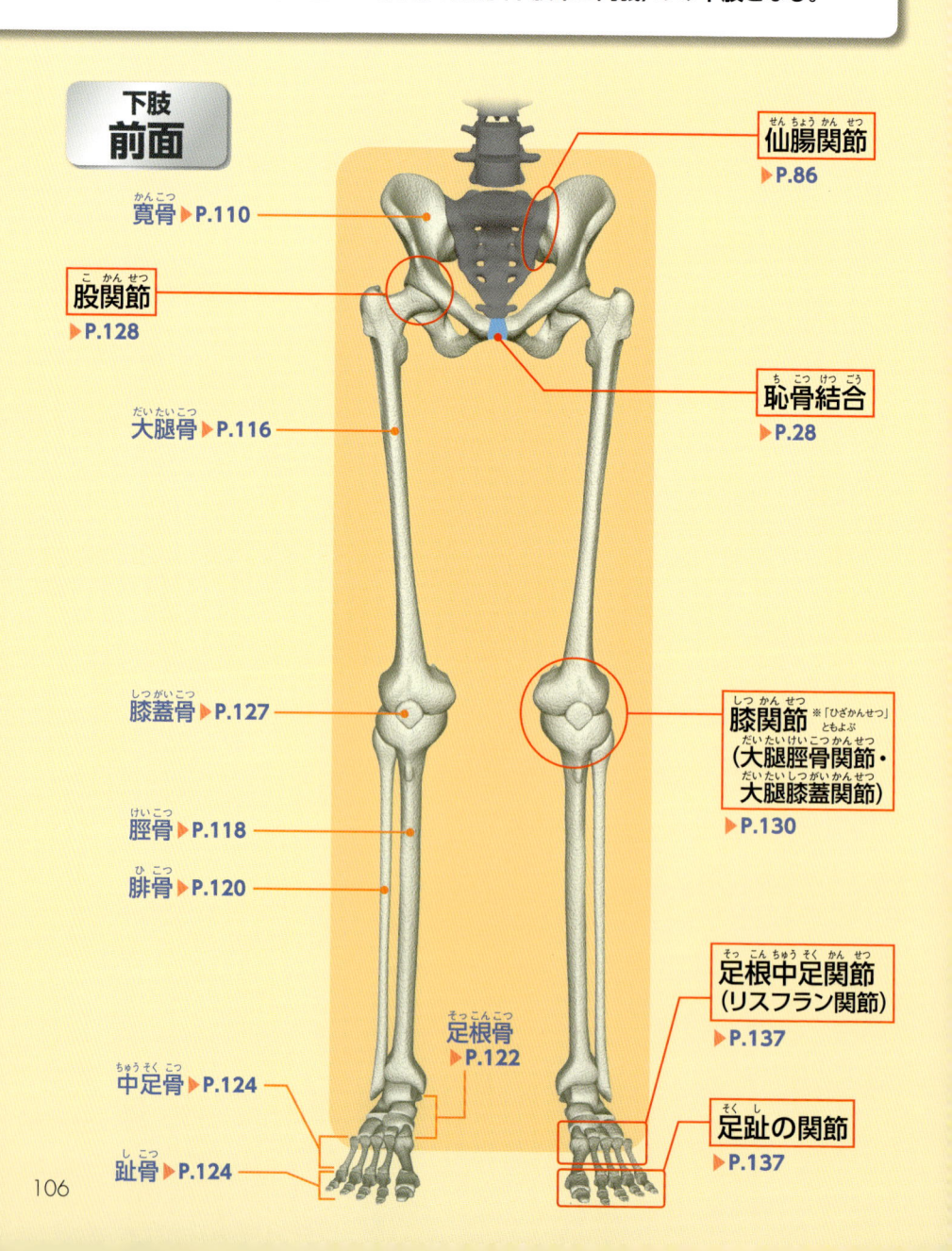

下肢 前面

- 寛骨 ▶P.110
- 仙腸関節 ▶P.86
- 股関節 ▶P.128
- 恥骨結合 ▶P.28
- 大腿骨 ▶P.116
- 膝蓋骨 ▶P.127
- 膝関節 ※「ひざかんせつ」ともよぶ（大腿脛骨関節・大腿膝蓋関節）▶P.130
- 脛骨 ▶P.118
- 腓骨 ▶P.120
- 足根骨 ▶P.122
- 足根中足関節（リスフラン関節）▶P.137
- 中足骨 ▶P.124
- 趾骨 ▶P.124
- 足趾の関節 ▶P.137

骨盤の寛骨と両脚で構成される下半身

　下肢の骨は、下肢帯の寛骨と、自由下肢の大腿骨・膝蓋骨・脛骨・腓骨・足根骨（7個）・中足骨（5個）・趾骨（14個）からなり、8種31個（左右で31対62個）の骨によって構成されている。強力な股関節、膝関節、距腿関節を有し、立位や歩行といった重要な動きを支えている。

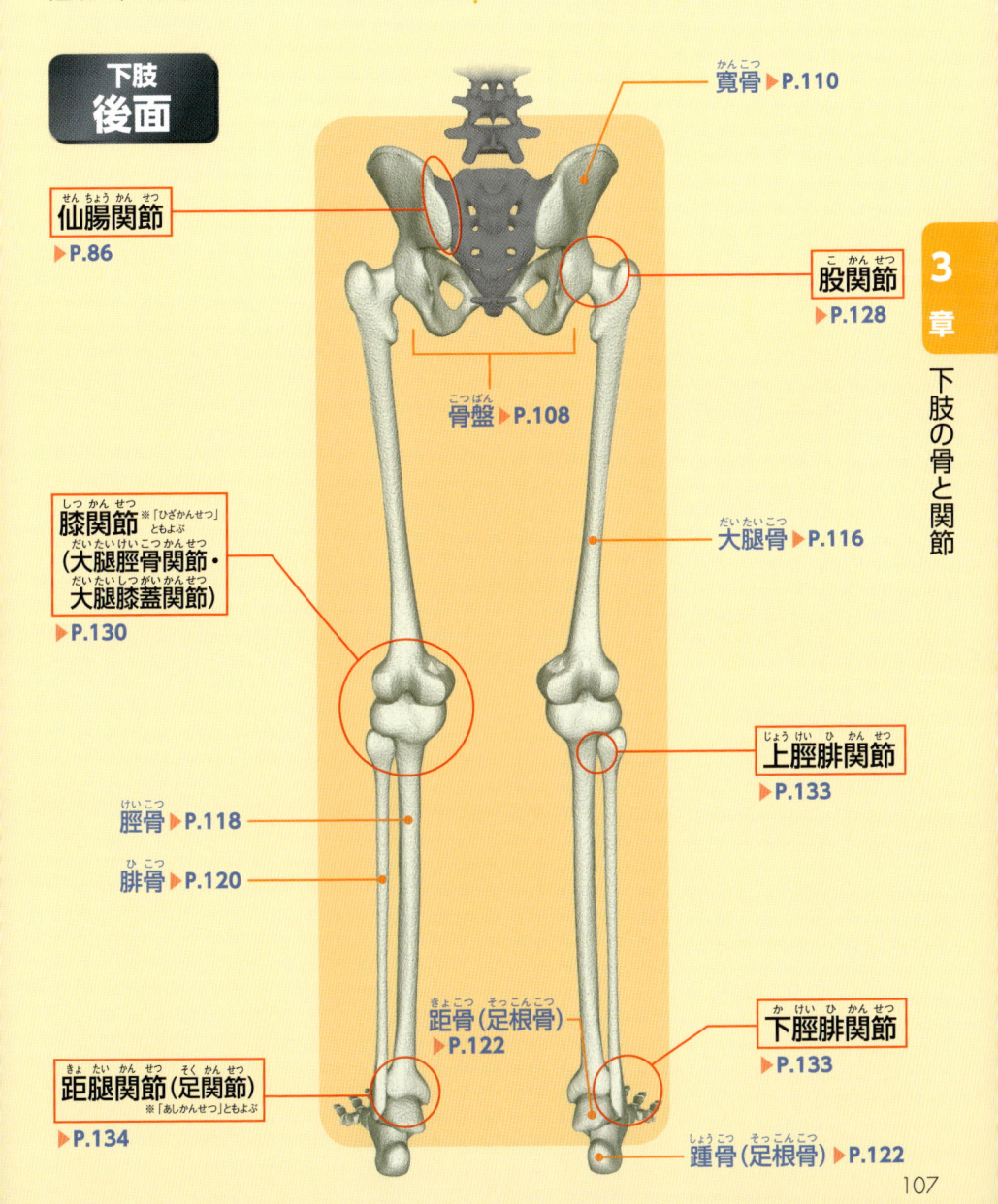

下肢 後面

- 寛骨 ▶P.110
- 仙腸関節 ▶P.86
- 股関節 ▶P.128
- 骨盤 ▶P.108
- 膝関節（大腿脛骨関節・大腿膝蓋関節）※「ひざかんせつ」ともよぶ ▶P.130
- 大腿骨 ▶P.116
- 上脛腓関節 ▶P.133
- 脛骨 ▶P.118
- 腓骨 ▶P.120
- 距骨（足根骨）▶P.122
- 下脛腓関節 ▶P.133
- 距腿関節（足関節）※「あしかんせつ」ともよぶ ▶P.134
- 踵骨（足根骨）▶P.122

3章　下肢の骨と関節

骨盤 pelvis

体幹下部

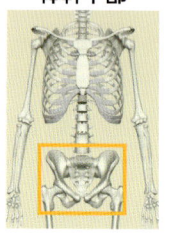

体幹と下肢がつながる部分。中央の仙骨・尾骨と左右両端の寛骨からなる。仙骨と寛骨は仙腸関節を構成。仙骨は第5腰椎と腰仙関節も構成する。また、骨盤底には臓器や器官を守る役割もある。

構成する関節
股関節、腰仙関節、仙腸関節

起始する筋
腸骨筋、縫工筋、大殿筋、中殿筋、小殿筋、大腿筋膜張筋、内閉鎖筋、外閉鎖筋、上双子筋、下双子筋、大腿方形筋、恥骨筋、大内転筋（内転部）、長内転筋、短内転筋、薄筋、大腿直筋、半膜様筋、半腱様筋、大腿二頭筋（長頭）、腹直筋、内腹斜筋、腰方形筋、腰腸肋筋、梨状筋、腹横筋、多裂筋・骨盤底筋群・胸最長筋・広背筋の一部（※胸最長筋と広背筋の骨盤における起始部は仙骨のみ）

停止する筋
外腹斜筋・腹横筋の一部

骨盤 前面

仙骨 sacrum
脊柱の付け根にあたる骨。左右に寛骨、下部に尾骨をともなって骨盤を形成する。▶P.78

岬角 promontory
仙骨の前縁で前方に突出した部分。

仙腸関節 sacroiliac joint
仙骨と寛骨をつなぐ関節。周囲の靭帯により強固に結合している。可動性はほとんどない。▶P.86

分界線 terminal line
岬角から寛骨の弓状線、恥骨櫛、恥骨結合の上縁を結んだ稜線。分界線より上方を大骨盤とよび、腹腔の下部にあたる。分界線より下方の部分は小骨盤とよぶ。その内側が骨盤腔となる。

寛骨 hip bone
お尻の部分にあたる骨。仙骨と結合して仙腸関節を構成する。▶P.110

恥骨櫛 pecten of pubis
恥骨体の上縁。

寛骨臼 acetabulum
寛骨の外側にある大きな凹み。大腿骨頭が入り込んで股関節を構成する。

閉鎖孔 obturator foramen
寛骨臼の下方で恥骨と坐骨に囲まれた孔。神経や血管が通るが、閉鎖膜で大部分が閉じられている。

恥骨結合 pubic symphysis
恥丘にあたる部分。左右の恥骨の突起が軟骨板をはさんで結合している。

坐骨結節 ischial tuberosity
寛骨下部で後方に突出した部分。座ったときに座面と接する部分となる。

骨盤 左後面

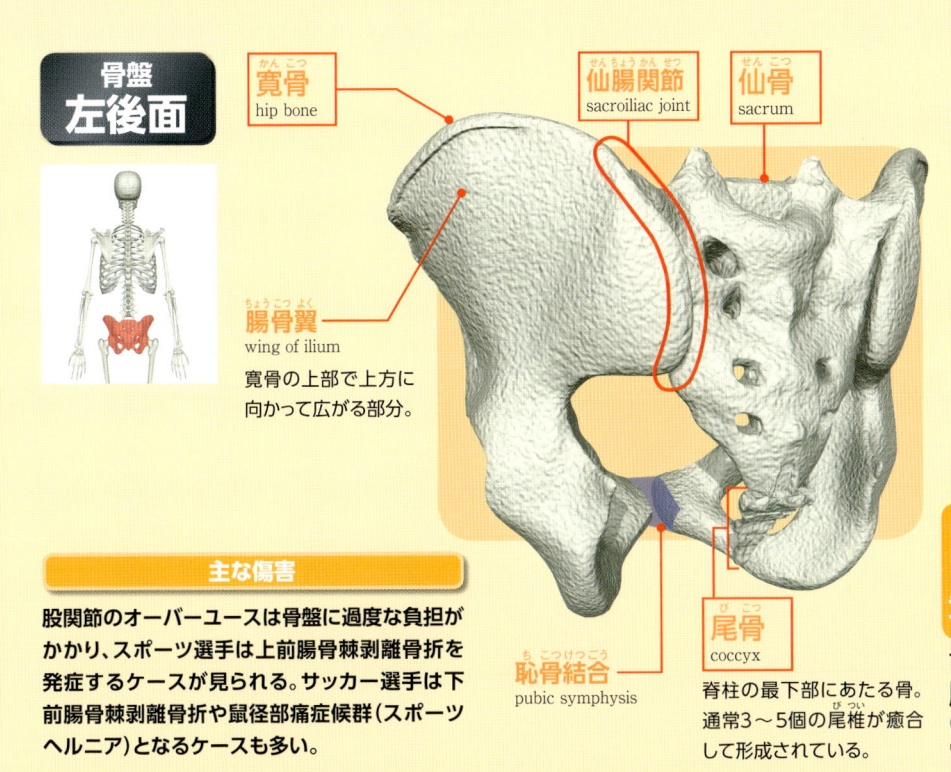

- 寛骨 (かんこつ) hip bone
- 仙腸関節 (せんちょうかんせつ) sacroiliac joint
- 仙骨 (せんこつ) sacrum
- 腸骨翼 (ちょうこつよく) wing of ilium
  寛骨の上部で上方に向かって広がる部分。
- 恥骨結合 (ちこつけつごう) pubic symphysis
- 尾骨 (びこつ) coccyx
  脊柱の最下部にあたる骨。通常3～5個の尾椎が癒合して形成されている。

主な傷害

股関節のオーバーユースは骨盤に過度な負担がかかり、スポーツ選手は上前腸骨棘剥離骨折を発症するケースが見られる。サッカー選手は下前腸骨棘剥離骨折や鼠径部痛症候群（スポーツヘルニア）となるケースも多い。

主な特徴

骨盤は、全身の骨格で最も男女差が大きい部分。これは出産の際に女性の骨盤腔を胎児が通過するため。女性は成長するにつれて腸骨翼の広がりが大きくなる。それに対して男性は、腸骨翼の広がりの変化は少なく、岬角が突出する。恥骨結合の下方の角度も男女で異なり、女性の方が角度は広い。また、名称も異なり、男性の場合は「恥骨下角」、女性の場合は「恥骨弓」とよばれる。

男性の骨盤（前面）
- 岬角（やや鋭角）
- 分界線（ハート型）
- 恥骨下角（やや狭い）

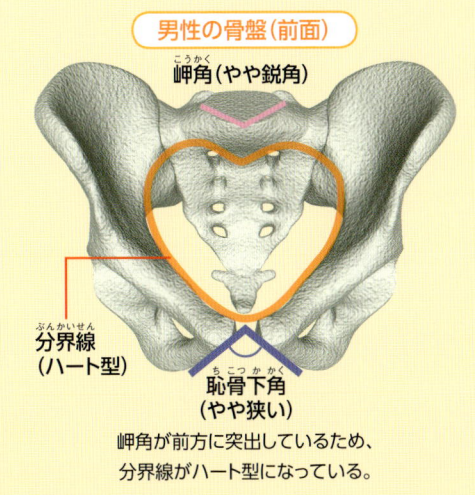

岬角が前方に突出しているため、分界線がハート型になっている。

女性の骨盤（前面）
- 岬角（鈍角）
- 分界線（円形）
- 恥骨弓（広い）

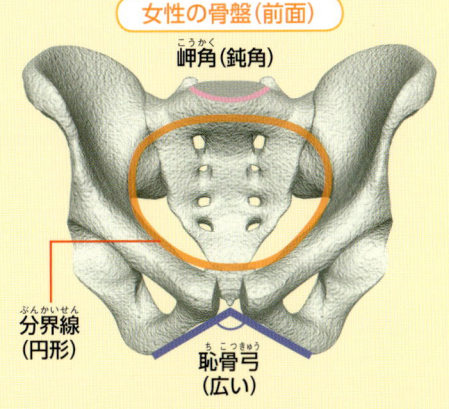

岬角が突出していないため、分界線が円形になっている。

3章 下肢の骨と関節

寛骨（かんこつ）
hip bone

仙骨の左右について骨盤を形成する扇状の骨。後面はお尻の部分にあたる。脊柱の底にあたる仙骨と仙腸関節を構成。太腿を形成する大腿骨とは股関節を構成する。

構成する骨：腸骨・坐骨・恥骨

体幹と両脚をつなぐ「お尻」の骨

寛骨は腸骨・坐骨・恥骨からなり、18歳頃までは3個の骨が軟骨結合でつながった状態。成人する頃に骨結合でひとつの骨となる。大腿骨頭と股関節を構成する寛骨臼は3個の骨が結合して形成されている。仙骨と大腿骨にそれぞれ連結することで、体幹と下肢をつないでいる。

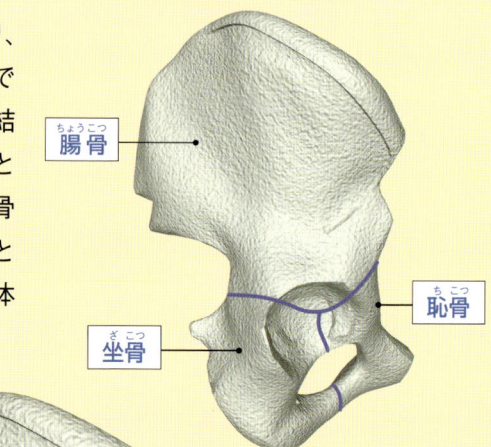

腸骨
恥骨
坐骨

寛骨（右）外側面 ← 後面

骨盤前面

前面 →

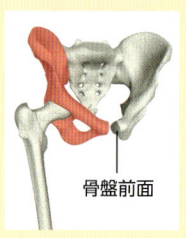

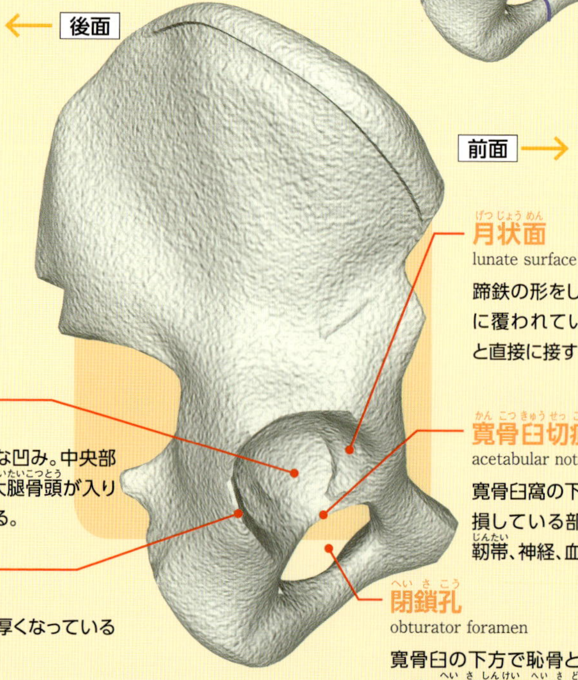

月状面
lunate surface of acetabulum
蹄鉄の形をした部分で軟骨に覆われている。大腿骨頭と直接に接する。

寛骨臼
acetabulum
寛骨の外側にある大きな凹み。中央部分を寛骨臼窩とよぶ。大腿骨頭が入り込んで股関節を構成する。

寛骨臼切痕
acetabular notch
寛骨臼窩の下方で骨壁が欠損している部分。大腿骨頭靭帯、神経、血管が通る。

寛骨臼縁
acetabular border
寛骨臼窩の周囲で骨が厚くなっている部分。

閉鎖孔
obturator foramen
寛骨臼の下方で恥骨と坐骨に囲まれた孔。閉鎖神経、閉鎖動静脈が通るが、閉鎖膜で大部分が閉じられている。

寛骨① 恥骨 pubis

寛骨下前部

寛骨の下前部を形成する骨。股間前部の中央で触知できる。内転筋群や骨盤底を支える骨盤底筋群が起始。前方端の恥骨結合面では、左右の恥骨が線維軟骨性の恥骨結合によってつながっている。

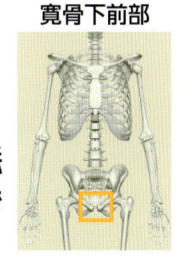

構成する関節 股関節（恥骨は寛骨臼の一部を形成）

起始する筋
恥骨筋、大内転筋（内転筋部）、長内転筋、短内転筋、薄筋、腹直筋。内閉鎖筋・外閉鎖筋・骨盤底筋群の一部

停止する筋
腹横筋（一部）

恥骨（右）内側面

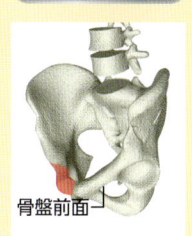

骨盤前面 ← 前面

主な特徴
前部の恥骨体と、恥骨枝（上部の恥骨上枝および下部の恥骨下枝）に分けられる。

主な傷害
過度な運動などで恥骨結合の線維軟骨にストレスがかかると、恥骨結合炎となる場合がある。

3章　下肢の骨と関節

恥骨上枝 superior ramus of pubis
恥骨の上部。寛骨臼を形成し、閉鎖孔を上方から囲む。

恥骨櫛 pecten of pubis
恥骨体の上縁。恥骨筋が起始。

恥骨結節 pubic tubercle
恥骨櫛の内側で隆起している部分。下部で長内転筋・腹直筋が起始。腹横筋の一部が停止。

恥骨結合面 symphysial surface
恥骨の内側端で恥骨結合の結合面となる軟骨部分。恥骨結合で薄筋・腹直筋が起始。

恥骨下枝 inferior ramus of pubis
恥骨の下部。坐骨下枝とともに閉鎖孔を下方から囲む。大内転筋（内転筋部）・短内転筋が起始。

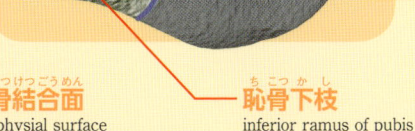

閉鎖孔 obturator foramen
周辺で内閉鎖筋の一部が、内側で外閉鎖筋の一部が起始。

恥骨体 body of pubis
恥骨の上枝と下枝を除いた前部。

腸骨
坐骨

111

寛骨② 坐骨 ischium

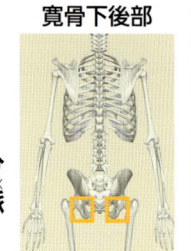

寛骨の下部後方を形成する骨。座位において、座面にあたる部分となる。大腿骨頭と連結する寛骨臼および閉鎖神経や閉鎖動静脈が通る閉鎖孔の後方部分を形成。ハムストリングが起始する。

寛骨下後部

構成する関節
股関節（坐骨は寛骨臼の一部を形成）

起始する筋
上双子筋、下双子筋、大腿方形筋、大内転筋（ハムストリング部）、半膜様筋、半腱様筋、大腿二頭筋（長頭）。
梨状筋・内閉鎖筋・外閉鎖筋・骨盤底筋群の一部

停止する筋
なし

坐骨（右）外側面

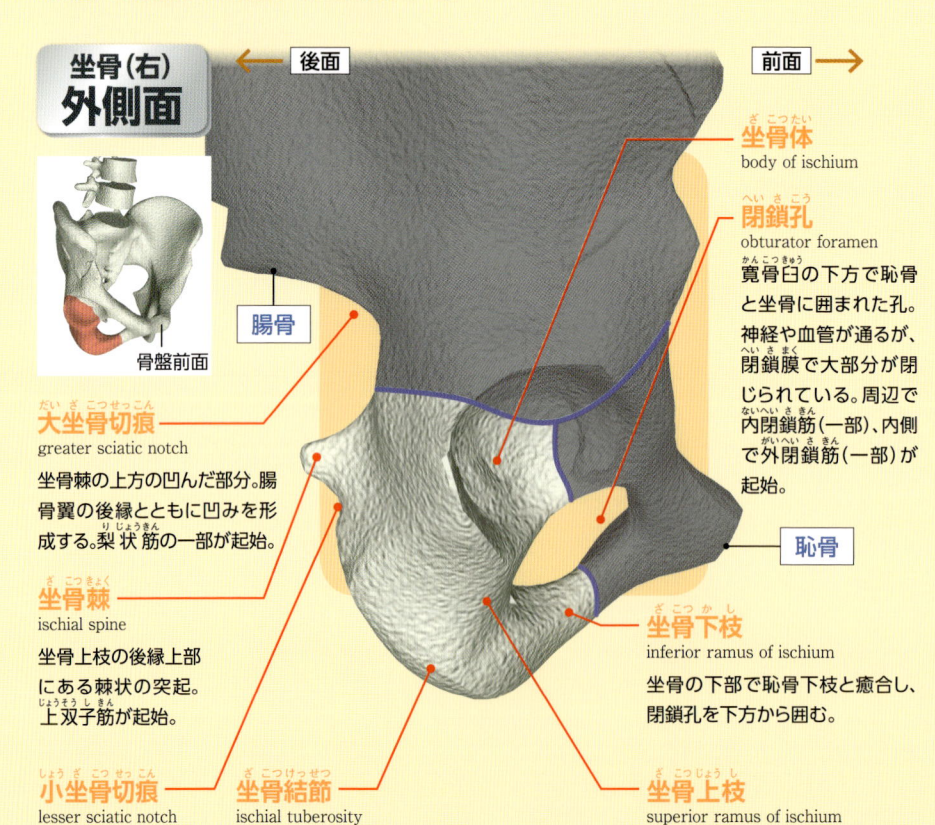

← 後面　　　前面 →

腸骨

坐骨体 body of ischium

閉鎖孔 obturator foramen
寛骨臼の下方で恥骨と坐骨に囲まれた孔。神経や血管が通るが、閉鎖膜で大部分が閉じられている。周辺で内閉鎖筋（一部）、内側で外閉鎖筋（一部）が起始。

恥骨

大坐骨切痕 greater sciatic notch
坐骨棘の上方の凹んだ部分。腸骨翼の後縁とともに凹みを形成する。梨状筋の一部が起始。

坐骨棘 ischial spine
坐骨上枝の後縁上部にある棘状の突起。上双子筋が起始。

坐骨下枝 inferior ramus of ischium
坐骨の下部で恥骨下枝と癒合し、閉鎖孔を下方から囲む。

小坐骨切痕 lesser sciatic notch
坐骨棘の下方にある凹んだ部分。

坐骨結節 ischial tuberosity
小坐骨切痕の下方で後方に突出した部分。座ったときに座面と接する部分となる。下双子筋、大腿方形筋、大内転筋（ハムストリング部）、半膜様筋、半腱様筋、大腿二頭筋（長頭）が起始。

坐骨上枝 superior ramus of ischium
寛骨臼から続く薄い部分。閉鎖孔を上方から囲む。

主な特徴	主な傷害
腸骨・恥骨とともに寛骨臼を形成する上部の坐骨体と、閉鎖孔を形成する坐骨枝（坐骨上枝・坐骨下枝）に分けられる。座位において坐骨自体が上体を支える台座の役割を果たしている。	尻もちを突いたとき、主に強打するのが坐骨部分となる。耳にする機会の多い坐骨神経痛はさまざまな原因により、坐骨神経が刺激されて発症する神経痛であり、坐骨とは直接関係しない。

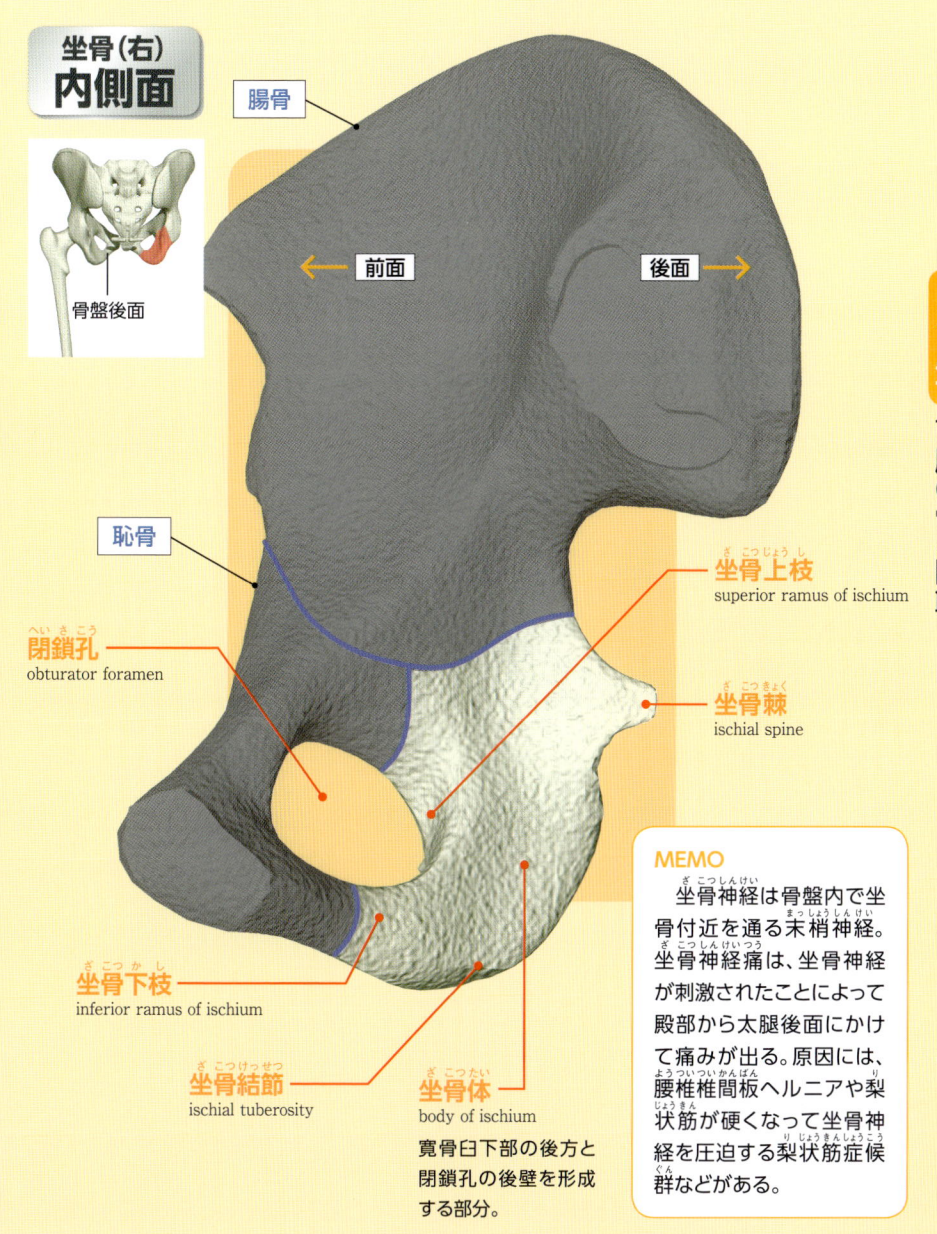

坐骨（右）内側面

骨盤後面

腸骨

← 前面　　後面 →

恥骨

坐骨上枝
superior ramus of ischium

閉鎖孔
obturator foramen

坐骨棘
ischial spine

坐骨下枝
inferior ramus of ischium

坐骨結節
ischial tuberosity

坐骨体
body of ischium

寛骨臼下部の後方と閉鎖孔の後壁を形成する部分。

MEMO
坐骨神経は骨盤内で坐骨付近を通る末梢神経。坐骨神経痛は、坐骨神経が刺激されたことによって殿部から太腿後面にかけて痛みが出る。原因には、腰椎椎間板ヘルニアや梨状筋が硬くなって坐骨神経を圧迫する梨状筋症候群などがある。

3章　下肢の骨と関節

寛骨③ 腸骨 ilium

寛骨上部

寛骨の上部を形成する骨。仙骨の左右で扇状に広がる。腹腔内の腸を乗せる位置にあることが骨名の由来。腸骨には人体で最も大量の骨髄が存在し、成人の血液の約半分は腸骨内で作られる。

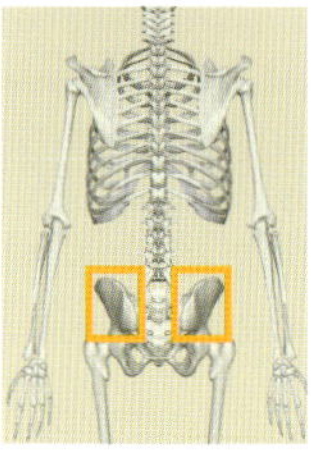

前殿筋線 anterior gluteal line
殿筋面の中央付近を走行する線状隆起。前殿筋線と下殿筋線の間から小殿筋が起始。

殿筋面 gluteal surface
殿筋群が付着する腸骨の外側面。大殿筋（深部）が起始。

後殿筋線 posterior gluteal line
殿筋面の後方を走行する線状隆起。前殿筋線と後殿筋線の間から中殿筋の一部が起始。

上後腸骨棘 posterior superior iliac spine
腸骨稜の後縁にある2つの突起のうち、上方にある突起。大殿筋（浅部）が起始。

下後腸骨棘 posterior inferior iliac spine
腸骨稜後縁の下方にある突起。

腸骨稜 ilium crest
腸骨の上縁。3本の隆起線がある。大殿筋（浅部）が起始。

腸骨翼 ala of ilium
腸骨体の上方で後方に広がっている部分。外側面は殿筋面となる。

外唇 external lip
腸骨稜の外側縁。中殿筋・大腿筋膜張筋・腰腸肋筋の一部が起始。外腹斜筋の一部が停止。

中間線 intermediate line
腸骨稜の中間で高くなっている部分。内腹斜筋の一部が起始。

内唇 internal lip
腸骨稜の内側縁。腰方形筋と腹横筋の一部が起始。

上前腸骨棘 anterior superior iliac spine
腸骨稜に前部にある大きな突起。下腹部の外方で触知できる。縫工筋と大腿筋膜張筋・内腹斜筋・腹横筋の一部が起始。

下前腸骨棘 anterior inferior iliac spine
上前腸骨棘の下方にある小さな突起。腸骨筋・大腿直筋の一部が起始。

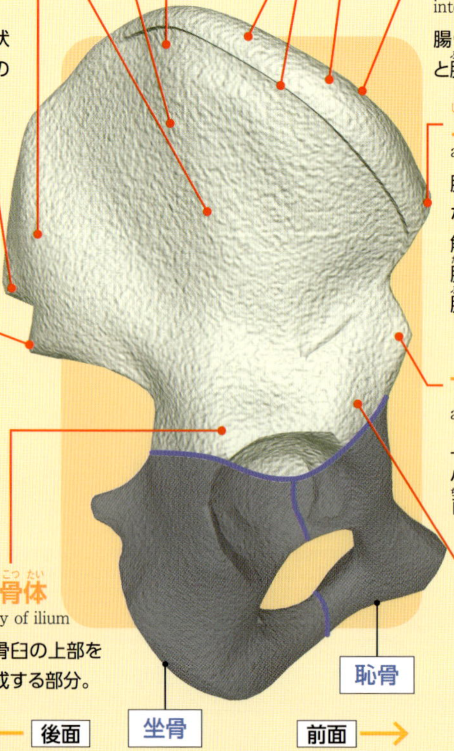

下殿筋線 inferior gluteal line
殿筋面の前方を走行する線状隆起。寛骨臼の上部に位置する。

腸骨体 body of ilium
寛骨臼の上部を形成する部分。

腸骨（右）外側面

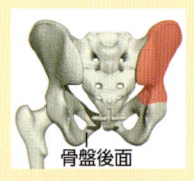

骨盤後面

← 後面 | 坐骨 | 前面 → | 恥骨

| 構成する関節 | 股関節（腸骨は寛骨臼の一部を形成）、仙腸関節 |

起始する筋
腸骨筋、大殿筋、中殿筋、小殿筋、大腿筋膜張筋、縫工筋、大腿直筋、内腹斜筋、腰方形筋。腹横筋・腰腸肋筋の一部

停止する筋
外腹斜筋（一部）

主な特徴

骨盤で最も大きい骨であり、骨盤内にある大腸や膀胱、子宮などの生殖器を保護する役割も担っている。骨髄を多く含むため、骨髄移植や骨髄検査で骨髄液を採取するときは、腸骨から採取することが一般的となっている。

主な傷害

腸骨と仙骨が短い靭帯で結合する仙腸関節は、数ミリの可動域しかないものの、過度な運動や中腰での作業などで捻挫し、腰痛の一因でもある仙腸関節障害となるケースがある。主な症状は左右片側の腰痛や殿部痛、下肢痛など。

腸骨窩 iliac fossa
腸骨の内側面の前方で浅くくぼんでいる部分。腸骨筋の一部が起始。

腸骨翼 ala of ilium

腸骨粗面 iliac tuberosity
耳状面の上部後方にある粗面部。骨間仙骨靭帯が付着。

上前腸骨棘 anterior superior iliac spine

上後腸骨棘 posterior superior iliac spine

下前腸骨棘 anterior inferior iliac spine

下後腸骨棘 posterior inferior iliac spine

弓状線 arcuate line
腸骨窩の下縁で、上部後方から前部下方まで続く隆起。

耳状面 auricular surface
腸骨窩の後方にある関節面。仙骨と結合して仙腸関節を構成する。

← 前面　　後面 →
恥骨　　坐骨

腸骨（右）内側面

骨盤前面

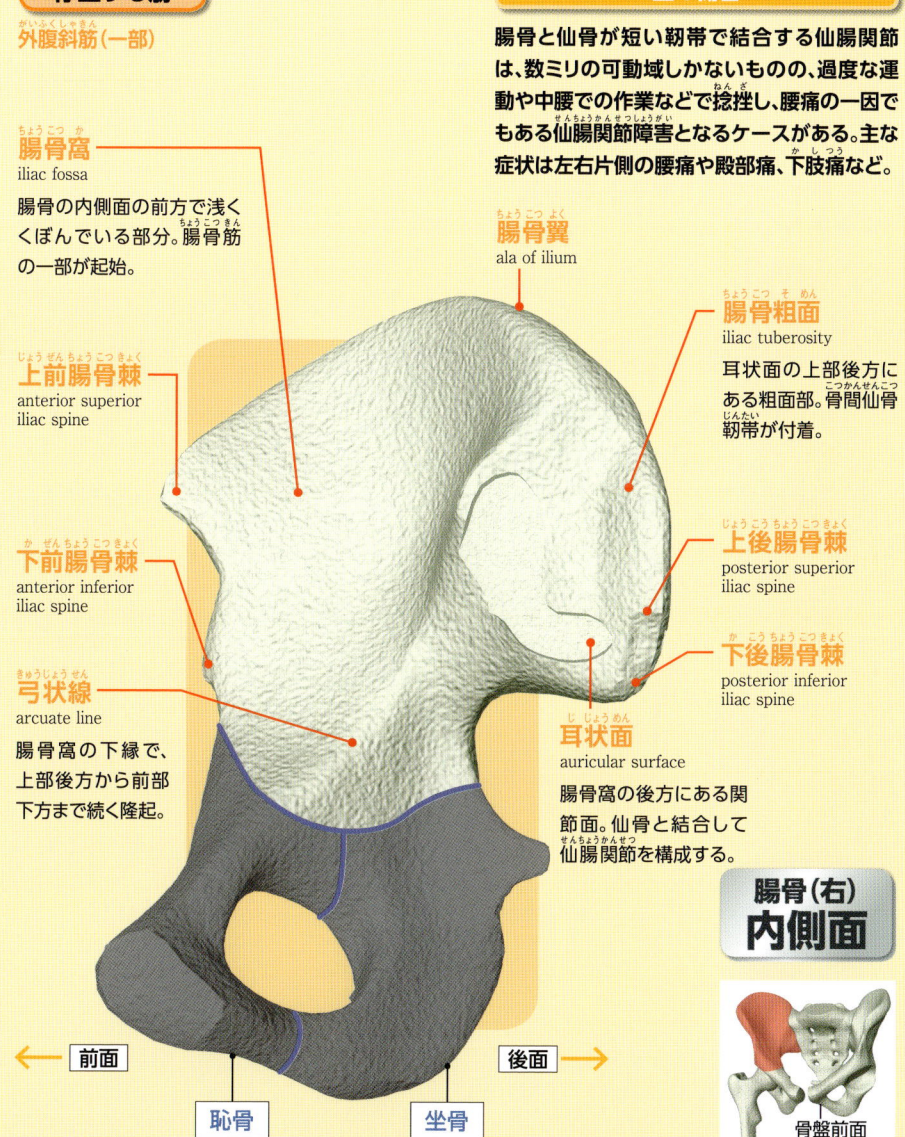

3章　下肢の骨と関節

大腿骨 femur

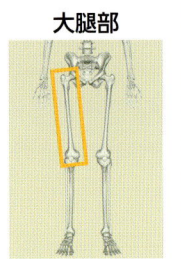

両脚の太腿を形成する長骨。長さ、重さとも人体で最大の骨。上端は寛骨と股関節を、下端は脛骨と膝関節（大腿脛骨関節）を構成。膝蓋骨とも膝関節の一部である大腿膝蓋関節を構成している。

大腿部

構成する関節
股関節、膝関節（大腿脛骨関節、大腿膝蓋関節）
※「ひざかんせつ」ともよぶ

起始する筋
中間広筋、内側広筋、外側広筋、大腿二頭筋（短頭）、膝窩筋、腓腹筋、足底筋

停止する筋
大腰筋、腸骨筋、大殿筋（上側）、中殿筋、小殿筋、梨状筋、内閉鎖筋、外閉鎖筋、上双子筋、下双子筋、大腿方形筋、恥骨筋、大内転筋、長内転筋、短内転筋、半膜様筋（一部）

大腿骨（右）前面

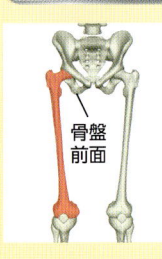

骨盤前面

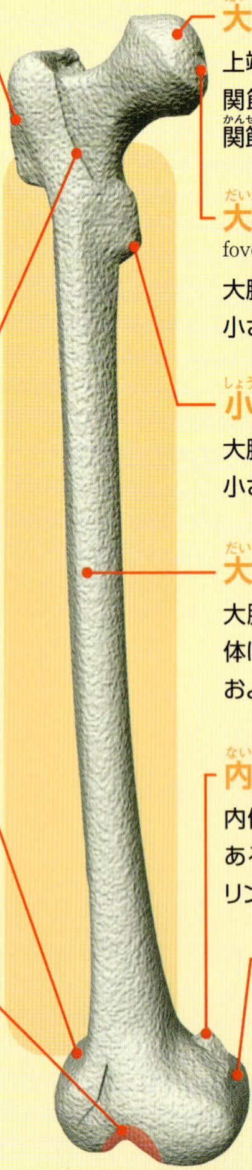

大転子 greater trochanter
上端の外側方にある大きな突起。外側面で外側広筋の一部が起始。中殿筋、小殿筋、梨状筋が停止。

転子間線 intertrochanteric line
大腿骨前面で大転子と小転子を結ぶ粗線。小転子までは達していない。

外側上顆 lateral epicondyle
外側顆の上方で外側方へわずかに突出した部分。外側側副靭帯が付着。膝窩筋、腓腹筋（外側頭）、足底筋が起始。

膝蓋面 patellar surface
大腿骨下端の前面で、内側顆と外側顆の間にあるやや凹んだ面。膝蓋骨の後面と対面して大腿膝蓋関節を構成する。

大腿骨頭 head of femur
上端で内側の上方に突出する球状の関節面。骨盤の寛骨臼と連結して股関節を構成する。

大腿骨頭窩 fovea for ligament of head of femur
大腿骨頭の内側中央やや下部にある小さな凹み。大腿骨頭靭帯が付着。

小転子 lesser trochanter
大腿骨頸下部の内側やや後方にある小さな突起。大腰筋、腸骨筋が停止。

大腿骨体 body of femur
大腿骨の両端を除いた中央部分。全体は小さく内側に彎曲している。前面および外側面で中間広筋が起始。

内転筋結節 adductor tubercle
内側唇の下端で、内側上顆の上方にある小さな突起。大内転筋（ハムストリング部）が停止。

内側上顆 medial epicondyle
内側顆の内側面でわずかに突出した部分。内側側副靭帯が付着。腓腹筋（内側頭）が起始。大内転筋（ハムストリング部）が停止。

主な特徴	主な傷害
太くて強靭な骨で、股関節を動かす数多くの筋が停止する。上端の大腿骨頭は球状で寛骨の寛骨臼にしっかりとはまり込む。幅広の下端では内側顆と外側顆の突起に、前十字靭帯をはじめ複数の強靭な靭帯が付着し、膝関節を補強している。	大腿骨のケガで多いのが大腿骨頸部の骨折。特に高齢者に多く見られる。頸部は骨が細くなっているうえに、体表にある大転子から近いため、衝撃を受けやすく、骨折が起こりやすい。ここを骨折すると歩行や立ち上がることができなくなる。

大腿骨（右）後面

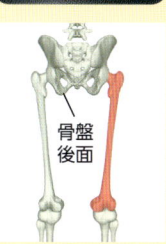

骨盤後面

大腿骨頸 neck of femur
大腿骨頭の下方でややくびれた部分。大腿骨体と大腿骨頸で約125°の角を形成している。股関節の関節包が付着。

大腿骨頭 head of femur

大腿骨頭窩 fovea for ligament of head of femur

転子窩 trochanteric fossa
大腿骨頭と大転子の間にある凹み。内閉鎖筋、外閉鎖筋、上双子筋、下双子筋が停止。

恥骨筋線 pectineal line
小転子の下部から粗線の内側唇に向かって走行する線。恥骨筋が停止。

内側唇（粗線） medial lip
大腿骨後面の中央部で上下に伸びる2本の線のうち、内側の線を内側唇とよぶ。内側広筋が起始。大内転筋（内転筋部）、長内転筋、短内転筋が停止。

大腿骨体 body of femur

顆間線 intercondylar line
顆間窩の上縁。大腿骨の後面で外側顆と内側顆の後縁を結ぶ線。

内側顆 medial condyle
大腿骨の後面で内側に肥厚した部分。外側顆よりも突出が大きい。前十字靭帯が付着。脛骨の内側顆と膝関節（大腿脛骨関節）を構成する。

内側上顆 medial epicondyle

顆間窩 intercondylar fossa
大腿骨の後面で内側顆と外側顆の間にある凹み。

大転子 greater trochanter

転子間稜 intertrochanter crest
大腿骨の後面で大転子から小転子まで隆起した稜線のこと。大腿方形筋が停止。

小転子 lesser trochanter

殿筋粗面 gluteal tuberosity
外側唇の外側上方に広がる粗い面。大殿筋（上側）が停止。

外側唇（粗線） lateral lip
大腿骨後面を走る2本の粗線のうち、外側の線を外側唇とよぶ。外側広筋、大腿二頭筋（短頭）が起始。

膝窩面 popliteal surface
大腿骨後面で内側顆と外側顆の間の上方にある三角形の面。

内転筋結節 adductor tubercle

外側上顆 lateral epicondyle

外側顆 lateral condyle
大腿骨の後面で外側に肥厚した部分。後十字靭帯が付着。脛骨の外側顆と膝関節（大腿脛骨関節）を構成する。半膜様筋の一部が停止。

3章 下肢の骨と関節

脛骨 ティビア tibia

下腿の内側（母趾側）にある長骨。上端で大腿骨と膝関節（大腿脛骨関節）を、腓骨とは上脛腓関節を構成。下端では下脛腓関節のほか、腓骨・距骨（足根骨）と距腿関節（足関節）を構成する。

下腿内側

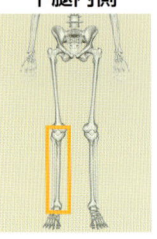

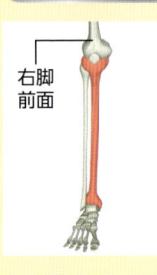

脛骨（右）前面

右脚前面

外側顆 lateral condyle
上端で外側方に広がった部分。腸脛靭帯、外側側副靭帯が付着。長趾伸筋の一部が起始。大腿筋膜張筋が停止。

上脛腓関節 proximal tibiofibular joint
脛骨と腓骨の上端が接して構成される関節。足関節（足首）の屈曲・伸展にわずかに作用する。

腓骨

骨間縁 interosseous border
外側面と後面の境界線。腓骨との間に張る下腿骨間膜が付着。

前縁 anterior border
脛骨体の前面にある内側面と外側面の境界線。上部2/3が鋭角な稜線となっているため、皮下で触知できる。下腿筋膜が密着。

下脛腓関節 distal tibiofibular joint
脛骨と腓骨の下端が接して構成される関節。足関節（足首）の屈曲・伸展および下腿の内旋・外旋にわずかに作用する。

内果関節面 articular facet of medial malleolus
下関節面から内側方に続く内果の関節面。距骨滑車と連結して距腿関節を構成する。

上関節面 superior articular surface
上端（近位端）内側顆および外側顆の上面でわずかにくぼんで軟骨に覆われている関節面。それぞれ大腿骨の内側顆および外側顆と連結し、膝関節（大腿脛骨関節）を構成する。

内側顆 medial condyle
上端で内側方に広がっている部分。内側側副靭帯が付着。半膜様筋の一部が停止。

脛骨粗面 tibial tuberosity
上端の前縁で結節状に隆起している部分。粗面の上部には大腿四頭筋（中間広筋、内側広筋、外側広筋、大腿直筋）の停止腱である膝蓋靭帯が停止。粗面の内側には縫工筋、薄筋、半腱様筋が停止。

脛骨体 body of tibia

内側 →

下関節面 inferior articular surface
下端（遠位端）の下面にある台形状の軟骨に覆われた関節面。距骨と連結して距腿関節を構成する。

内果 medial malleolus
下端の内側方にある大きな突起。「うちくるぶし」とよばれる部分で、骨の突出が皮下で触知できる。三角靭帯が付着。

118

構成する関節
膝関節(大腿脛骨関節)、上脛腓関節、下脛腓関節、距腿関節(足関節)※「あしかんせつ」ともよぶ

起始する筋
前脛骨筋、長趾屈筋、ヒラメ筋・後脛骨筋・長趾伸筋の一部

停止する筋
大腿筋膜張筋、縫工筋、薄筋、中間広筋、内側広筋、外側広筋、大腿直筋、半膜様筋(一部)、半腱様筋、膝窩筋

主な特徴
大腿骨に次いで長い骨。下腿の中心となって体重を支えているため、腓骨より太く丈夫な骨となっている。下端より上端のほうが太く、上下の断面はほぼ三角柱状。スネで触知できる前縁は、いわゆる「弁慶の泣きどころ」にあたる。

主な傷害
ランニングやジャンプなどの着地衝撃による疲労骨折が起こりやすく、脛骨の疲労骨折はシンスプリント(脛骨過労性骨膜炎)とよばれる。膝関節の半月板が損傷すると、大腿骨と骨同士がぶつかり、膝関節痛を発症する。

脛骨(右) 後側面

右脚後面

← 内側

内側顆間結節 medial intercondylar tubercle
顆間隆起の内側にある小さな結節。

内側顆 medial condyle

顆間隆起 intercondylar eminence
上関節面にある小さな隆起。内側顆間結節と外側顆間結節に分けることができる。内側部の前顆間区に前十字靱帯が、外側部の後顆間区には後十字靱帯が付着。

ヒラメ筋線 soleal line
外側顆下部から脛骨体の後面へ斜走する線。ヒラメ筋の一部が起始。

内果溝 malleolar groove
内果の後面にある小さな溝。主に後脛骨筋の腱が通る。

内果 medial malleolus

外側顆間結節 lateral intercondylar tubercle
顆間隆起の外側にある小さな結節。外側半月の一部が付着。

外側顆 lateral condyle

腓骨関節面 articular facet for fibula
上端の後面外側にある関節面。腓骨上端の腓骨頭関節面と接して上脛腓関節を構成する。上端後面には膝窩筋が停止。

骨間縁 interosseous border

脛骨体 body of tibia
脛骨の両端を除いた中央部分。三角柱状で、前縁・内側縁・骨間縁の3縁と、内側面・外側面・後面の3面からなる。外側面で前脛骨筋、後面でヒラメ筋・後脛骨筋の一部、長趾屈筋が起始。

腓骨切痕 fibular notch
下端の外側面にある関節面。腓骨の下端と接して下脛腓関節を構成する。

第3章 下肢の骨と関節

腓骨 (ひこつ) fibula

下腿外側

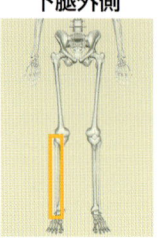

下腿の外側（小趾側）にある細い長骨。平行する脛骨より全体的に細い。上端で脛骨と上脛腓関節を構成し、下端でも下脛腓関節を構成。距骨（足根骨）とも距腿関節（足関節）を構成している。

構成する関節　上脛腓関節、下脛腓関節、距腿関節（足関節）　※「あしかんせつ」ともよぶ

起始する筋
長腓骨筋、短腓骨筋、第三腓骨筋、長母趾伸筋、長母趾屈筋。ヒラメ筋・後脛骨筋・長趾伸筋の一部

停止する筋
大腿二頭筋

腓骨（右）前面

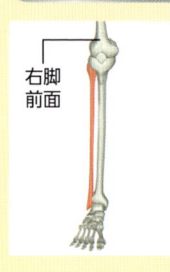

右脚前面

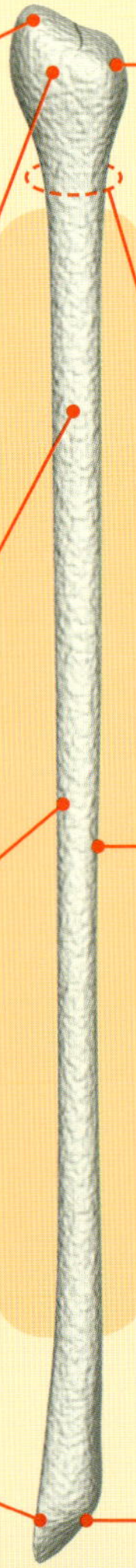

腓骨頭尖 apex of head of fibula
腓骨頭の外側面で上方に突出した部分。外側側副靭帯が付着。

腓骨頭 head of fibula
上端の膨らんだ部分。ヒラメ筋（一部）、長腓骨筋が起始。大腿二頭筋が停止。

前縁 anterior border
腓骨体の前面にある縁。前縁の上端は腓骨頭までは達していない。

腓骨体 body of fibula
腓骨全体から上下両端を除いた中央部分。細長い三角柱状で軽いねじれがある。腓骨体の前面で長趾伸筋（一部）、長母趾伸筋、第三腓骨筋が起始。外側面で長腓骨筋と短腓骨筋、後面では後脛骨筋（一部）、長母趾屈筋がそれぞれ起始する。

腓骨頭関節面 articular facet of head of fibula
上端内側面の上方にある関節面。脛骨の腓骨関節面と接して上脛腓関節を構成する。

腓骨頸 neck of fibula
腓骨頭から腓骨体に移行する部分。

内側 →

骨間縁 interosseous border
腓骨体の内側面にある鋭角な縁。下端部までは達していない。脛骨との間に張る下腿骨間膜が付着。

外果関節面 articular facet of lateral malleolus
外果の内側面にある三角形の関節面。脛骨の下関節面とともに距骨と連結して距腿関節（足関節）を構成する。

外果 lateral malleolus

← 外側

120

主な特徴	主な傷害
長骨で最も細い骨。大腿骨とは直接連結しておらず、靭帯でつながっている。腓骨と脛骨は線維性の下腿骨間膜によって不動結合しており、上端と下端でもそれぞれ靭帯でつながっている。	脛骨ほどではないが、スポーツによる疲労骨折が起こる。ランニングやダッシュ、ジャンプなどの着地で衝撃を受けたとき、弾力のある腓骨はたわむが、それを繰り返すことにより、骨の特定部分にストレスがかかって痛みが出る。

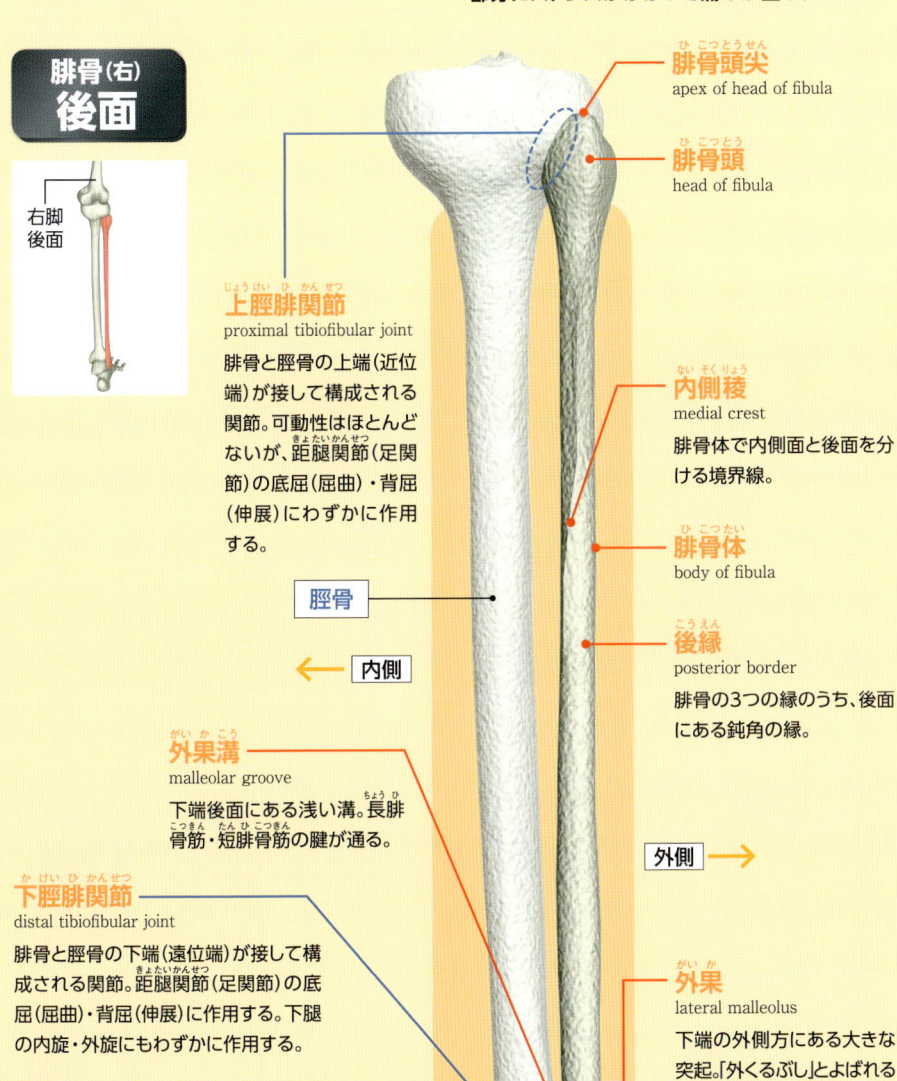

腓骨（右） 後面

右脚後面

腓骨頭尖 apex of head of fibula

腓骨頭 head of fibula

上脛腓関節 proximal tibiofibular joint
腓骨と脛骨の上端（近位端）が接して構成される関節。可動性はほとんどないが、距腿関節（足関節）の底屈（屈曲）・背屈（伸展）にわずかに作用する。

内側稜 medial crest
腓骨体で内側面と後面を分ける境界線。

腓骨体 body of fibula

脛骨

← 内側

後縁 posterior border
腓骨の3つの縁のうち、後面にある鈍角の縁。

外果溝 malleolar groove
下端後面にある浅い溝。長腓骨筋・短腓骨筋の腱が通る。

外側 →

下脛腓関節 distal tibiofibular joint
腓骨と脛骨の下端（遠位端）が接して構成される関節。距腿関節（足関節）の底屈（屈曲）・背屈（伸展）に作用する。下腿の内旋・外旋にもわずかに作用する。

外果 lateral malleolus
下端の外側方にある大きな突起。「外くるぶし」とよばれる部分で、骨の突出が皮下で確認できる。踵腓靭帯、前距腓靭帯、後距腓靭帯が付着。

外果窩 malleolar fossa
外果関節面の後方にある小さなくぼみ。後距腓靭帯が付着。

3章 下肢の骨と関節

121

足根骨
そっこんこつ / ターサルズ
tarsals

下腿からつながり、足裏および足甲を形成する7個の短骨。脛骨・腓骨と距腿関節（足関節）を、中足骨とはリスフラン関節（足根中足関節）構成する。足根骨同士でも横足根関節を作る。

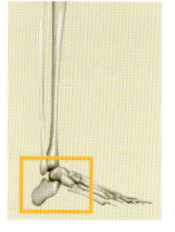

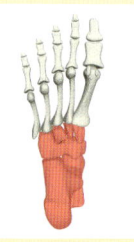

足裏・足甲

足根骨（右）足裏面

外側（第3）楔状骨
lateral cuneiform

前方で第3中足骨とリスフラン関節の一部を構成。外側では立方骨と楔立方関節を、後方では舟状骨と楔舟関節を構成する。短母趾屈筋（一部）、母趾内転筋（斜頭）が起始。後脛骨筋が停止。

中間（第2）楔状骨
intermediate cuneiform

楔状骨で最も小さい骨。前方で第2中足骨とリスフラン関節の一部を、後方では舟状骨と楔舟関節を構成する。短母趾屈筋の一部が起始。後脛骨筋が停止。

内側（第1）楔状骨
medial cuneiform

楔状骨で最も大きい骨。前方で第1中足骨とリスフラン関節の一部を、後方では舟状骨と楔舟関節を構成する。長腓骨筋、前脛骨筋、後脛骨筋が停止。

中足骨

長腓骨筋腱溝
groove for tendon of peroneus longus

長腓骨筋の腱が通る浅い溝。

立方骨 cuboid

前方で第4・5中足骨とリスフラン関節の一部を構成。内側では外側（第3）楔状骨と接して楔立方関節を構成。後方では踵骨と接して踵立方関節を構成する。短母趾屈筋の一部、母趾内転筋（斜頭）が起始。

舟状骨 navicular

土踏まずの頂点部分にある骨。前方で楔状骨と楔舟関節を、後方では距骨・踵骨とともに距踵舟関節を構成する。後脛骨筋の一部が停止。

長母趾屈筋腱溝
groove for tendon of flexor hallucis longus

長母趾屈筋の腱が通る浅い溝。

距骨 talus

足根骨で最も高い位置にあり、上方で腓骨と脛骨に連結して距腿関節（足関節）を構成。下方では踵骨と距骨下関節を構成。踵骨・舟状骨ともに距踵舟関節を構成する。

踵骨 calcaneus

足根骨の中で最も大きいカカトの骨。前方で立方骨と踵立方関節を構成。距骨・舟状骨とともに距踵舟関節も構成する。短母趾屈筋、足底方形筋、短母趾伸筋、短趾伸筋・母趾外転筋・小趾外転筋が起始。踵骨隆起でヒラメ筋、腓腹筋、足底筋が停止。

踵骨隆起
calcaneal tuberosity

いわゆるカカトの部分。母趾外転筋が起始。後方でヒラメ筋・腓腹筋・足底筋の腱がアキレス腱となって停止。

載距突起 sustentaculum tali

踵骨の内側にある突起。上面の中距骨関節面で距骨と接する。下面には長母趾屈筋腱が通る。

距骨後突起
posterior process of talus

距骨の後方で出っ張った部分。内側結節と外側結節をもつ。

構成する関節

距腿関節（足関節）、リスフラン関節（足根中足関節）、ショパール関節（横足根関節）、足根間関節（距骨下関節・踵立方関節・楔立方関節・距踵舟関節・楔舟関節）※ショパール関節は踵骨と立方骨、距骨と舟状骨の関節を合わせた総称

起始する筋

短母趾屈筋、短趾屈筋、足底方形筋、短母趾伸筋、短趾伸筋、母趾内転筋（斜頭）、母趾外転筋、小趾外転筋

停止する筋

ヒラメ筋、腓腹筋、後脛骨筋、足底筋、前脛骨筋、長腓骨筋

主な特徴

近位列は踵骨・距骨と大きめの骨が並び、中間に舟状骨、遠位列に3個の楔状骨と立方骨が並ぶ。足裏では主に内側楔状骨と舟状骨が土踏まずとなる足底弓の内側縦アーチを作る。

主な傷害

ランニングなどで足裏に繰り返し衝撃が加わると、踵骨に付着している足底腱膜が炎症を起こし、足底腱膜炎となるケースがある。重度になると、足裏の痛みで歩行もつらくなる。

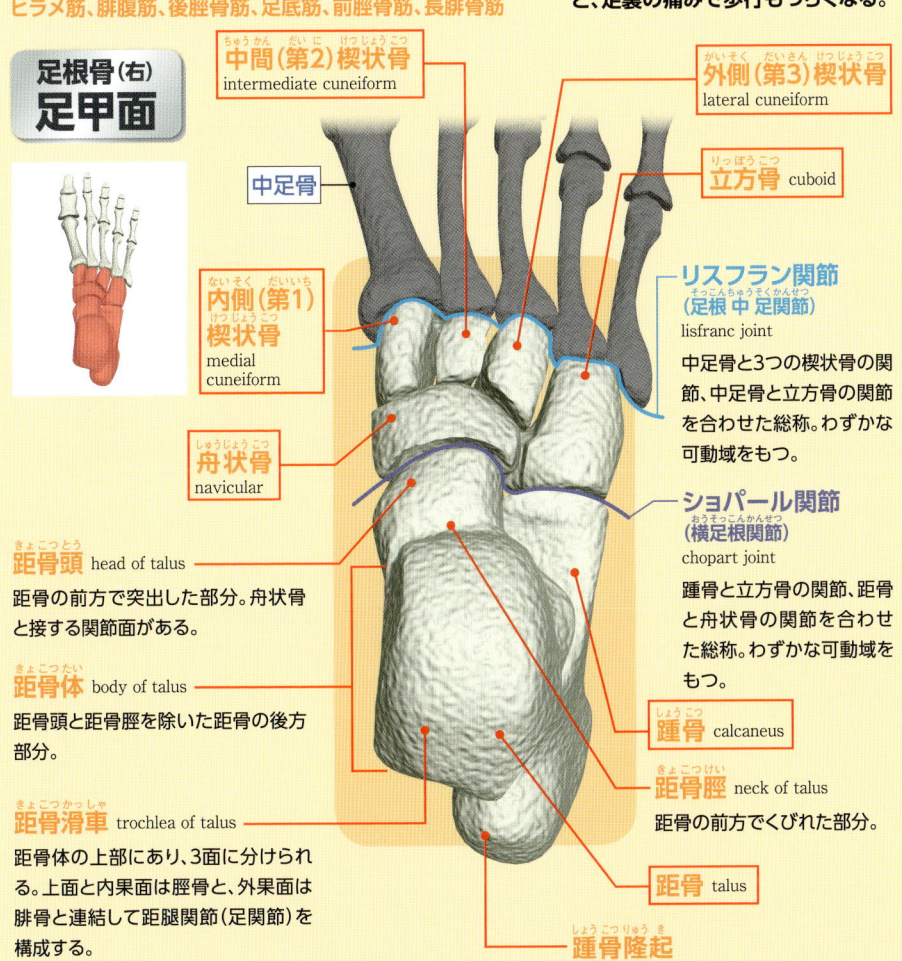

足根骨（右）足甲面

中間（第2）楔状骨 intermediate cuneiform

外側（第3）楔状骨 lateral cuneiform

中足骨

立方骨 cuboid

内側（第1）楔状骨 medial cuneiform

リスフラン関節（足根中足関節） lisfranc joint
中足骨と3つの楔状骨の関節、中足骨と立方骨の関節を合わせた総称。わずかな可動域をもつ。

舟状骨 navicular

ショパール関節（横足根関節） chopart joint
踵骨と立方骨の関節、距骨と舟状骨の関節を合わせた総称。わずかな可動域をもつ。

距骨頭 head of talus
距骨の前方で突出した部分。舟状骨と接する関節面がある。

距骨体 body of talus
距骨頭と距骨滑車を除いた距骨の後方部分。

踵骨 calcaneus

距骨頸 neck of talus
距骨の前方でくびれた部分。

距骨滑車 trochlea of talus
距骨体の上部にあり、3面に分けられる。上面と内果面は脛骨と、外果面は腓骨と連結して距腿関節（足関節）を構成する。

距骨 talus

踵骨隆起 calcaneal tuberosity

3章 下肢の骨と関節

中足骨・趾骨 metatarsals phalanges

足根部〜足趾

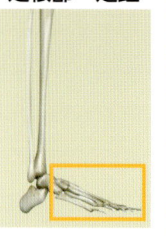

中足骨は足根部を形成する5個の長骨。足趾を形成する趾骨は14個の短骨からなり、趾節間関節（DIP関節・PIP関節）を構成。基節骨は中足骨と中足趾節関節（MP関節）も構成する。

構成する関節

リスフラン関節（足根中足関節）、中足趾節関節（MP関節）、近位趾節間関節（PIP関節）、遠位趾節間関節（DIP関節）、母趾の趾節間関節（IP関節）、中足間関節

起始する筋

中足骨：母趾内転筋（斜頭の一部）、短小趾屈筋、小趾対立筋、底側骨間筋、背側骨間筋（※足の）

趾骨：なし

停止する筋

中足骨：前脛骨筋、長腓骨筋、短腓骨筋、第三腓骨筋

趾骨：長母趾屈筋、短母趾屈筋、長趾屈筋、短趾屈筋、長母趾伸筋、短母趾伸筋、長趾伸筋、短趾伸筋、短小趾屈筋、母趾内転筋、母趾外転筋、小趾外転筋、虫様筋（※足の）、底側骨間筋、背側骨間筋（※足の）

中足骨・趾骨（右） 足裏面

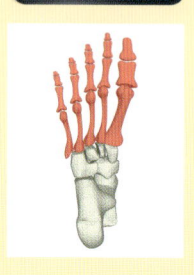

末節骨 distal phalanx

趾骨の先端部分にあたり、5趾すべてに存在。母趾を除く第2趾〜第5趾（小趾）の4趾では、末節骨と中節骨で遠位趾節間関節（DIP関節）を構成する。第2〜5末節骨では長趾屈筋、長趾伸筋（一部）が停止。

中節骨 middle phalanx

母趾を除く第2趾〜第5趾（小趾）に存在。基節骨と近位趾節間関節（PIP関節）を構成する。第2〜5中節骨では短趾屈筋、長趾伸筋（一部）が停止。

基節骨 proximal phalanx

趾骨の根元部分にあたり、5趾すべてに存在。趾骨を構成する骨の中で最も長い。中足骨と中足趾節関節（MP関節）を構成する。第2〜5基節骨では短小趾屈筋、小趾外転筋、虫様筋（※足の）、底側骨間筋、背側骨間筋（※足の）が停止。

中足骨 metatarsals

足裏および足甲の足根部を形成する骨で5趾の根元にそれぞれ存在。足根骨の遠位列（立方骨、楔状骨）と接してリスフラン関節（足根中足関節）を構成する。第2〜5中足骨では母趾内転筋（斜頭の一部）、短小趾屈筋、小趾対立筋、底側骨間筋、背側骨間筋（※足の）が起始。短腓骨筋、第三腓骨筋が停止。

趾骨 phalanges

足趾（足指）の骨にあたる基節骨、中節骨、末節骨の集合。

第1末節骨
1st distal phalanx

母趾の末節骨。母趾のみ中節骨が存在しない。末節骨と基節骨で母趾の趾節間関節（IP関節）を構成する。長母趾屈筋、長母趾伸筋が停止。

第1基節骨
1st proximal phalanx

母趾の基節骨。第1中足骨と母趾の中足趾節関節（MP関節）を構成する。短母趾屈筋、母趾内転筋、母趾外転筋が停止。

第1中足骨
1st metatarsal

母趾の中足骨。ほかの中足骨より太い。内側（第1）楔状骨とリスフラン関節の一部を構成する。前脛骨筋、長腓骨筋が停止。

種子骨
sesamoido bone

第1中足骨頭に見られる種状の小さな骨。第1基節骨や第5中足骨に見られる場合もある。通常は関節付近の腱や靭帯の中にあり、腱や靭帯の方向を変える滑車のような働きをする。位置や大きさ、骨化の程度は個人差がある。

3章 下肢の骨と関節

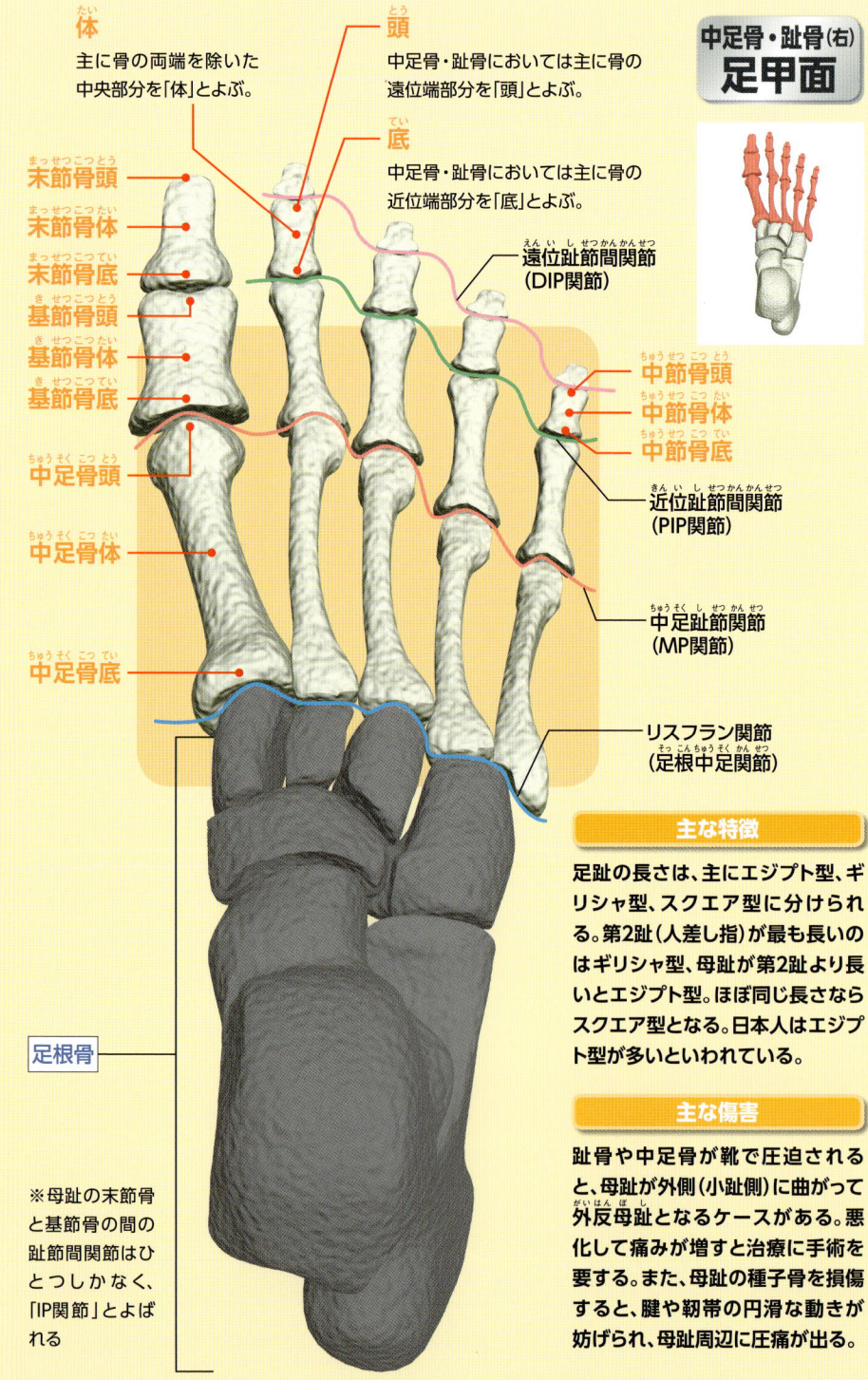

中足骨・趾骨(右) 足甲面

体
主に骨の両端を除いた中央部分を「体」とよぶ。

頭
中足骨・趾骨においては主に骨の遠位端部分を「頭」とよぶ。

底
中足骨・趾骨においては主に骨の近位端部分を「底」とよぶ。

- 末節骨頭
- 末節骨体
- 末節骨底
- 基節骨頭
- 基節骨体
- 基節骨底
- 中足骨頭
- 中足骨体
- 中足骨底
- 遠位趾節間関節（DIP関節）
- 中節骨頭
- 中節骨体
- 中節骨底
- 近位趾節間関節（PIP関節）
- 中足趾節関節（MP関節）
- リスフラン関節（足根中足関節）
- 足根骨

※母趾の末節骨と基節骨の間の趾節間関節はひとつしかなく、「IP関節」とよばれる

主な特徴

足趾の長さは、主にエジプト型、ギリシャ型、スクエア型に分けられる。第2趾（人差し指）が最も長いのはギリシャ型、母趾が第2趾より長いとエジプト型。ほぼ同じ長さならスクエア型となる。日本人はエジプト型が多いといわれている。

主な傷害

趾骨や中足骨が靴で圧迫されると、母趾が外側（小趾側）に曲がって外反母趾となるケースがある。悪化して痛みが増すと治療に手術を要する。また、母趾の種子骨を損傷すると、腱や靭帯の円滑な動きが妨げられ、母趾周辺に圧痛が出る。

膝蓋骨 patella

膝前部

膝の前部にある扁平骨。いわゆる「膝のお皿」。人体のなかで最大の種子骨でもある。膝蓋靱帯を介して脛骨粗面に付着。大腿骨下端の膝蓋面と接して膝関節に含まれる膝蓋大腿関節を構成する。

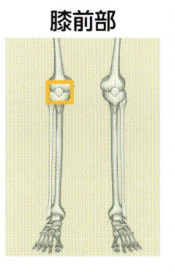

構成する関節	膝関節（大腿膝蓋関節）

※「ひざかんせつ」ともよぶ

起始する筋	なし	停止する筋	中間広筋、内側広筋、外側広筋、大腿直筋

膝蓋骨 前面

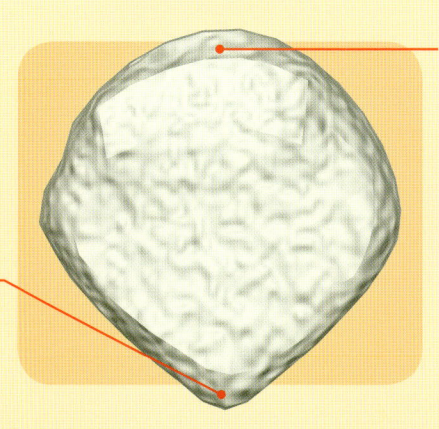

膝蓋骨底 base of patella
膝蓋骨上端の平坦な部分。大腿四頭筋（中間広筋、大腿直筋）が停止。上縁から内側縁にかけては内側広筋が、外側縁にかけては外側広筋が停止する。

膝蓋骨尖 apex of patella
膝蓋骨下端の尖った部分。膝蓋靱帯に続く。

膝蓋骨 後面

内側関節面 medial articular
膝蓋骨後面の内側にある関節面。大腿骨の膝蓋面と接する。外側関節面より面積が狭く、傾斜が強い。

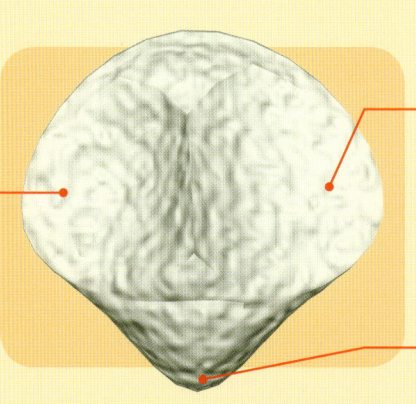

外側関節面 lateral articular
膝蓋骨後面の外側にある関節面。大腿骨の膝蓋面と接する。内側関節面より面積が広く、傾斜が緩い。

膝蓋骨尖 apex of patella

主な特徴
裏面全体が軟骨性の関節面。大腿四頭筋腱とともに大腿骨膝蓋面の凹み部分を滑るように動くことで、膝関節のスムーズな動きを助けている。

主な傷害
膝を曲げた状態で膝蓋大腿関節に何度も強い負荷がかかると、膝蓋骨や膝蓋靱帯などが炎症を起こし、膝前部痛症候群（AKPS）となる。

3章 下肢の骨と関節

股関節 hip joint

連結する骨：骨盤（寛骨）—大腿骨

脚を3次元方向に動かす強靭な関節

　肩甲上腕関節（肩関節）と同じ球関節である股関節は、前後・左右・内外旋の3次元方向に脚を動かすことができる。寛骨の寛骨臼に球状の大腿骨頭が深くはまり込むため、可動域はやや制限されるものの、関節構造は強く、脱臼などを起こしにくいことが肩甲上腕関節との違いである。

　特に、脚を後方へ振る股関節伸展は、極めて力の強い関節運動であり、立位で上体が倒れないように支えるとともに、走る・跳ぶといったスポーツの激しい動きを可能にする。

　股関節は、体幹と両脚をつなぐ重要な関節であり、その動きには人体の関節で最も多くの筋肉が関与する。

股関節の動き（多軸性関節）

屈曲・伸展	外転・内転	外旋・内旋
屈曲 脚を付け根から前方に振る	**外転** 脚を付け根から外側に開く	**外旋** 大腿を回転軸にして、脚を付け根から外向きに回旋する
伸展 脚を付け根から後方に振る	**内転** 脚を付け根から内側に閉じる	**内旋** 大腿を回転軸にして、脚を付け根から内向きに回旋する

股関節 前面

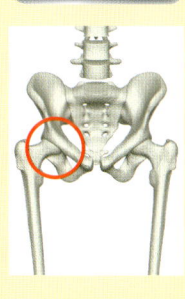

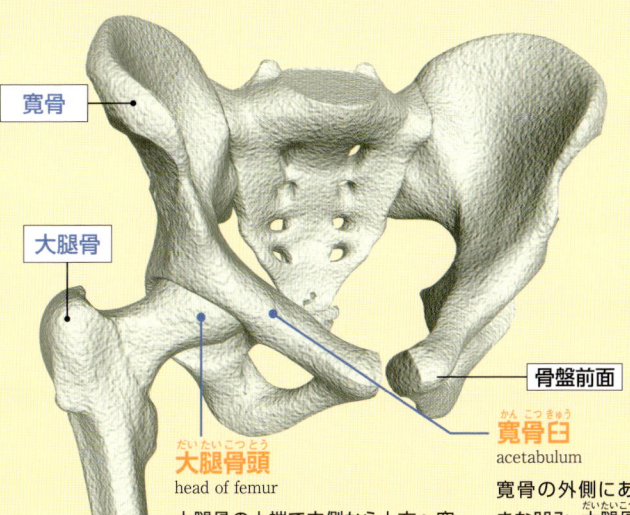

寛骨

大腿骨

骨盤前面

大腿骨頭 head of femur
大腿骨の上端で内側から上方へ突出する球状の関節面。骨盤の寛骨臼に入り込んで股関節を構成する。

寛骨臼 acetabulum
寛骨の外側にある大きな凹み。大腿骨頭が入り込んで股関節を構成する。

股関節の主な靱帯

股関節全体は関節包に覆われ、その外側を幅広で強靱な靱帯が補強している。関節包内でも大腿骨頭靱帯が大腿骨頭と寛骨をつなぎ、股関節の安定に貢献している。

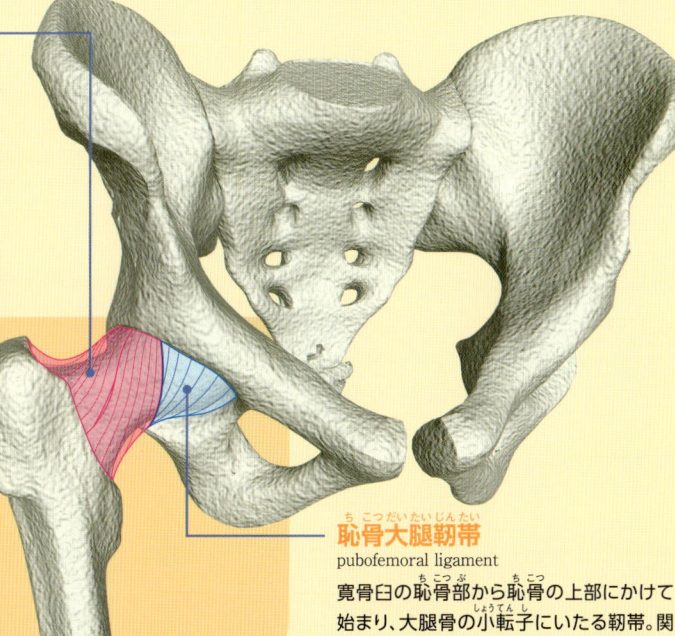

腸骨大腿靱帯 iliofemoral ligament
寛骨の下前腸骨翼および寛骨臼上縁から始まり、2つに分かれて大腿骨の大転子と転子間線にいたる靱帯。関節包の前面から上面にかけて補強する。上半身が後方へ傾くのを防ぐ働きに貢献している。

※寛骨臼縁の後面下部から大腿骨の転子窩付近にかけては坐骨大腿靱帯が張っており、股関節関節包の後面および後下面を補強している。

恥骨大腿靱帯 pubofemoral ligament
寛骨臼の恥骨部から恥骨の上部にかけて始まり、大腿骨の小転子にいたる靱帯。関節包の前面から下面にかけて補強する。股関節の過度な外転を制御する働きがある。

3章 下肢の骨と関節

膝の関節　knee joint

膝関節（大腿脛骨関節・大腿膝蓋関節）
※「ひざかんせつ」ともよぶ

連結する骨：大腿骨 ― 脛骨・膝蓋骨

強靭な靭帯と半月板に守られた複関節

膝関節は、大腿骨と脛骨が連結する大腿脛骨関節、大腿骨下端と膝蓋骨が接する大腿膝蓋関節からなる複関節。脛骨と腓骨が接する上脛腓関節まで含める場合もある。

狭義の膝関節である大腿脛骨関節の可動域は、膝の屈曲・伸展とわずかな回旋のみ。脛骨の上関節面に、大腿骨が乗った不安定な関節であるため、複数の靭帯で補強されている。

膝関節の動き（大腿脛骨関節はほぼ1軸性関節）

屈曲
屈曲
膝を曲げる

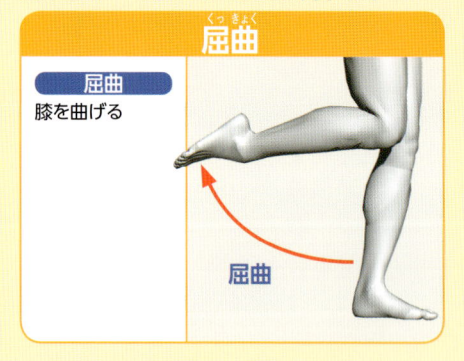

伸展
伸展
膝を伸ばす

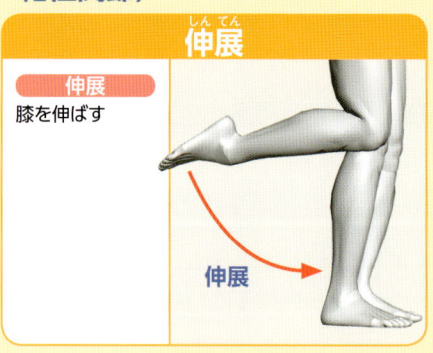

膝関節（右）外側面

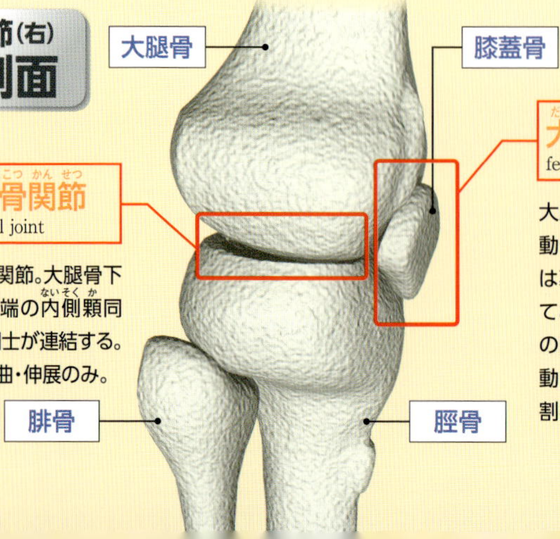

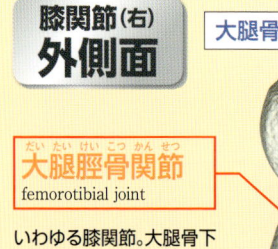

- 大腿骨
- 膝蓋骨
- 大腿膝蓋関節 femoropatellar joint
- 大腿脛骨関節 femorotibial joint
- 腓骨
- 脛骨

大腿脛骨関節
いわゆる膝関節。大腿骨下端と脛骨上端の内側顆同士・外側顆同士が連結する。可動域は屈曲・伸展のみ。

大腿膝蓋関節
大腿骨の膝蓋面と対面する膝蓋骨の動きを「大腿膝蓋関節」という。膝蓋骨は裏面全体が軟骨性の関節面となっており、大腿四頭筋腱とともに膝蓋面の凹みを滑るように動く。膝を曲げる動きに対し、膝蓋骨はテコのような役割を果たすことで貢献している。

大腿脛骨関節(右)前面の主な靭帯

関節を覆う関節包内は滑液で満たされ、その外側は強靭な腱や靭帯で補強されている。大腿骨と脛骨の間では半月板がクッションの役割を担い、関節を保護している。

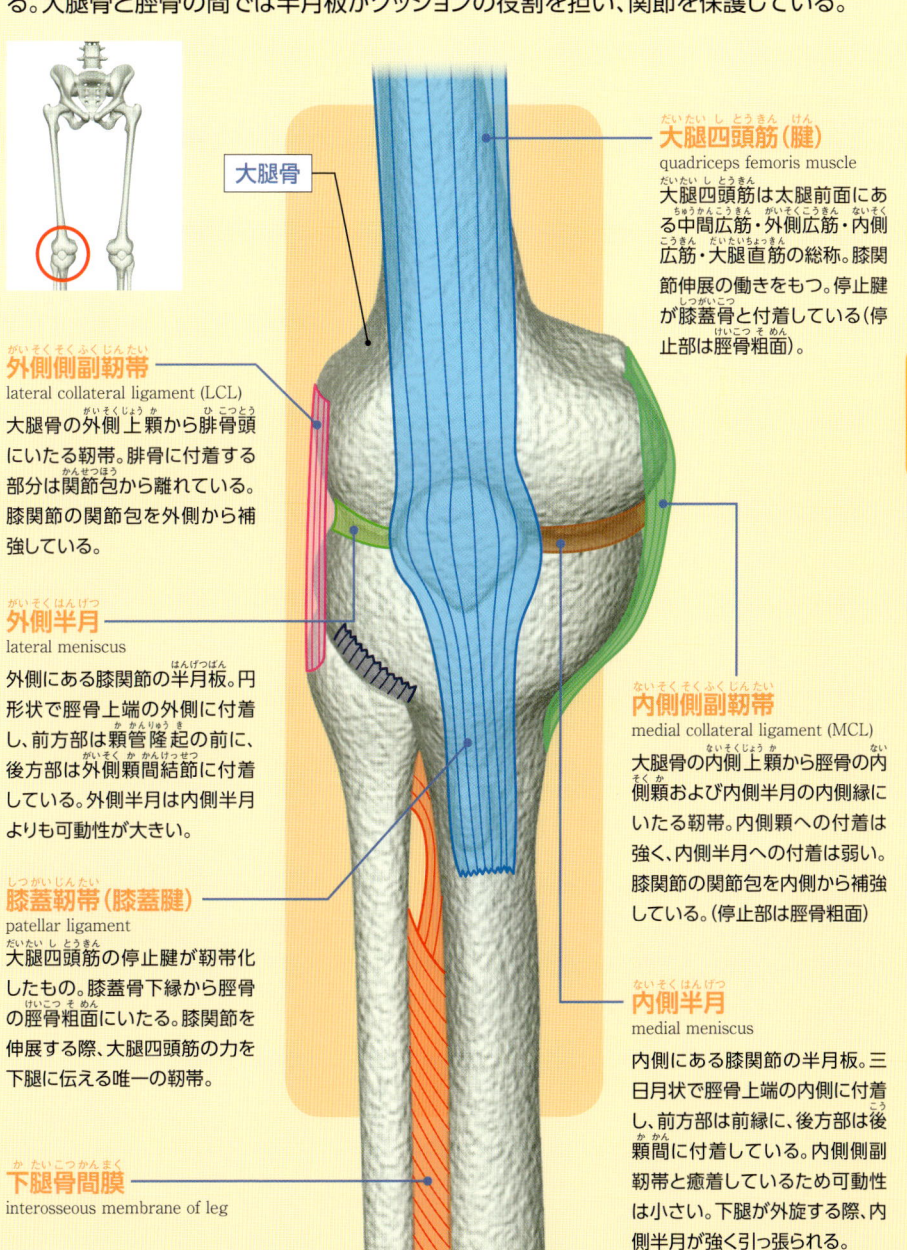

大腿骨

大腿四頭筋(腱)
quadriceps femoris muscle
大腿四頭筋は太腿前面にある中間広筋・外側広筋・内側広筋・大腿直筋の総称。膝関節伸展の働きをもつ。停止腱が膝蓋骨と付着している(停止部は脛骨粗面)。

外側側副靭帯
lateral collateral ligament (LCL)
大腿骨の外側上顆から腓骨頭にいたる靭帯。腓骨に付着する部分は関節包から離れている。膝関節の関節包を外側から補強している。

外側半月
lateral meniscus
外側にある膝関節の半月板。円形状で脛骨上端の外側に付着し、前方部は顆間隆起の前に、後方部は外側顆間結節に付着している。外側半月は内側半月よりも可動性が大きい。

膝蓋靭帯(膝蓋腱)
patellar ligament
大腿四頭筋の停止腱が靭帯化したもの。膝蓋骨下縁から脛骨の脛骨粗面にいたる。膝関節を伸展する際、大腿四頭筋の力を下腿に伝える唯一の靭帯。

下腿骨間膜
interosseous membrane of leg

内側側副靭帯
medial collateral ligament (MCL)
大腿骨の内側上顆から脛骨の内側顆および内側半月の内側縁にいたる靭帯。内側顆への付着は強く、内側半月への付着は弱い。膝関節の関節包を内側から補強している。(停止部は脛骨粗面)

内側半月
medial meniscus
内側にある膝関節の半月板。三日月状で脛骨上端の内側に付着し、前方部は前縁に、後方部は後顆間に付着している。内側側副靭帯と癒着しているため可動性は小さい。下腿が外旋する際、内側半月が強く引っ張られる。

腓骨 **脛骨**

3章 下肢の骨と関節

大腿脛骨関節(右)後面の主な靭帯

関節包内では、前十字靭帯と後十字靭帯が大腿骨と脛骨をつないで補強している。内外の側副靭帯も大腿骨と脛骨を内外両側面から引き付けており、膝を屈曲すると緩む。

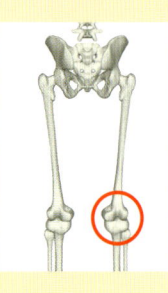

内側半月 medial meniscus
内側にある膝関節の半月板。半月状で脛骨上端の内側に付着し、前方部は前縁に、後方部は後顆間に付着しいる。内側側副靭帯と癒着しているため可動性は小さい。下腿が外旋する際、内側半月が強く引っ張られる。

大腿骨

前十字靭帯 anterior cruciate ligament (ACL)
膝関節の中にある膝十字靭帯のひとつ。脛骨の前顆間から後十字靭帯と交差する形で後方の外側へ上がり、大腿骨外側顆の内面後部にいたる。強靭な靭帯で脛骨が大腿骨より前方へズレるのを防ぐ働きがある。

内側側副靭帯 medial collateral ligament (MCL)
大腿骨の内側上顆から脛骨の内側顆および内側半月の内側縁にいたる靭帯。内側顆への付着は強く、内側半月への付着は弱い。膝関節の関節包を内側から補強している。

外側側副靭帯 lateral collateral ligament (LCL)
大腿骨の外側上顆から外側半月の外側面および腓骨頭にいたる靭帯。膝関節の関節包を外側から補強しているが、腓骨に付着する部分は関節包から離れている。

後十字靭帯 posterior cruciate ligament (PCL)
膝十字靭帯のひとつ。脛骨の後顆間から外側半月の線維に補助されながら前方に上がり、前十字靭帯の後縁を通って大腿骨内側顆の内面前部にいたる。

下腿骨間膜 interosseous membrane of leg

脛骨　**腓骨**

膝関節(右)上面の主な靭帯

脛骨前面

前十字靭帯 anterior cruciate ligament (ACL)

膝横靭帯 tranverse ligament
外側半月と内側半月の前面を横走して結んでいる靭帯。

外側半月 lateral meniscus

内側半月 medial meniscus

後十字靭帯 posterior cruciate ligament (PCL)

脛骨後面

下腿の関節
proximal tibiofibular joint・distal tibiofibular joint
上脛腓関節・下脛腓関節

連結する骨：脛骨―腓骨

脛骨と腓骨をつなぐ2つの平面関節

腓骨は、大腿骨と直接は連結していないが、上端および下端で脛骨と接し、上脛腓関節・下脛腓関節を構成している。どちらも平面関節で、距腿関節（足関節）の動きにともなって可動。距腿関節の底屈（屈曲）時に腓骨を外旋＋下制、背屈（伸展）時には腓骨を内旋＋挙上する。

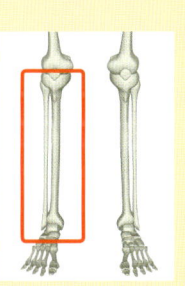

脛腓関節（右）の主な靭帯

上脛腓関節 proximal tibiofibular joint
脛骨の外側顆と腓骨頭をつなぐ平面関節。関節面は小さく、可動域もほとんどない。

前腓骨頭靭帯 anterior ligament of fibular head
腓骨頭の前部と接している脛骨を結ぶ靭帯。後腓骨頭靭帯とともに脛腓関節を補強している。

下腿骨間膜 interosseous membrane of leg
脛骨と腓骨の骨間縁を結合する線維性の膜。線維は主に脛骨から腓骨に向かって下方へ斜行するが、上方へ斜行する線維束もある。上部には前脛骨動脈を通す孔が、下端には腓骨動脈・腓骨静脈の貫通枝を通す孔がある。

前脛腓靭帯 anterior tibiofibular ligament
脛骨下端の外側面から腓骨下端の内側面にいたる靭帯。後脛腓靭帯とともに脛骨と腓骨をつなぐ脛腓靭帯結合の前面と後面をそれぞれ形成している。

下脛腓関節 distal tibiofibular joint
腓骨下端の内側面と脛骨下端の外側面が接する平面関節。可動域はほとんどなく、関節腔も存在しない。

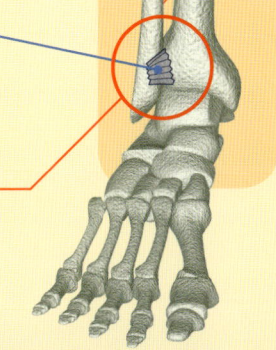

腓骨　脛骨

3章　下肢の骨と関節

足首・足趾の関節❶ ankle joint

距腿関節（足関節）
※「あしかんせつ」ともよぶ

連結する骨：脛骨・腓骨 ― 距骨（足根骨）

足首を動かす蝶番関節

足関節と同義の距腿関節は、脛骨・腓骨・距骨（足根骨）からなる蝶番関節。複数の短い靭帯で補強されている。底屈・背屈に加え、外反・内反にも可動。底屈の動きは人体のなかでもかなり大きな力を発揮する。膝関節と同様に滑膜性の関節であり、関節包内は滑液で満たされている。

距腿関節の動き（形状的には1軸性関節に近い）

底屈（屈曲）・背屈（伸展）

- 底屈：足首を伸ばしてつま先を下方に振る
- 背屈：足首を曲げてつま先を上方に振る

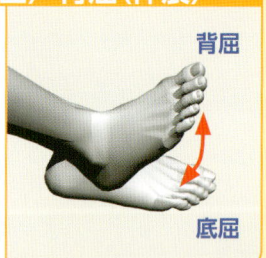

外反（回内）・内反（回外）

- 外反：足裏を外側へ向けるように足首を横に捻る
- 内反：足裏を内側に向けるように足首を横に捻る

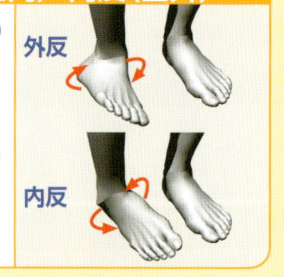

距腿関節（右）前面

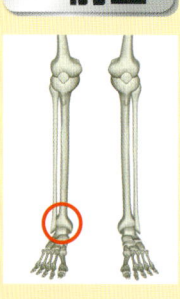

- 腓骨
- 脛骨
- 距腿関節 ankle joint
- 踵骨（足根骨）
- 距骨（足根骨）
- 母趾

脛骨下端の下関節面と内果関節面および腓骨の外果関節面が関節窩となり、距骨の距骨滑車が関節頭として連結する。

距腿関節（右）後面の主な靭帯

関節を構成する脛骨・腓骨・距骨がそれぞれ靭帯でつながっている。三角靭帯は脛骨から分かれ、距骨の内側前方・舟状骨・踵骨の載距突起・距骨の内側後方にいたる。

脛骨
腓骨

三角靭帯（後脛距部）
deltoid ligament
距腿関節の後方で脛骨と距骨をつなぐ靭帯。三角靭帯は前脛距部、脛舟部、脛踵部、後脛距部に分かれている。外側靭帯よりも強靭で内側靭帯ともよばれる。

後脛腓靭帯
posterior tibiofibular ligament
脛骨下端の後面から腓骨下端の後面にいたる靭帯。脛骨と腓骨の連結を強化している。

後距腓靭帯（外側靭帯）
posterior talofibular ligament
腓骨の外果から距骨後突起の外側結節にいたる靭帯。

三角靭帯（脛踵部）
deltoid ligament
距腿関節の内側で脛骨と踵骨の載距突起をつなぐ靭帯。

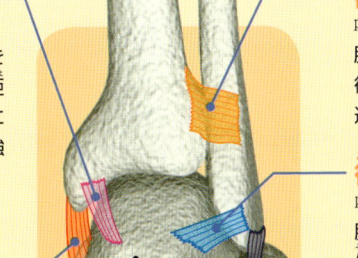

距骨

踵腓靭帯
calcaneofibular ligament
腓骨の外果から始まり、距骨を越えて分散しながら踵骨の外側にいたる靭帯。

踵骨

距腿関節（右）前面の主な靭帯

前距腓靭帯
anterior talofibular ligament
腓骨の外果から距骨頭の外側面にいたる靭帯。

三角靭帯（前脛距部）
deltoid ligament
距腿関節の内側前方で脛骨と距骨をつなぐ靭帯。

踵腓靭帯
calcaneofibular ligament

三角靭帯（脛舟部）
deltoid ligament
距腿関節の内側で脛骨と舟状骨をつなぐ靭帯。

外側距踵靭帯
lateral talocalcaneal ligament
距骨の外側突起から踵骨の外側面にいたる靭帯。

骨間距踵靭帯
interosseous talocalcaneal ligament
距骨溝と踵骨溝が形成する足根洞の内部で距骨と踵骨をつなぐ靭帯。

3章 下肢の骨と関節

距腿関節(右)外側面の主な靭帯

踵骨腱（アキレス腱） calcaneal tendon
ふくらはぎを形成する腓腹筋、ヒラメ筋の停止腱。踵骨の踵骨隆起に付着。

脛骨
腓骨

前脛腓靭帯 anterior tibiofibular ligament
脛骨下端の外側面から腓骨下端の内側面にいたる靭帯。後脛腓靭帯とともに脛骨と腓骨をつなぐ脛腓靭帯結合の前面と後面をそれぞれ形成している。

後脛腓靭帯 posterior tibiofibular ligament
脛骨下端の後面から腓骨下端の後面にいたる靭帯。脛骨と腓骨の結合を強化している。

前距腓靭帯 anterior talofibular ligament
腓骨の外果から距骨頭の外側面にいたる靭帯。

踵骨

後距腓靭帯 posterior talofibular ligament
腓骨の外果から距骨後突起の外側結節にいたる靭帯。

踵腓靭帯 calcaneofibular ligament
腓骨の外果から始まり、距骨を越えて分散しながら踵骨の外側にいたる靭帯。

外側距踵靭帯 lateral talocalcaneal ligament
距骨の外側突起から踵骨の外側面にいたる靭帯。

骨間距踵靭帯 interosseous talocalcaneal ligament
距骨溝と踵骨溝が形成する足根洞の内部で距骨と踵骨をつなぐ靭帯。

小趾

足趾(右足)の関節包

足趾の趾節間関節とリスフラン関節は、すべて関節包で覆われている。

関節包 Joint capsule
第1〜5趾の末節骨・中節骨（第1趾にはなし）・基節骨・中足骨（近位列）の間にそれぞれある関節部はすべて関節包で覆われ、いくつかの靭帯が付着している。

小趾

背側中足靭帯 dorsal metatarsal ligaments
第1〜5趾まですべての中足骨底を背面（甲面）でつなぐ靭帯。

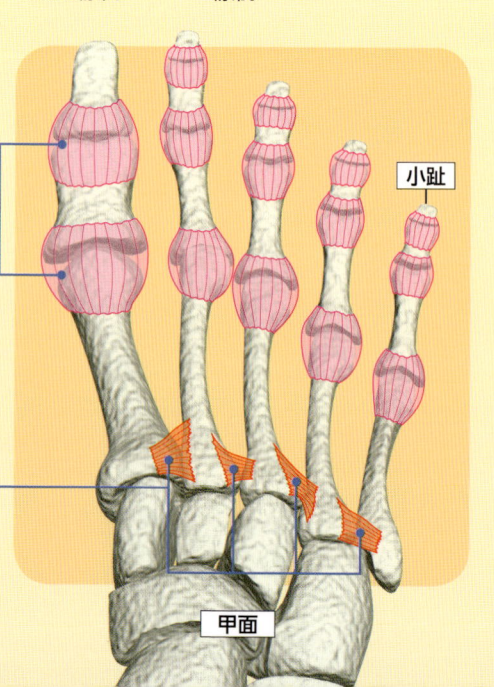

甲面

足首・足趾の関節❷ finger joint (of foot)

足趾の関節

連結する骨：趾骨（末節骨・中節骨・基節骨）・中足骨・足根骨

足指を動かす複数の関節

足根部および足趾には、それぞれ可動域はわずかながら、数多くの関節が連なっている。複数の関節が連動して可動することにより、足先の微妙な動きが可能となる。
中足骨頭が球状のため、中足趾節関節（MP関節）は屈曲・伸展だけでなく、外転・内転にも可動する。

足趾の動き

足趾の屈曲・伸展
- 屈曲　つま先を下方に曲げる
- 伸展　つま先を上方に反らす

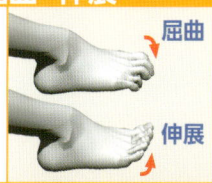

足趾の外転・内転
- 外転　足の指を外に開いて離す
- 内転　足の指を内に閉じてくっつける

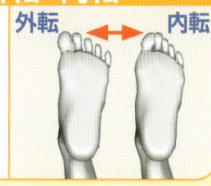

※中足趾節関節（MP関節）は2軸性関節。趾節間関節（DIP・PIP関節）は屈曲・伸展のみの1軸性関節

3章　下肢の骨と関節

足趾（右足）の関節

図示した関節以外にも、可動域はわずかながら、各中足骨間には中足間関節、各足根骨間には足根間関節がある。

母趾（親指）の趾節間関節（IP関節）
interphalangeal joint
第1趾（親指）の末節骨と基節骨をつなぐ関節。

リスフラン関節（足根中足関節）
lisfranc joint
中足骨底と遠位足根骨（内側楔状骨・中間楔状骨・外側楔状骨・立方骨）をつなぐ関節。

ショパール関節（横足根関節）
chopart joint
踵骨と立方骨をつなぐ「踵立方関節」、距骨と舟状骨をつなぐ「距舟関節」を合わせた総称。

遠位趾節間関節（DIP関節）
distal interphalangeal joint
第2～5趾（人差し指～小指）の末節骨と中節骨をつなぐ関節。「第1関節」とよぶ場合もある。

近位趾節間関節（PIP関節）
proximal interphalangeal joint
第2～5趾（人差し指～小指）の中節骨と基節骨をつなぐ関節。「第2関節」とよぶ場合もある。

中足趾節関節（MP関節）
metatarsophalangeal joint
基節骨と中足骨をつなぐ足趾の付け根の関節。

母趾　足根骨

137

下肢の骨と関節 CHECK❶
スクリューホームムーブメント

骨の形状によって発生する関節のねじ込み運動

関節には、筋（骨格筋）の働きに関係なく、骨の形状によって発生する動きもある。膝を伸ばす動作（膝関節伸展）において、膝が伸びきる直前、脛骨は膝関節で連結する大腿骨に対して、10〜15°程度の外旋運動を自動的に起こし、膝関節を最も安定した肢位に導く。この動きを「スクリューホームムーブメント（終末強制回旋運動）」という。

脛骨上端の関節面は、外側顆より内側顆のほうが突出しているため、膝関節を伸展するとき、内外差によって自然に外旋運動が生じる。大腿骨が固定された状態で膝を伸ばすと脛骨が外旋し、脛骨が固定された状態では大腿骨が内旋する。

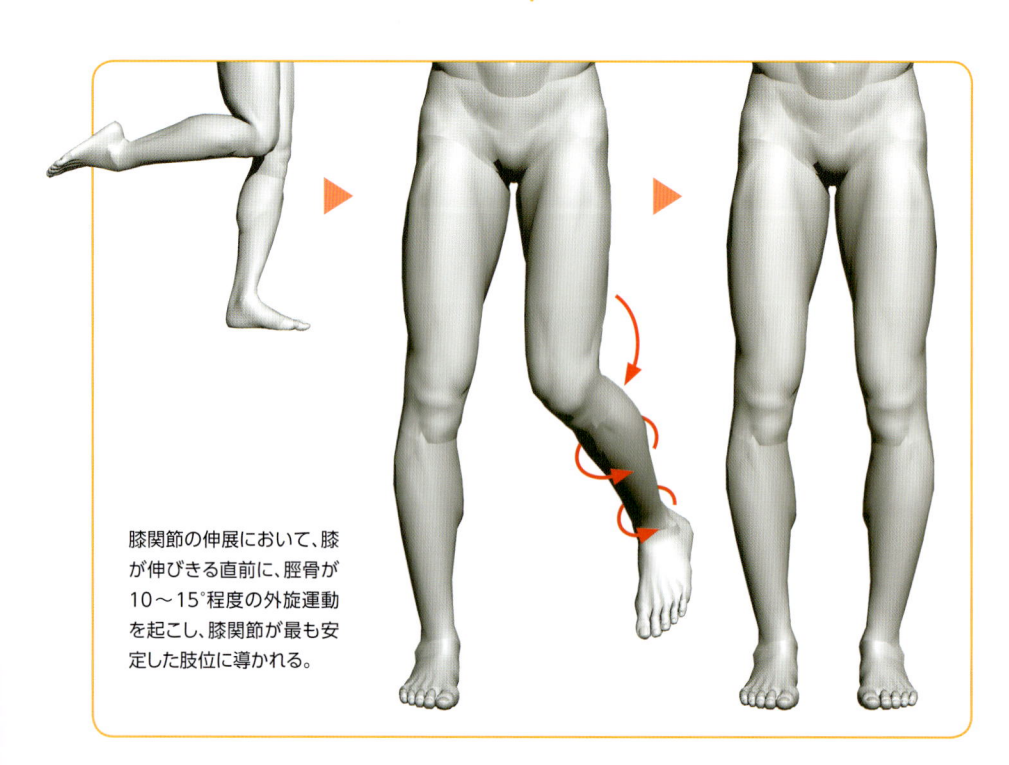

膝関節の伸展において、膝が伸びきる直前に、脛骨が10〜15°程度の外旋運動を起こし、膝関節が最も安定した肢位に導かれる。

下肢の骨と関節 CHECK❷

O脚とX脚の構造

股関節と脛腓関節の内外旋で変わる脚のライン

　男性に多いガニ股、女性に多い内股やO脚、欧米人に多いX脚など、脚のラインには個人差がある。本来、両脚は骨格的に下腿（主に脛骨）がX脚気味に**5〜10°程度外反**している。ここに「股関節の内旋・外旋」「下腿（主に脛骨）の内旋・外旋」「膝の内反・外反」などが加わることで、脚のラインが形成される。

　一般的に日本人女性は内股やO脚になりやすい傾向にあるなど、性別や人種間によって、脚のラインにある程度の傾向が見られるのは、骨格や筋力、生活習慣など、いくつかの要因が重なった結果と考えられる。

3章　下肢の骨と関節

ガニ股
- 股関節の外旋
  ＋
- 股関節の外転

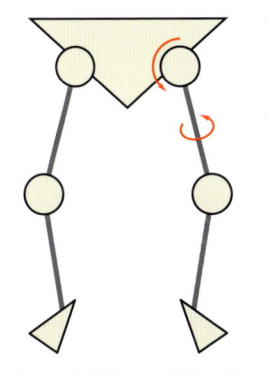

内股
- 股関節の内旋
  ＋
- 股関節の内転

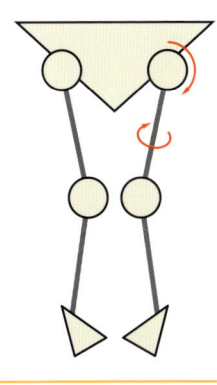

O脚
- 膝の内反

※さらに
「股関節の外旋」
「膝関節の屈曲」
「下腿（主に脛骨）の外旋」
が付加的に加わる

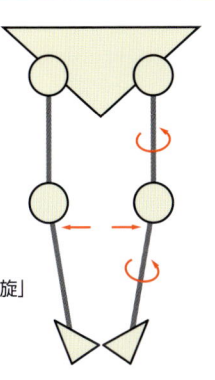

X脚
- 膝の外反

※さらに
「股関節の内旋」
「膝関節の伸展」
「下腿（主に脛骨）の内旋」
が付加的に加わる

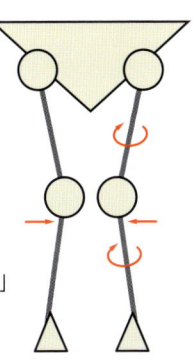

下肢の骨と関節 CHECK❸
下肢によるバランス保持

アンクル・ストラテジーとヒップ・ストラテジー

人間は、立位や歩行時において、倒れないようにバランスを取っている。このバランスは、距腿関節や距骨下関節による「アンクル・ストラテジー」と、股関節による「ヒップ・ストラテジー」で主に調整されている。基本的に、重心のかかる床面に近いアンクル・ストラテジーが先に作用し、足首がケガで動かない場合や不安定な場所では、ヒップ・ストラテジーが主に作用する。

一次装置となるアンクル・ストラテジーは、足関節の屈曲・伸展や内反・外反の動きでぐらつきに対処する。二次装置のヒップ・ストラテジーは、大殿筋や中殿筋などお尻の筋肉を使って重心を安定させる。

アンクル・ストラテジー

腓骨筋群で外反を、後脛骨筋などで内反をしながら、距腿関節（足関節）や距骨下関節の微妙な動きでバランスを保持する。

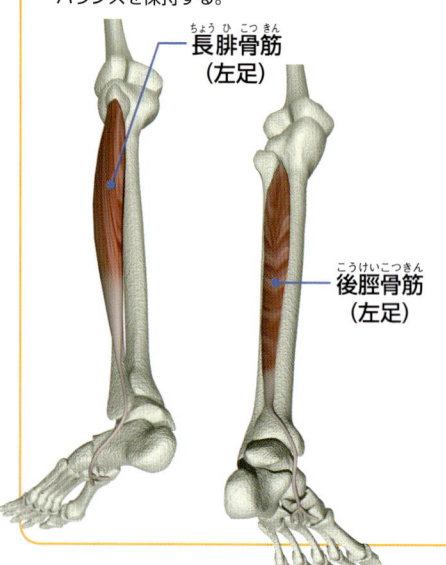

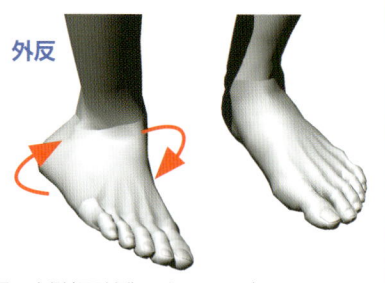

長腓骨筋（左足）

後脛骨筋（左足）

外反
足の内側（母趾側）で踏ん張り、バランスを保つ

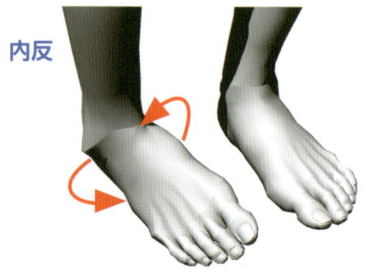

内反
足の外側（小趾側）で踏ん張り、バランスを保つ

下肢の骨と関節 CHECK ④

大腿骨頸部の骨折

治癒が難しい脚の付け根部分の骨折

股関節を構成する大腿骨は、外側上部の大転子が皮下にあるため、転倒などによって衝撃を受けやすく、その圧力で骨が細くなっている頸部の骨折にいたる。特に骨密度の低い高齢者に多く見られ、ほとんどの場合、歩行が困難になる。

大腿骨の頸部は、骨内で血液を骨頭まで運ぶ内側大腿回旋動脈が通っているため、骨折すると血管まで損傷するケースも多く、そうなると骨頭に血液が届かなくなる。血液が回らなくなった部分は、骨折が治癒しないだけでなく、骨組織が壊死するため、大腿骨頸部を骨折したことで、そのまま寝たきりになってしまうケースもあり、問題となっている。

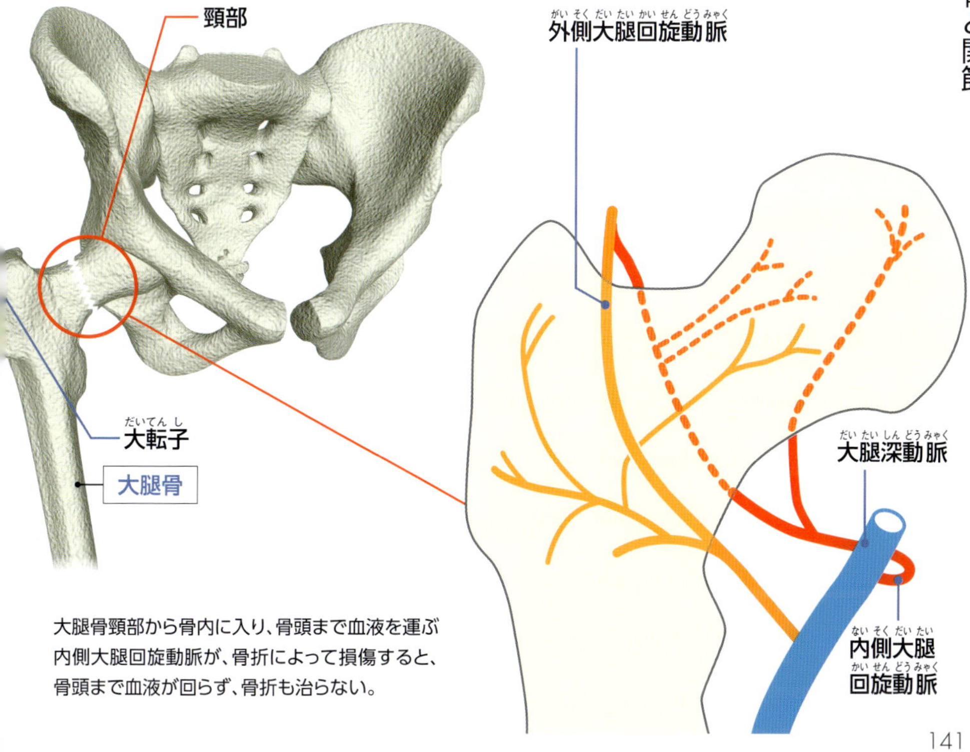

3章 下肢の骨と関節

- 頸部
- 大転子
- 大腿骨
- 外側大腿回旋動脈
- 大腿深動脈
- 内側大腿回旋動脈

大腿骨頸部から骨内に入り、骨頭まで血液を運ぶ内側大腿回旋動脈が、骨折によって損傷すると、骨頭まで血液が回らず、骨折も治らない。

下肢の骨と関節 CHECK ⑤

膝の半月板損傷

激しい動きによって傷つく膝関節の生命線

膝関節の関節円板である**半月板**は、体重を支える両膝を左右それぞれ1層の円板で保護しているため、負担が大きく、消耗しやすい。

関節の中央部を通る靭帯によって、半月板は内側と外側に2分されている。**内側半月**は体重がかかった状態で膝を捻る動きをしたときに痛めやすく、内側側副靭帯や前十字靭帯の損傷をともなうケースが多い。それに対し、**外側半月**は、可動性の高さから損傷しやすいといわれている。

半月板を損傷すると、膝関節がスムーズに動かせなくなり、膝に負担のかかる動きも難しくなる。半月板は自力ではほぼ再生できないため、治療には切除や縫合手術が行われる。

膝関節（左）上面

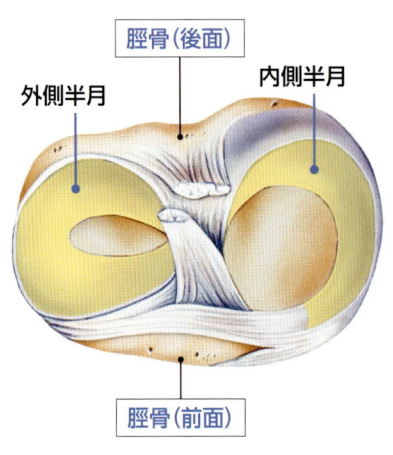

- 外側半月
- 脛骨（後面）
- 内側半月
- 脛骨（前面）

個人差はあるが、膝関節の屈曲・伸展に応じて、外側半月は10～12ミリ程度、内側半月も5～6ミリ程度、前後に移動する。半月板が動くことで膝にかかる負荷を緩和し、膝関節の安定に貢献している。

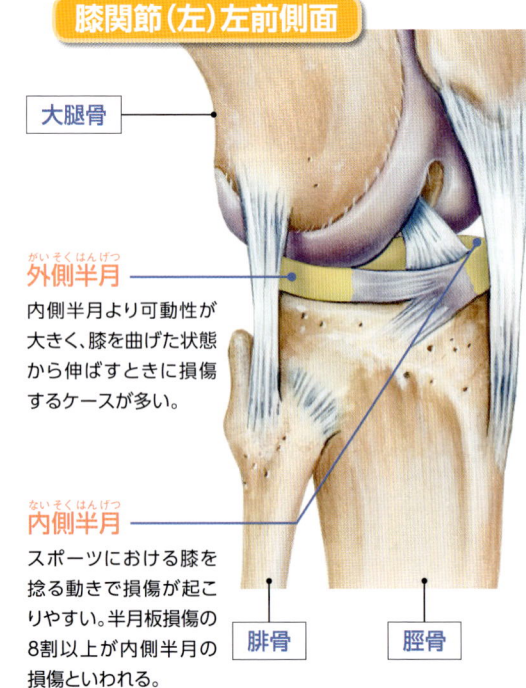

膝関節（左）左前側面

- 大腿骨
- **外側半月**：内側半月より可動性が大きく、膝を曲げた状態から伸ばすときに損傷するケースが多い。
- **内側半月**：スポーツにおける膝を捻る動きで損傷が起こりやすい。半月板損傷の8割以上が内側半月の損傷といわれる。
- 腓骨
- 脛骨

下肢の骨と関節 CHECK⑥

ニーイン・トゥアウト

膝関節が破壊される最も危険なフォーム

下肢の傷害を誘発しやすいフォームに「ニーイン・トゥアウト」がある。これは「股関節の内旋」と、「下腿の外旋」「膝の外反」が同時に行われる状態で、膝が内側へ向いている（ニーイン）のに対し、つま先は外側に向いている（トゥアウト）。

この体勢は膝の内側に強い負荷がかかるため、しばしば内側側副靭帯や前十字靭帯、半月板の損傷にいたる。サッカーやバスケットボールといったスポーツで頻繁に起こり、つま先を外側に向けて着地したとき、ニーイン・トゥアウトに陥りやすい。特に、女性は股関節外旋筋の筋力が弱く、膝関節が内側に入りやすい傾向にあるため、注意が必要である。

スポーツ選手に多いニーイン・トゥアウト

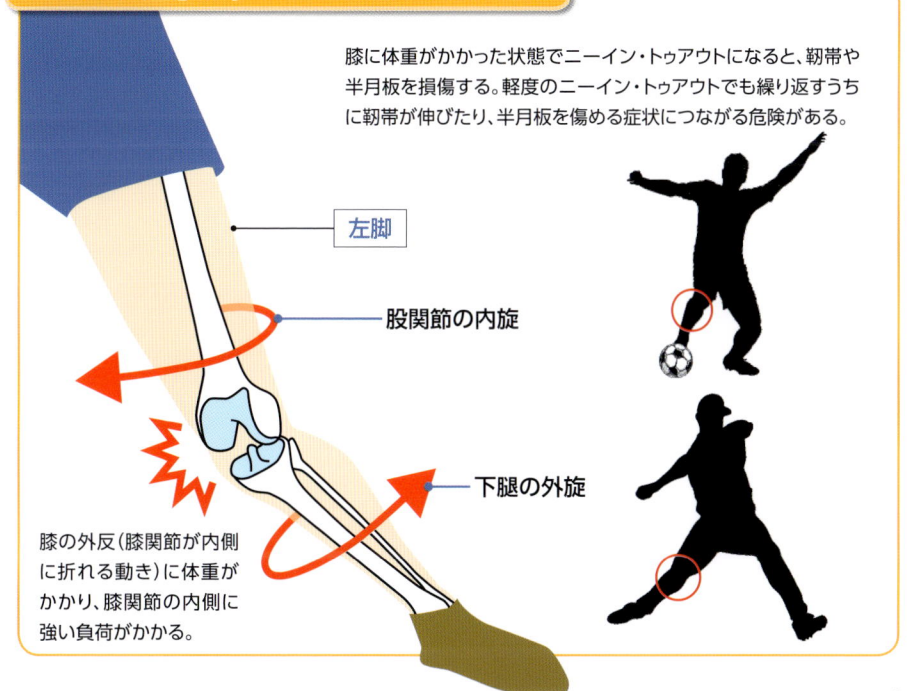

膝に体重がかかった状態でニーイン・トゥアウトになると、靭帯や半月板を損傷する。軽度のニーイン・トゥアウトでも繰り返すうちに靭帯が伸びたり、半月板を傷める症状につながる危険がある。

左脚

股関節の内旋

下腿の外旋

膝の外反（膝関節が内側に折れる動き）に体重がかかり、膝関節の内側に強い負荷がかかる。

3章 下肢の骨と関節

下肢の骨と関節 CHECK❼

膝前部痛症候群

ランナーが陥りやすい膝蓋骨まわりの炎症

「膝前部痛症候群」は、膝蓋骨の奥や周囲に痛みが出る障害で、膝蓋大腿部痛症候群ともよばれる。

ランニングやダッシュをしているとき、太腿前部の大腿四頭筋が膝にかかる衝撃を吸収するが、筋疲労や筋力不足、フォームの乱れなどで大腿膝蓋関節にかかる負荷が増すと、大腿骨や膝蓋骨の関節面が過度に圧迫され、関節軟骨が炎症を起こす。ほかにも大腿四頭筋外側部の柔軟性欠如によって、膝蓋骨が外側へけん引され、膝蓋骨の関節軟骨や膝蓋靭帯が損傷して炎症を起こすパターンや、膝まわりの腱や靭帯がオーバーユースによって炎症を起こすケースもあり、人によって異なる症状が見られる。

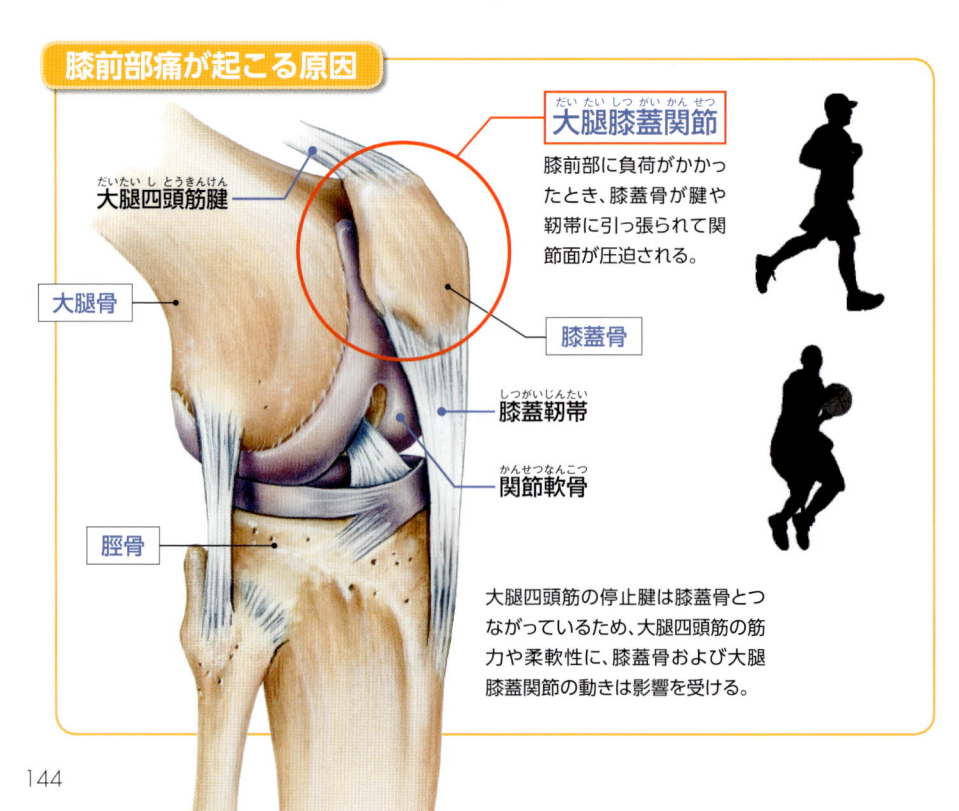

膝前部痛が起こる原因

大腿四頭筋腱
大腿骨
脛骨

大腿膝蓋関節
膝前部に負荷がかかったとき、膝蓋骨が腱や靭帯に引っ張られて関節面が圧迫される。

膝蓋骨
膝蓋靭帯
関節軟骨

大腿四頭筋の停止腱は膝蓋骨とつながっているため、大腿四頭筋の筋力や柔軟性に、膝蓋骨および大腿膝蓋関節の動きは影響を受ける。

下腿の疲労骨折

下肢の骨と関節 CHECK⑧

ストレスの蓄積で生じる脛骨と腓骨の亀裂骨折

骨折には、突発的な骨折とは別に、「疲労骨折」とよばれるものがある。これはスポーツなどで同じ動作を繰り返すことにより、骨の一部にストレスがかかり続け、骨に亀裂が生じる骨折で、走ったり跳躍する動作から下腿で発症するケースが多い。

❶脛骨過労性骨膜炎
脛骨の下方1/3に炎症および痛みが生じる。ランナーに多い症状でシンスプリントともよばれる。

❷脛骨疲労骨折（疾走型）
スプリンターに多い症状で、脛骨の上方1/3または下方1/3の内側後方で亀裂骨折が生じる。

❸脛骨疲労骨折（跳躍型）
跳躍動作の繰り返しで、脛骨前部の中央1/3に亀裂が生じる。バレーやバスケットの選手に多い。

❹腓骨疲労骨折
腓骨は衝撃でたわむことを繰り返すため、跳躍型は上方1/3、疾走型は下方1/3に亀裂が生じる。

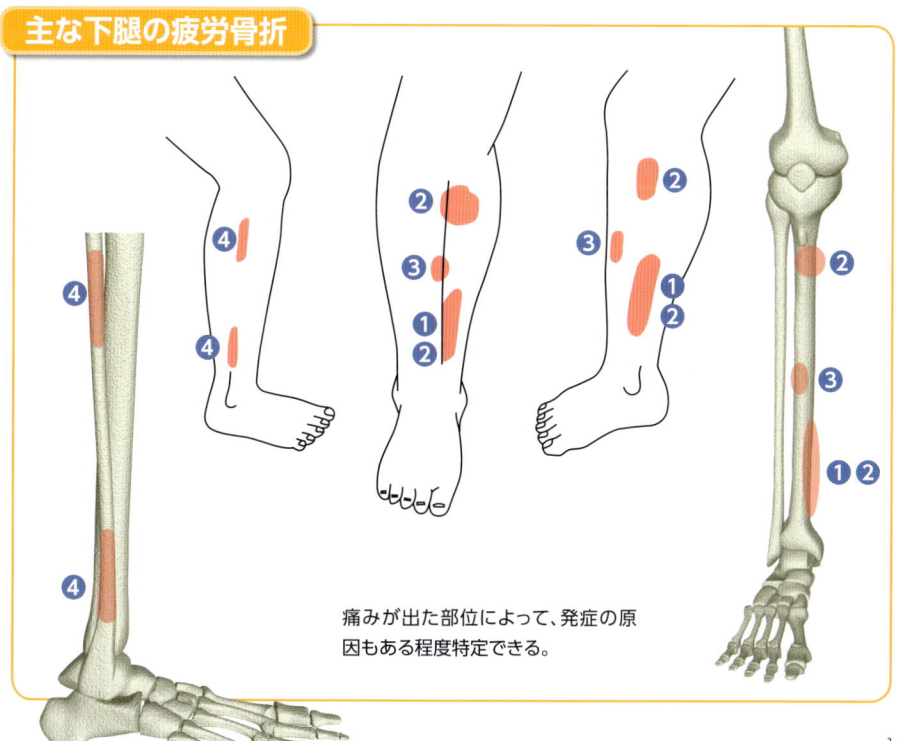

主な下腿の疲労骨折

痛みが出た部位によって、発症の原因もある程度特定できる。

下肢の骨と関節 CHECK ❾

扁平足による機能障害

意外に重要な「土踏まず」の働き

　足裏に土踏まずがない状態を**扁平足**とよぶ。土踏まずは、足底弓の**内側縦アーチ**にあたる部分。最も体重がかかる内側縦アーチは、足底に広がる幅広の足底腱膜が、アーチの両端の骨を引き付けることで、上方へしなったアーチを支えている。

　また、足裏にある靭帯や筋および腱もアーチの維持に貢献している。内側縦アーチを中心に、足底弓がバネの役割を果たし、踏み切りや着地において足裏にかかる衝撃を吸収している。足底腱膜や足裏の靭帯、腱が緩んだり、筋が弱くなると、内側縦アーチの機能は低下する。

足底弓（内側縦アーチ）の役割

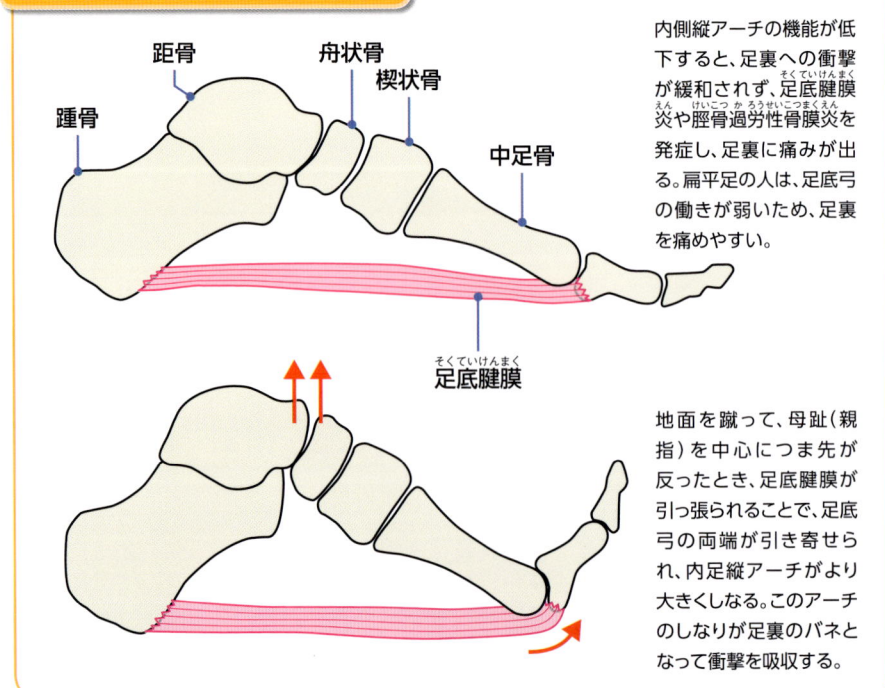

踵骨　距骨　舟状骨　楔状骨　中足骨　足底腱膜

内側縦アーチの機能が低下すると、足裏への衝撃が緩和されず、足底腱膜炎や脛骨過労性骨膜炎を発症し、足裏に痛みが出る。扁平足の人は、足底弓の働きが弱いため、足裏を痛めやすい。

地面を蹴って、母趾（親指）を中心につま先が反ったとき、足底腱膜が引っ張られることで、足底弓の両端が引き寄せられ、内足縦アーチがより大きくなる。このアーチのしなりが足裏のバネとなって衝撃を吸収する。

下肢の骨と関節 CHECK ⑩

外反母趾の原因

靴を履くことで発症する母趾関節の変形

最も起こりやすい関節変形のひとつに「**外反母趾**」がある。外反母趾は、足の親指（母趾）が外側（小趾側）へ曲がる症状で、小趾が内側（母趾側）へ曲がる内反小趾をともなうケースもある。症状が進行すると、靴を履いて歩くたびに痛みを感じ、靴が履けなくなる場合もある。

靴で足を締め付けることなどにより発症するが、原因には個人差がある。よく見られるのは、3つの楔状骨からなる足底弓の横アーチを支える筋（背側骨間筋・母趾内転筋など）が弱いために発症するケース。母趾の長い人は、母趾の指先が靴で巻き込まれて外旋・外反し、中足趾節関節から外側へ曲がるケースが多い。

外反母趾の主な症状

外反母趾は、主に母趾の中足趾節関節が外側（小趾側）に曲がる症状。人によっては母趾の趾節間関節が外側に曲がる症状、母趾のリスフラン関節が内側（母趾側）に突出する症状をともなう場合も見られる。

通常の足（右足甲）

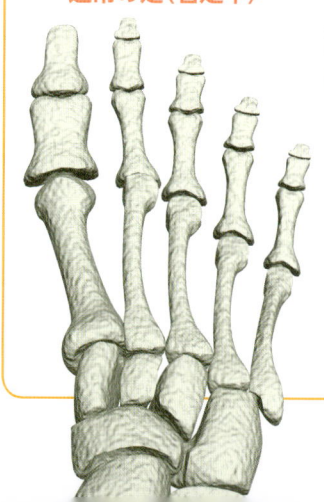

- 母趾の趾節間関節（IP関節）
- 中足趾節関節（MP関節）
- リスフラン関節（足根中足関節）

3章 下肢の骨と関節

147

COLUMN

関節に水が溜まる理由

関節に溜まる水の正体は関節腔に分泌される滑液

スポーツ選手が肘や膝に炎症を起こしたとき、しばしば関節に水が溜まった状態（**関節水腫**）となり、量によっては注射針で水を抜く場合もある。炎症を起こすと、なぜ関節に水が溜まるのだろうか。

関節包に覆われた関節腔では、関節腔の内壁となっている滑膜の細胞から「**滑液**」が分泌されたり、吸収されたりしている。ヒアルロン酸などを含んだ滑液は、関節軟骨に栄養を与えながら、関節のスムーズな動きを助ける潤滑油の役割を果たしている。

正常な関節の場合、関節腔内の滑液はせいぜい2～3mℓ程度。しかし、関節に炎症が起こると、滑液が分泌される量と吸収される量のバランスが崩れ、関節腔内に20～30mℓもの滑液が溜まった状態となる。これが「関節に水が溜まる状態」の正体である。

関節に溜まった水を抜くことの治療効果

捻挫や骨折だけでなく、外傷や化膿性の炎症、さらには痛風や関節リウマチなどの疾患でも、関節は水が溜まった状態となる。治療で水を抜くのには理由があり、溜まった水を抜くことで、パンパンに膨らんだ状態となった関節内の圧力を下げて関節を動きやすくしたり、炎症の原因にもなっている化学物質を滑液と一緒に取り除くことで正常な代謝を促し、炎症を沈める効果がある。

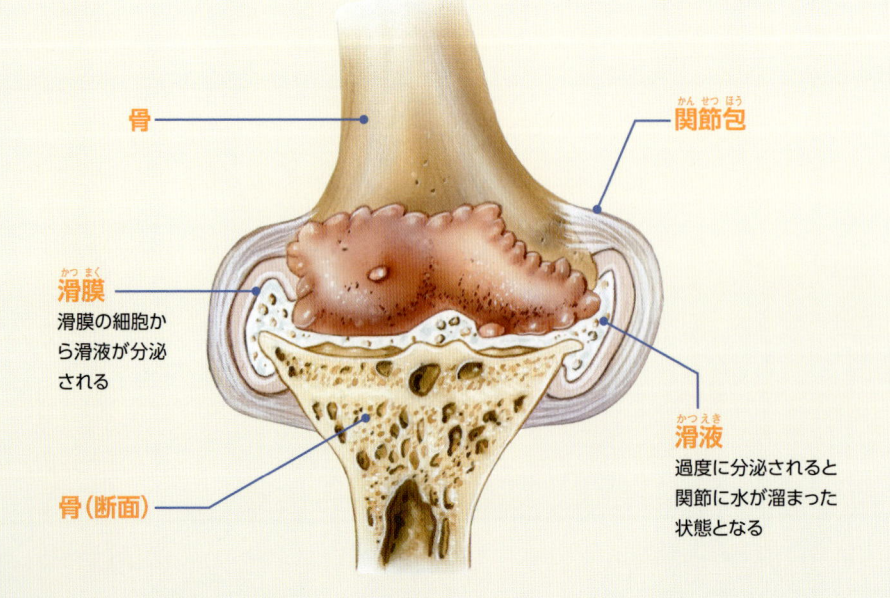

骨

関節包

滑膜
滑膜の細胞から滑液が分泌される

骨（断面）

滑液
過度に分泌されると関節に水が溜まった状態となる

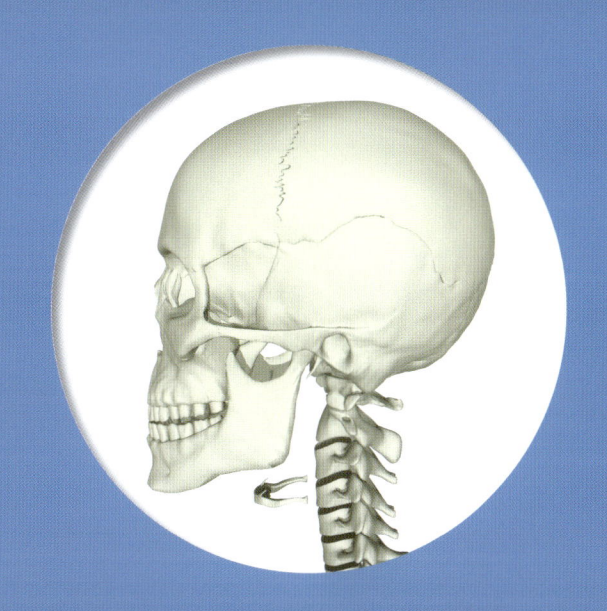

4章

頭部の骨と関節

前頭骨・頭頂骨・上顎骨・鼻骨・蝶形骨などからなる頭部は、大小の骨が頭部の外面および内面で複雑に接合し、頭蓋骨を形成している。

頭部の骨格

人間の頭部にあたる頭蓋骨は単体の骨ではない。外面から内部まで、大きさや形状の異なる数多くの骨が複雑に連結することで、頭や顔面の骨格を形成している。

15種23個の骨からなる頭蓋骨

　頭蓋骨は、脳を覆う半球形の「脳頭蓋」と、顔面を形成する「顔面頭蓋」に２つに分類される。

　脳頭蓋は、前頭骨、頭頂骨（左右１対）、後頭骨、側頭骨（左右１対）、蝶形骨の５種７個の骨で構成されている。顔面頭蓋は、上顎骨（左右１対）、下顎骨、篩骨、口蓋骨（左右１対）、鼻骨（左右１対）、鋤骨、頬骨（左右１対）、涙骨（左右１対）、下鼻甲介（左右１対）、舌骨の10種16個の骨で構成されている。

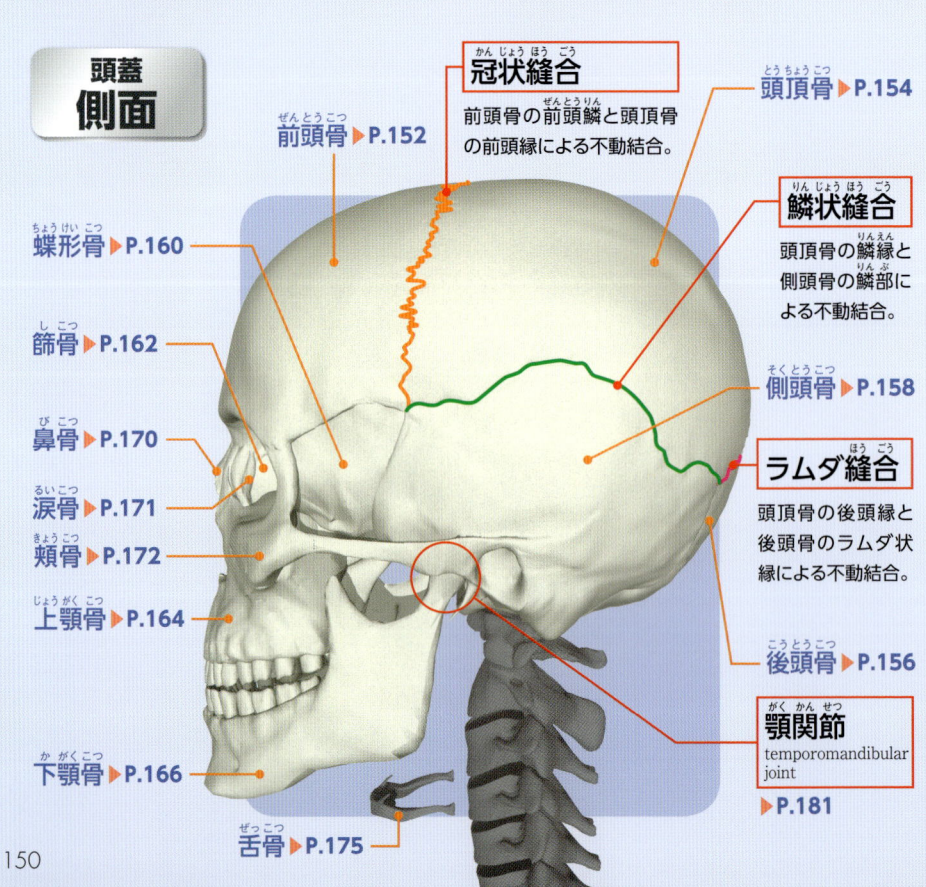

頭蓋 側面

- 前頭骨 ▶ P.152
- 蝶形骨 ▶ P.160
- 篩骨 ▶ P.162
- 鼻骨 ▶ P.170
- 涙骨 ▶ P.171
- 頬骨 ▶ P.172
- 上顎骨 ▶ P.164
- 下顎骨 ▶ P.166
- 舌骨 ▶ P.175
- 頭頂骨 ▶ P.154
- 側頭骨 ▶ P.158
- 後頭骨 ▶ P.156

冠状縫合
前頭骨の前頭鱗と頭頂骨の前頭縁による不動結合。

鱗状縫合
頭頂骨の鱗縁と側頭骨の鱗部による不動結合。

ラムダ縫合
頭頂骨の後頭縁と後頭骨のラムダ状縁による不動結合。

顎関節
temporomandibular joint
▶ P.181

頭蓋 前面

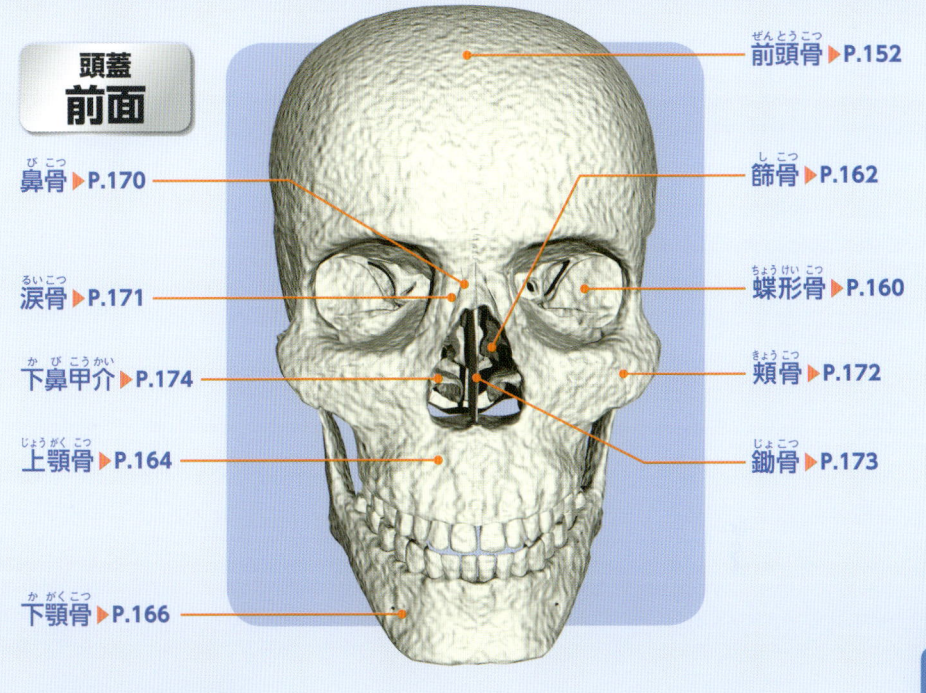

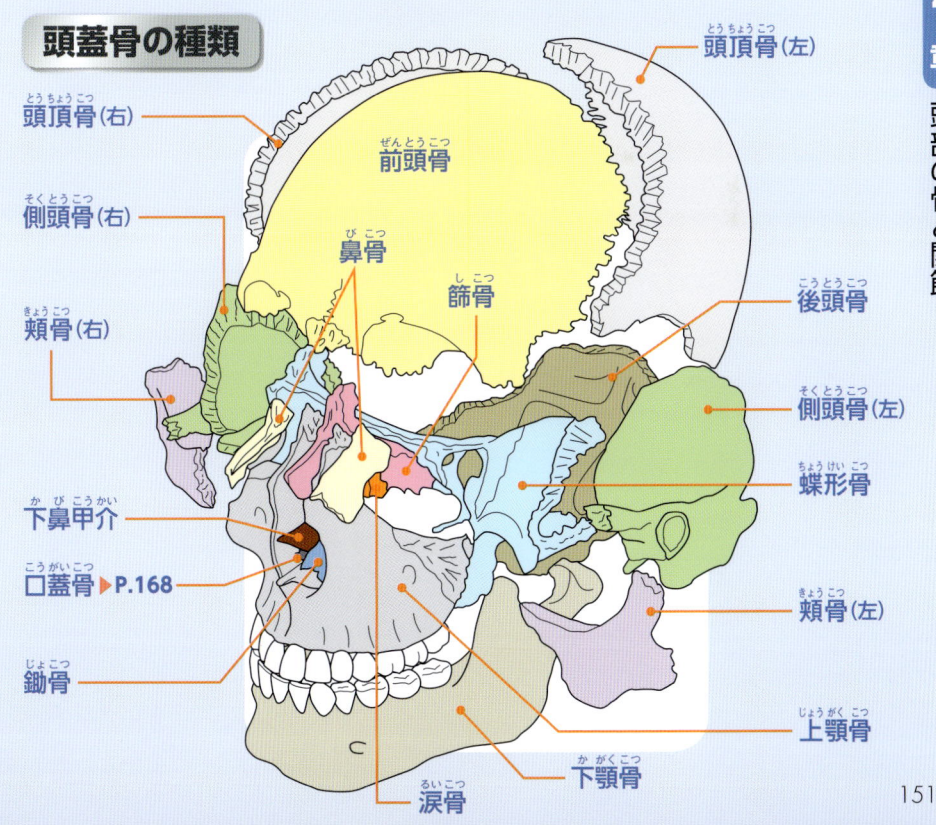

- 前頭骨（ぜんとうこつ）▶P.152
- 鼻骨（びこつ）▶P.170
- 篩骨（しこつ）▶P.162
- 涙骨（るいこつ）▶P.171
- 蝶形骨（ちょうけいこつ）▶P.160
- 下鼻甲介（かびこうかい）▶P.174
- 頬骨（きょうこつ）▶P.172
- 上顎骨（じょうがくこつ）▶P.164
- 鋤骨（じょこつ）▶P.173
- 下顎骨（かがくこつ）▶P.166

頭蓋骨の種類

- 頭頂骨（とうちょうこつ）(左)
- 頭頂骨（とうちょうこつ）(右)
- 前頭骨（ぜんとうこつ）
- 鼻骨（びこつ）
- 篩骨（しこつ）
- 側頭骨（そくとうこつ）(右)
- 頬骨（きょうこつ）(右)
- 後頭骨（こうとうこつ）
- 側頭骨（そくとうこつ）(左)
- 蝶形骨（ちょうけいこつ）
- 下鼻甲介（かびこうかい）
- 口蓋骨（こうがいこつ）▶P.168
- 頬骨（きょうこつ）(左)
- 鋤骨（じょこつ）
- 上顎骨（じょうがくこつ）
- 涙骨（るいこつ）
- 下顎骨（かがくこつ）

4章 頭部の骨と関節

前頭骨 frontal bone

前頭部

脳頭蓋の前壁となる骨。外面では額や眉、眼球が収まる眼窩の上壁などを形成している。冠状縫合で頭頂骨と不動結合している。出生時は左右1対の骨で、小児期に癒合してひとつの骨になる。

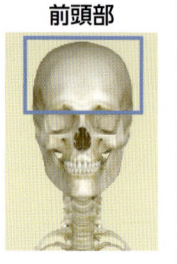

前頭骨 前面

前頭結節 frontal tuber
前頭骨の左右で最も突出している部分。

前頭洞 frontal sinus
眉間周辺にある1対の空洞。副鼻腔のひとつで粘膜に覆われている。

接する骨
頭頂骨、頬骨、上顎骨、鼻骨、蝶形骨、篩骨、涙骨

起始する筋 側頭筋の一部

停止する筋 なし

眉弓 superciliary arch
弓状に出っ張っている眉の部分。

眼窩上切痕 supra-orbital notch
眼窩上縁にある2つの切痕のうち、外側の切痕を眼窩上切痕(または眼窩上孔)という。眼窩上動脈および眼窩上神経の外側枝が通る。

前頭切痕 frontal notch
眼窩上縁にある2つの切痕のうち、内側の切痕を前頭切痕(または前頭孔)という。滑車上動脈および眼窩上神経の内側枝が通る。

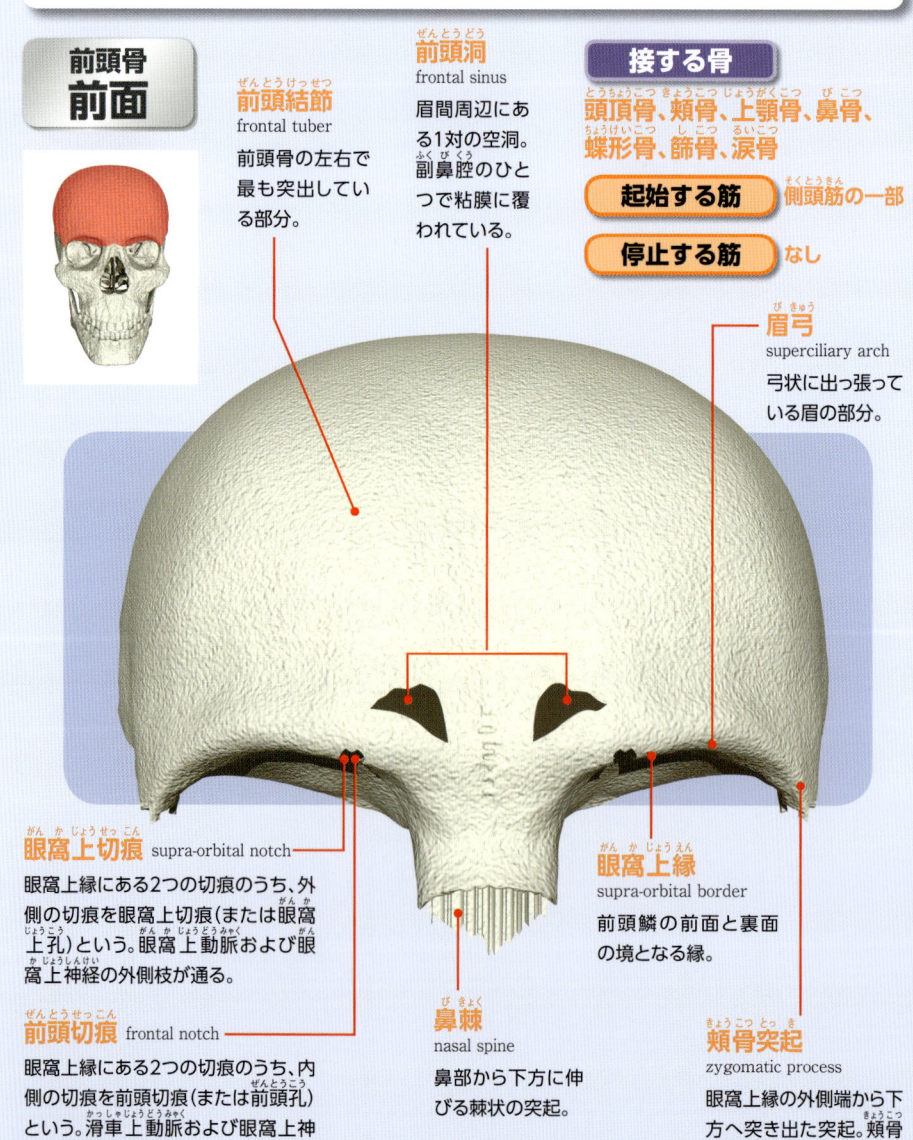

鼻棘 nasal spine
鼻部から下方に伸びる棘状の突起。

眼窩上縁 supra-orbital border
前頭鱗の前面と裏面の境となる縁。

頬骨突起 zygomatic process
眼窩上縁の外側端から下方へ突き出た突起。頬骨の前頭突起と接合する。

152 ※表情筋の筋群は、骨と骨をつなぐ骨格筋ではなく、皮筋に分類されるため、起始・停止する筋に含まない

主な特徴	主な傷害
前鱗部、眼窩部、鼻部に分けられる。額を形成する前鱗部は前頭鱗で頭頂骨と結合。眉を形成する眼窩部は眼窩の上壁となって鼻骨、涙骨、上顎骨、頬骨と接合。鼻根にあたる鼻部は鼻の奥にある篩骨切痕で篩骨と接合する。前頭骨の形状には個人差があり、眉弓の出っ張りが大きいといわゆる彫りの深い顔になる。	最も多いのは外傷による傷害。前頭骨に強い衝撃を受けると、額部分の骨折だけでなく、眼窩の骨折にいたることがあり、眼球の動きが制限される場合もある。

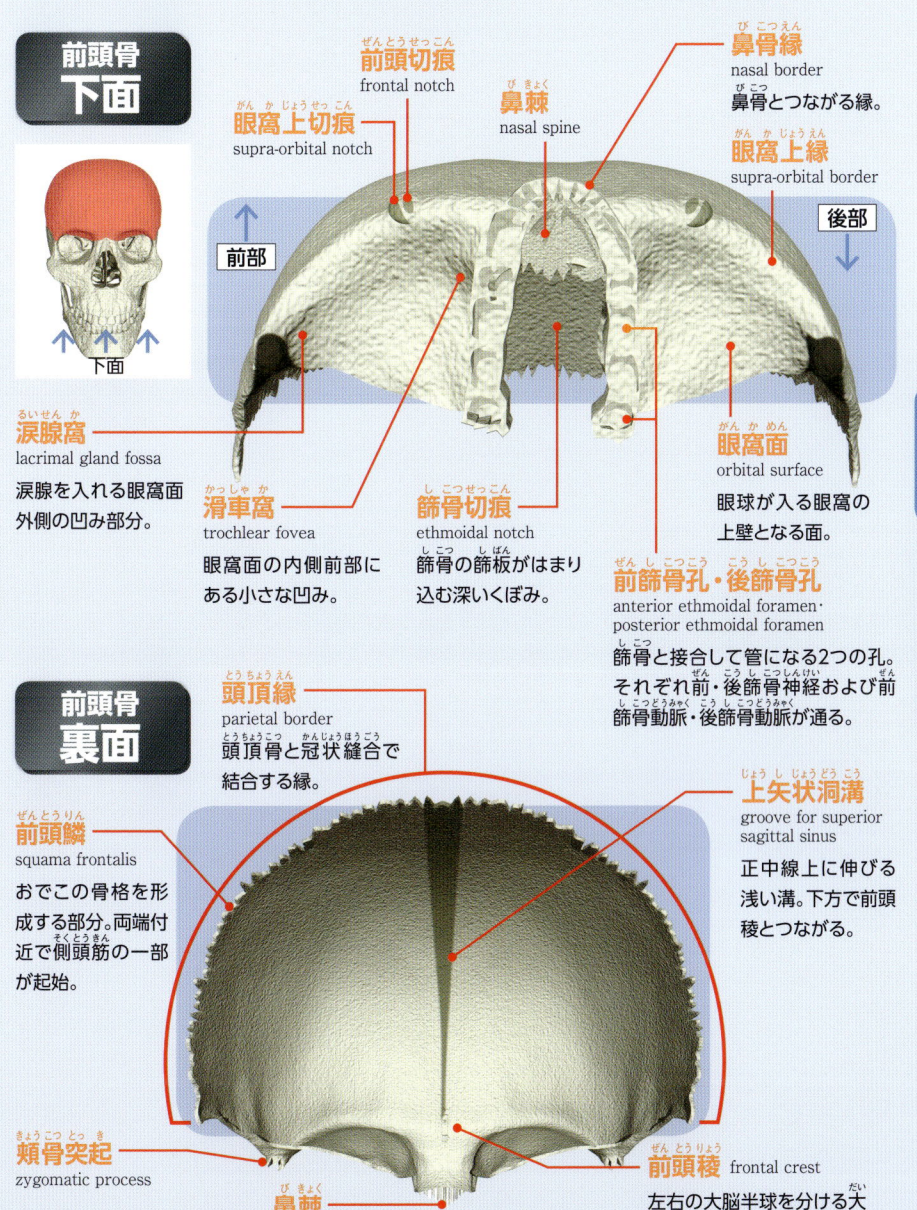

前頭骨 下面

前頭切痕 frontal notch
眼窩上切痕 supra-orbital notch
鼻棘 nasal spine
鼻骨縁 nasal border
鼻骨とつながる縁。
眼窩上縁 supra-orbital border

涙腺窩 lacrimal gland fossa
涙腺を入れる眼窩面外側の凹み部分。

滑車窩 trochlear fovea
眼窩面の内側前部にある小さな凹み。

篩骨切痕 ethmoidal notch
篩骨の篩板がはまり込む深いくぼみ。

眼窩面 orbital surface
眼球が入る眼窩の上壁となる面。

前篩骨孔・後篩骨孔 anterior ethmoidal foramen・posterior ethmoidal foramen
篩骨と接合して管になる2つの孔。それぞれ前・後篩骨神経および前篩骨動脈・後篩骨動脈が通る。

前頭骨 裏面

頭頂縁 parietal border
頭頂骨と冠状縫合で結合する縁。

前頭鱗 squama frontalis
おでこの骨格を形成する部分。両端付近で側頭筋の一部が起始。

上矢状洞溝 groove for superior sagittal sinus
正中線上に伸びる浅い溝。下方で前頭稜とつながる。

頬骨突起 zygomatic process
鼻棘 nasal spine
前頭稜 frontal crest
左右の大脳半球を分ける大脳鎌が付着する隆起部分。

4章 頭部の骨と関節

153

頭頂骨 parietal bone

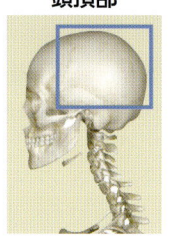

頭頂部

脳を上から覆っている1対の骨。矢状縫合で左右の頭頂骨が不動結合。さらに、前方では冠状縫合で前頭骨と、後方ではラムダ縫合で後頭骨と、下方では鱗状縫合で側頭骨と不動結合している。

頭頂骨 前側面

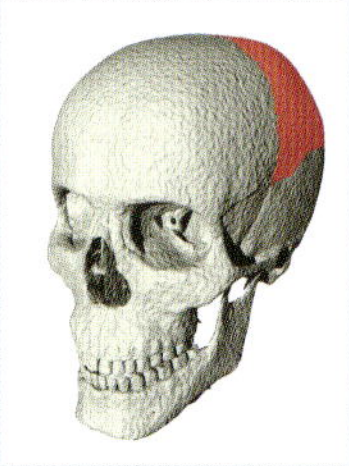

接する骨
前頭骨、後頭骨、側頭骨、蝶形骨

起始する筋
側頭筋の一部

停止する筋
なし

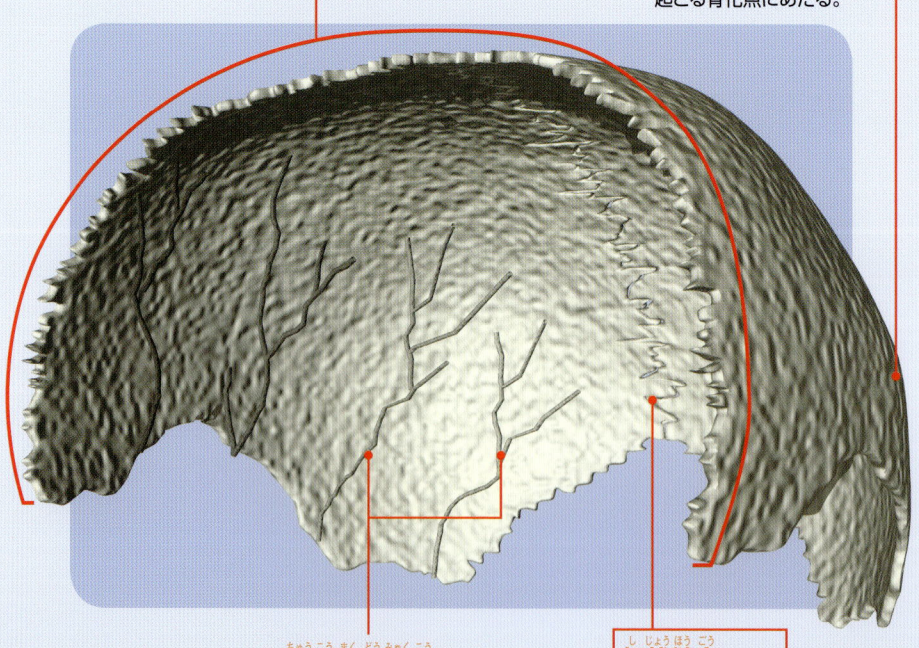

前頭縁 frontal border
前頭骨と冠状縫合で結合する縁。

頭頂結節 parietal eminence
中央部で最も外側へ突き出た部分。最初に骨化が起こる骨化点にあたる。

中硬膜動脈溝 groove for middle meningeal artery
中硬膜動脈を入れる溝。

矢状縫合 sagittal suture
左右の頭頂骨を結ぶ頭頂部の正中線。

主な特徴	主な傷害
緩やかに弯曲した四角形状の骨。前上方に前頭角、前下方に蝶形骨角、後上方に後頭角、後下方に乳突角と4つの角がある。前頭縁（前縁）は前頭骨、矢状縁（上縁）は反対側の頭頂骨、後頭縁（後縁）は後頭骨、鱗縁（下縁）は蝶形骨と側頭骨と、4辺がそれぞれ異なる骨と結合している。	発生率は低いが、頭頂骨を中心とした頭蓋骨の縫合が早期に骨化すると、狭頭症（頭蓋骨縫合早期癒合症）となり、頭の変形や脳の発達障害につながる場合がある。

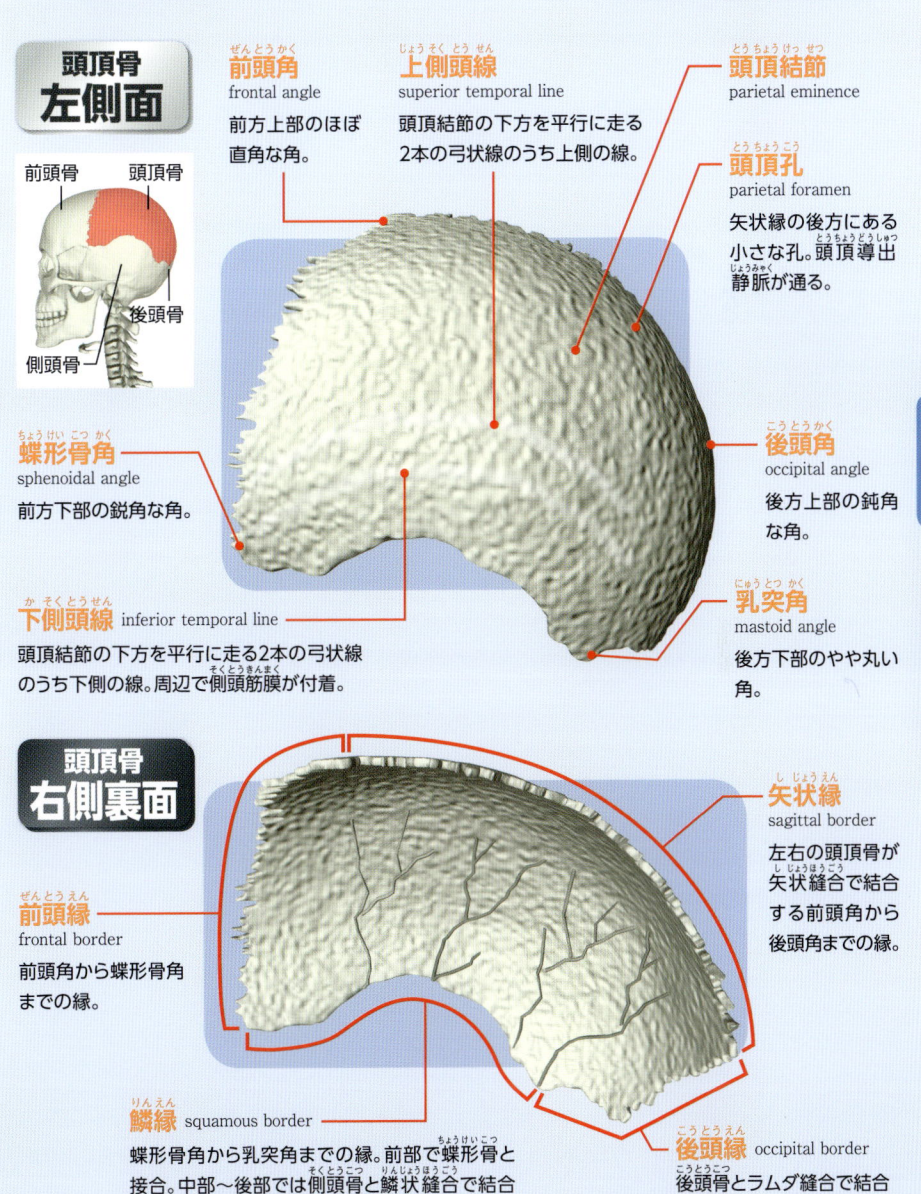

頭頂骨 左側面

前頭角 frontal angle
前方上部のほぼ直角な角。

上側頭線 superior temporal line
頭頂結節の下方を平行に走る2本の弓状線のうち上側の線。

頭頂結節 parietal eminence

頭頂孔 parietal foramen
矢状縁の後方にある小さな孔。頭頂導出静脈が通る。

蝶形骨角 sphenoidal angle
前方下部の鋭角な角。

後頭角 occipital angle
後方上部の鈍角な角。

下側頭線 inferior temporal line
頭頂結節の下方を平行に走る2本の弓状線のうち下側の線。周辺で側頭筋膜が付着。

乳突角 mastoid angle
後方下部のやや丸い角。

頭頂骨 右側裏面

矢状縁 sagittal border
左右の頭頂骨が矢状縫合で結合する前頭角から後頭角までの縁。

前頭縁 frontal border
前頭角から蝶形骨角までの縁。

鱗縁 squamous border
蝶形骨角から乳突角までの縁。前部で蝶形骨と接合。中部～後部では側頭骨と鱗状縫合で結合する。周辺で側頭筋の一部が起始。

後頭縁 occipital border
後頭骨とラムダ縫合で結合する縁。

4章 頭部の骨と関節

後頭骨 occipital bone

後頭部の骨。頭蓋骨の後部だけでなく、下部まで続いて頭蓋底を形成し、脊柱と連結している。大後頭孔（大孔）を通して脊柱管と頭蓋腔を連絡し、延髄や第1頸神経、脊髄動静脈などを通す。

後頭部

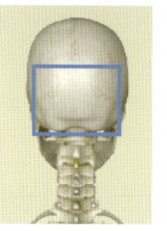

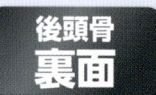

後頭骨 裏面

裏面

斜台 clivus
後頭骨底部の正中部で大後頭孔に向かう急な斜面。脳の橋と脊髄がのる。蝶形骨と接合し、斜台は上半分は蝶形骨、下半分が後頭骨からなる。

頸静脈結節 jugular tubercle
S状洞溝の前方内側にある小さな隆起。

大後頭孔（大孔） foramen magnum
脊髄が通る孔。脊柱管につながる。

下錐体洞溝 groove for inferior petrosal sinus
後頭骨底部の上面で外側縁にそって前方の蝶形骨体に続く浅い溝。

舌下神経管 hypoglossal canal
後頭骨底部で内側から外側に貫通し、舌下神経が通る。

前部

S状洞溝 groove for sigmoid sinus
S状静脈洞が入る溝。

頸静脈突起 jugular process
外方に突出した突起。先端で側頭骨の岩様部と接する。外側頭直筋が停止。

小脳後頭窩 cerebellar fossa
小脳が入るくぼみ。

大脳後頭窩 cerebral fossa
大脳の後頭葉が入るくぼみ。

横洞溝 groove for transverse sinus
十字隆起の左右に伸びる横脚の溝。横静脈洞が入る。

内後頭隆起 internal occipital protuberance
十字型に盛り上がった十字隆起の交差した部分。位置的には外側頭隆起と一致する。

乳突縁 mastoid border
後頭鱗が側頭骨乳突部の後頭縁と結合する部分。

ラムダ状縁 lambdoid border
頭頂骨の後頭縁とラムダ縫合で結合する縁。

後頭鱗 squama occipitalis
後頭骨底部で大後頭孔の後方に広がる扁平な骨部。ラムダ縫合で頭頂骨と結合するが、左右の前部では側頭骨とも接している。

上矢状洞溝 groove for superior sagittal sinus
十字隆起の上脚の溝。上矢状静脈洞が入る。

156

| 接する骨 | 環椎（第1頸椎）（環椎後頭関節を構成）、頭頂骨、側頭骨、蝶形骨 |

起始する筋	停止する筋
僧帽筋（上部線維）	胸鎖乳突筋（一部）、頭半棘筋、頭板状筋、前頭直筋、頭長筋、外側頭直筋、大後頭直筋、小後頭直筋、上頭斜筋

後頭骨 下面

舌下神経管 hypoglossal canal

後頭顆 occipital condyle
大後頭孔の両側で隆起した関節面。環椎（第1頸椎）の上関節窩と連結して環椎後頭関節を構成する。

咽頭結節 pharyngeal tubercle
後頭骨底部の下面中央にある小さな隆起。咽頭後壁にある咽頭縫線の付着点。そのさらに外側に頭長筋と前頭直筋が停止。

大後頭孔（大孔） foramen magnum

最上項線 highest nuchal line
上項線のさらに上方を走る隆起線。

顆管 condylar canal
裏面まで貫通し、顆導出静脈が通る。

下項線 inferior nuchal line
外後頭稜の中央付近から両側へ後方に伸びる隆起線。周辺で大後頭直筋、小後頭直筋、上頭斜筋が停止。

後頭鱗 squama occipitalis

上項線 superior nuchal line
下項線の上方を走る隆起線。僧帽筋（上部線維）が起始。頭板状筋・胸鎖乳突筋の一部が停止。上項線と下項線の間には頭半棘筋が停止する。

外後頭稜 external occipital crest
外後頭隆起から大後頭孔に向かって伸びる隆起線。項靭帯が付着。

外後頭隆起 external occipital protuberance
中央部の隆起。コブ状の小突起が後頭部で触知できる。

後頭骨 左側面

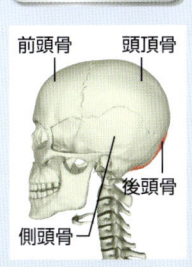

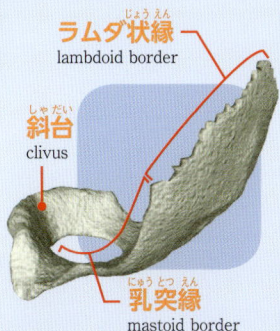

ラムダ状縁 lambdoid border

斜台 clivus

乳突縁 mastoid border

前頭骨、頭頂骨、後頭骨、側頭骨

主な特徴
上方はラムダ縫合で頭頂骨と結合。側方でも側頭骨と結合している。さらに、前方では蝶形骨と接合。下方では環椎（第1頸椎）と環椎後頭関節を構成している。後頭骨の丸みが少ないといわゆる絶壁頭になるが、絶壁になる主な原因は先天的なものといわれている。

主な傷害
脳に近い骨であるため、後頭骨に衝撃を受けると骨だけでなく脳にも影響がおよびやすい。脳震とうを起こすのも脳へのダメージが原因。

4章 頭部の骨と関節

157

側頭骨
そくとうこつ / テンポラル ボーン / temporal bone

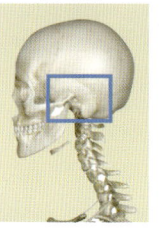

側頭部

左右の側頭部にある1対の骨。下顎骨と連結して顎関節を構成する。鱗状縫合で頭頂骨と不動結合し、後部では後頭骨とも結合。前方では蝶形骨、頬骨と接合し、頬骨とは頬骨弓を形成している。

側頭骨 外面

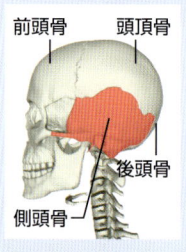

前頭骨、頭頂骨、後頭骨、側頭骨

接する骨
下顎骨（顎関節を構成）、頭頂骨、後頭骨、頬骨、蝶形骨

起始する筋
側頭筋（一部）、茎突舌筋、茎突舌骨筋、顎二腹筋（後腹）

停止する筋
頭最長筋、頭板状筋（一部）、胸鎖乳突筋（一部）

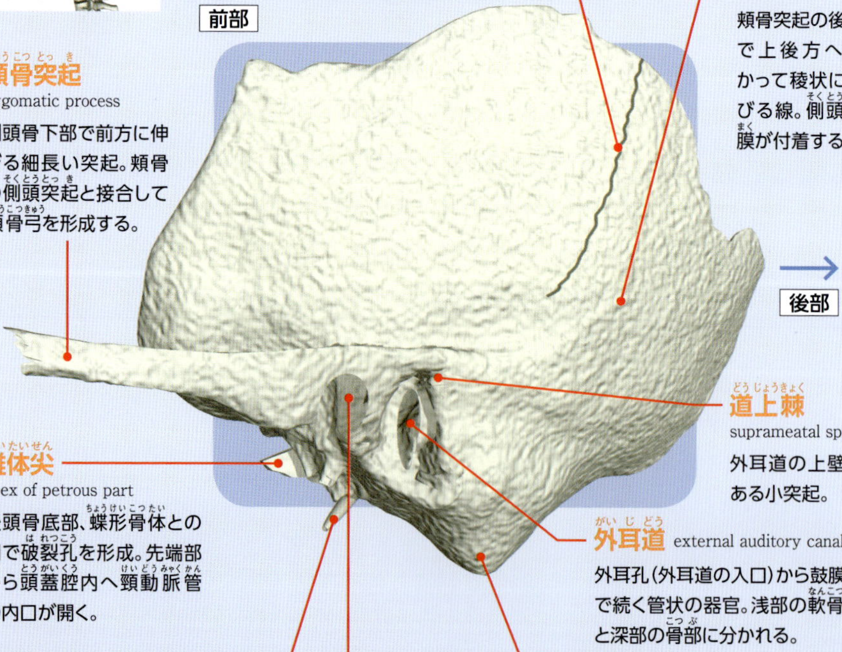

← 前部

中側頭動脈溝 groove for middle temporal artery
外耳孔上方の側頭面を縦に走る浅い溝。中側頭動脈が通る。

側頭線 temporal line
頬骨突起の後縁で上後方へ向かって稜状に伸びる線。側頭筋膜が付着する。

頬骨突起 zygomatic process
側頭骨下部で前方に伸びる細長い突起。頬骨の側頭突起と接合して頬骨弓を形成する。

後部 →

道上棘 suprameatal spine
外耳道の上壁にある小突起。

錐体尖 apex of petrous part
後頭骨底部、蝶形骨体との間で破裂孔を形成。先端部から頭蓋腔内へ頸動脈管の内口が開く。

外耳道 external auditory canal
外耳孔（外耳道の入口）から鼓膜まで続く管状の器官。浅部の軟骨部と深部の骨部に分かれる。

茎状突起 styloid process
耳の下にあたる側頭骨下面の尖状突起。茎突舌筋、茎突舌骨筋が起始。咽頭筋群の一部もここから起始。

下顎窩 mandibular fossa
下顎骨の下顎頭と連結し、顎関節を構成する。

乳様突起 mastoid process
耳介の後ろで突き出た突起。内側には乳突切痕の溝がある。頭最長筋と頭板状筋・胸鎖乳突筋の一部が停止。

※本書では、筋体積の小さい咽頭筋群は起始・停止する筋に含んでいない

主な特徴	主な傷害
耳のまわりに位置する骨であり、下部中央には耳の穴にあたる外耳道がある。4つの骨が癒合した骨であり、鱗部、岩様部、鼓室部、乳突部の4部に分けられる。岩様部の内部には聴覚や平衡感覚に関わる平衡聴覚器が入る錐体をもつ。	側頭部には平衡聴覚器があり、聴覚や平衡感覚をつかさどる神経が通っているため、側頭骨に衝撃を受けると、骨だけでなく、聴力や平衡感覚にまで影響がおよぶ場合がある。

側頭骨 裏面

頭頂縁 parietal border
頭頂骨と鱗状縫合で結合する縁。側頭筋の一部が起始。

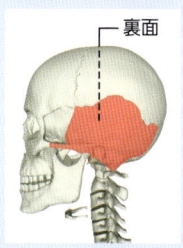

蝶形骨縁 sphenoidal border
蝶形骨の大翼と接する前縁。

鱗部 squamous part
側頭骨の大部分を構成し、薄い骨板からなる。より鋭利な上縁は鱗状縫合で頭頂骨と結合。前縁は蝶形骨の大翼と接する。

後頭縁 occipital border
後頭骨と結合する縁。

岩様部 petrous part
前方に突出する四角錐状の骨塊(錐体)。乳突部も含めて岩様部(錐体乳突部)と呼ぶ場合もある。

鼓室部 tympanic part
外耳道浅部の下壁を形成する半管状の薄い骨板部分。初めは独立した結合組織として発達し、成長とともに錐体の下面に癒着した骨部となる。

乳突部 mastoid part
側頭骨後方を形成する部分。岩様部に含む場合もある。

上錐体洞溝 groove for superior petrosal sinus
鼓室部(錐体部)の上縁を走る溝。上錐体静脈洞が入る。

弓状隆起 arcuate eminence
側頭骨裏面にある隆起。内耳の前半規管のために生じたもの。

鱗部 squamous part

S状洞溝 groove for sigmoid sinus
乳突部の裏面にある小さな凹み。頸静脈孔へ入るまでのS状静脈洞が入る溝。この溝は上方で後頭骨の横洞溝に、下方は頸静脈孔に続く。

頬骨突起 zygomatic process

内耳道 internal auditory canal

錐体尖 apex of petrous part

前部 ←   後部 →

茎状突起 styloid process

乳様突起 mastoid process
乳様突起の内側(乳突切痕)で顎二腹筋(後腹)が起始。

4章 頭部の骨と関節

蝶形骨
sphenoid bone

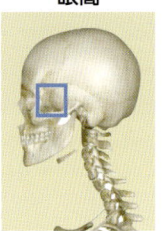

頭蓋内の中央に位置し、眼窩の後壁をなす蝶の形をした骨。大翼の前方で前頭骨、側方で側頭骨、蝶形骨体の前面で篩骨、後面で後頭骨、下面で鋤骨と接合。頭頂骨、口蓋骨、頬骨とも接する。

眼窩

蝶形骨 前面

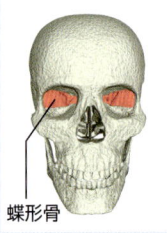

接する骨
前頭骨、頭頂骨、後頭骨、側頭骨、頬骨、篩骨、鋤骨、口蓋骨

起始する筋
内側翼突筋(一部)、外側翼突筋

停止する筋
なし

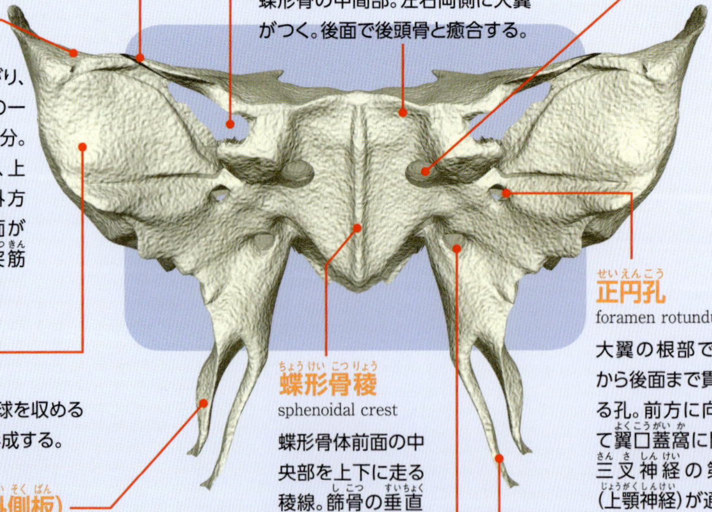

小翼 lesser wing
上部の前方で左右に鋭く突き出た扁平な突起。

上眼窩裂 superior orbital fissure
大翼と小翼の間にある切れ込み。頭蓋腔に通じ、眼筋の支配神経(動眼神経・滑車神経・外転神経)や眼神経、上眼神経が通る。

蝶形骨洞口 opening of sphenoidal sinus
蝶形骨体前面の左右にある孔。副鼻腔のひとつである蝶形骨洞の開口部。

蝶形骨体 body of sphenoid bone
蝶形骨の中間部。左右両側に大翼がつく。後面で後頭骨と癒合する。

大翼 greater wing
左右両側に広がり、頭蓋底や眼窩の一部を形成する部分。前方の眼窩面、上方の大脳面、外方の側頭面の3面がある。外側翼突筋(上部)が起始。

眼窩面 orbital surface
大翼の前面。眼球を収める眼窩の一部を形成する。

蝶形骨稜 sphenoidal crest
蝶形骨体前面の中央部を上下に走る稜線。篩骨の垂直板と相接する。

正円孔 foramen rotundum
大翼の根部で前面から後面まで貫通する孔。前方に向かって翼口蓋窩に開き、三叉神経の第2枝(上顎神経)が通る。

翼状突起(外側板) lateral pterygoid plate
蝶形骨体と大翼の間の下面から下方へ突き出た2つの突起のうち外側の突起。外側翼突筋(下部)と、内側翼突筋の一部が起始。

翼突管 pterygoid canal
翼状突起の根部で前面から後面まで貫通する管。翼突管神経および翼突管動脈が通る。

翼状突起(内側板) medial pterygoid plate
2つの翼状突起のうち内側の突起。内外の翼状突起は前面で口蓋骨および上顎骨と接する。

160

主な特徴	主な傷害
眼球が収まる眼窩の中央部分に位置する骨。眼窩は7種の骨で形成されており、蝶形骨の大翼と小翼が眼窩中央の後壁となり、その上縁で前頭骨、外縁で頬骨、下縁で口蓋骨および上顎骨、内縁で篩骨と接合している。眼窩の内壁を形成する涙骨とは接していない。	4つある副鼻腔の中でも、蝶形骨から続く蝶形骨洞は頭蓋の中心付近にあり、炎症を起こすと頭痛をともなう場合がある。

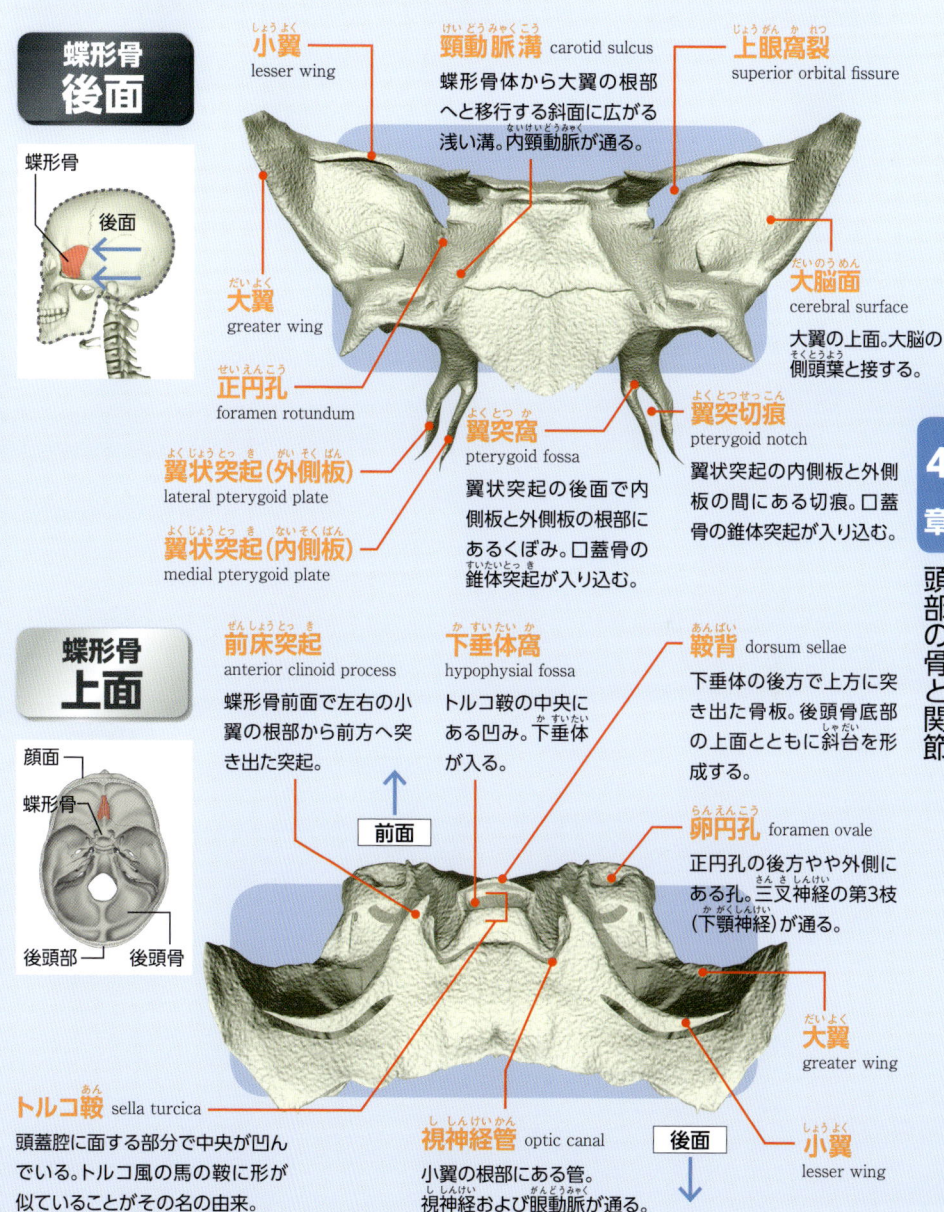

蝶形骨 後面

- **小翼** lesser wing
- **頸動脈溝** carotid sulcus — 蝶形骨体から大翼の根部へと移行する斜面に広がる浅い溝。内頸動脈が通る。
- **上眼窩裂** superior orbital fissure
- **大翼** greater wing
- **大脳面** cerebral surface — 大翼の上面。大脳の側頭葉と接する。
- **正円孔** foramen rotundum
- **翼突窩** pterygoid fossa — 翼状突起の後面で内側板と外側板の根部にあるくぼみ。口蓋骨の錐体突起が入り込む。
- **翼状突起（外側板）** lateral pterygoid plate
- **翼突切痕** pterygoid notch — 翼状突起の内側板と外側板の間にある切痕。口蓋骨の錐体突起が入り込む。
- **翼状突起（内側板）** medial pterygoid plate

蝶形骨 上面

- **前床突起** anterior clinoid process — 蝶形骨前面で左右の小翼の根部から前方へ突き出た突起。
- **下垂体窩** hypophysial fossa — トルコ鞍の中央にある凹み。下垂体が入る。
- **鞍背** dorsum sellae — 下垂体窩の後方で上方に突き出た骨板。後頭骨底部の上面とともに斜台を形成する。
- **卵円孔** foramen ovale — 正円孔の後方やや外側にある孔。三叉神経の第3枝（下顎神経）が通る。
- **大翼** greater wing
- **小翼** lesser wing
- **トルコ鞍** sella turcica — 頭蓋腔に面する部分で中央が凹んでいる。トルコ風の馬の鞍に形が似ていることがその名の由来。
- **視神経管** optic canal — 小翼の根部にある管。視神経および眼動脈が通る。

第4章 頭部の骨と関節

161

篩骨 ethmoid bone

鼻腔・眼窩

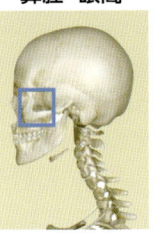

前頭蓋窩の中央部に位置する方形の骨。前頭骨の下面に接合し、鋤骨とともに鼻の穴から続く鼻腔を左右に仕切る隔壁（鼻中隔）となる。さらに篩骨の眼窩板は眼窩の内側壁の一部を形成する。

篩骨 前面

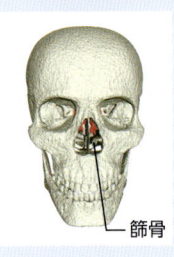

鶏冠 crista galli
篩板で上方に突出する鶏のトサカのような突起。頭蓋腔内で大脳鎌が付着する。

眼窩板 orbital plate
篩骨蜂巣の外側壁となる長方形の平滑な薄い骨板。眼窩の内側壁の一部も形成する。眼窩板より下方は口蓋骨と上顎骨に接合する面。

篩骨蜂巣 ethmoidal cells
小骨片に囲まれ、6〜20程度の小さな蜂の巣状の空洞が密集した部分。前・中・後の3群に分けられる。

上鼻道 superior nasal meatus
中鼻道、下鼻道とともに鼻から入った空気の通り道となる。上鼻道は上鼻甲介と中鼻甲介との間に形成される。

上鼻甲介 superior nasal concha
篩骨迷路内上部で鼻腔奥方の外側壁から張り出した隆起。中鼻甲介との間に上鼻道を形成する。上縁で前頭骨、下縁で上顎骨の眼窩面、後方では口蓋骨とそれぞれ接合する。

垂直板 perpendicular plate
篩板の下面から下方へ突出する骨板。前縁上部で前頭骨、前縁下部で鼻中隔軟骨、下縁で鋤骨、後縁で蝶形骨とそれぞれ接合する。両側面の上部には嗅神経が通る細い溝がある。

中鼻甲介 middle nasal concha
鼻腔奥方の外側壁で上鼻甲介の下方に突き出た部分。篩骨迷路の下面で肥厚し、下鼻甲介との間に中鼻道を形成する。

鈎状突起 uncinate process
篩骨胞（前篩骨蜂巣の一部が隆起した部分）の前方から後方へ広がる突起。尖端で下鼻甲介の篩骨突起と接合する。

篩骨 上面

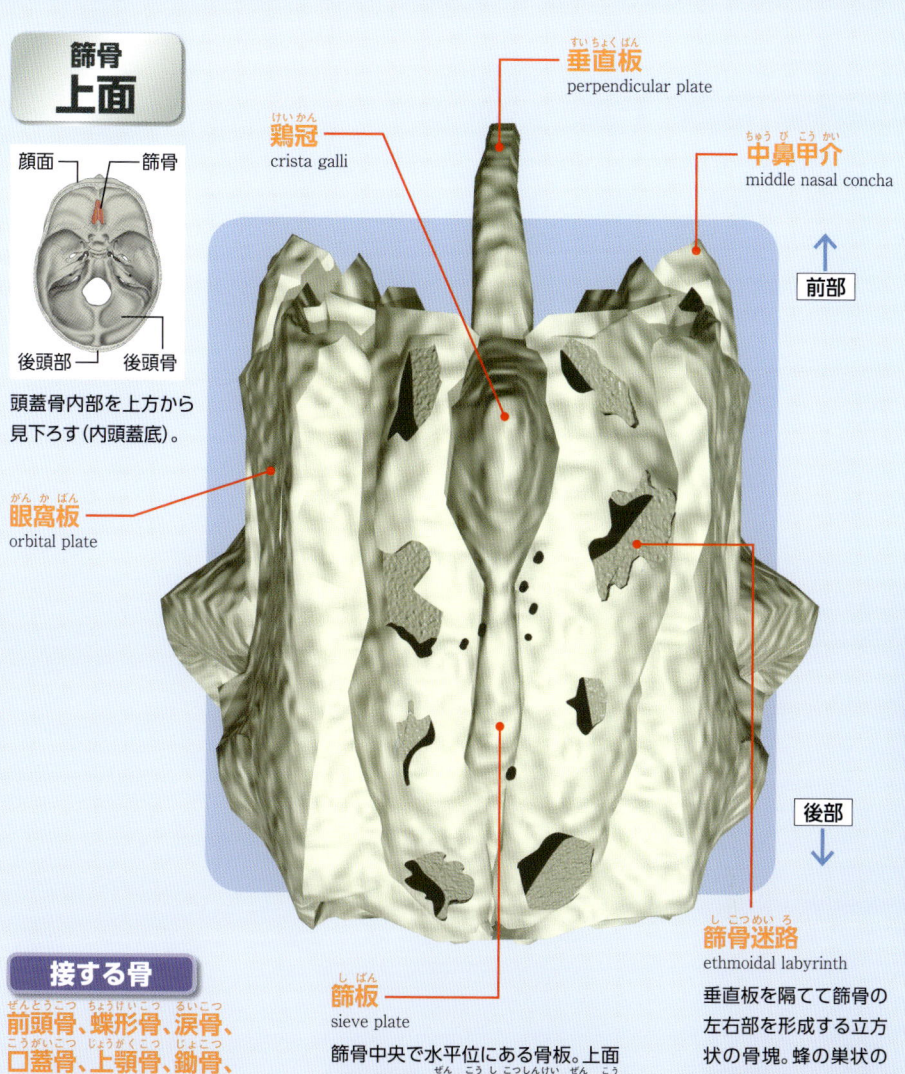

頭蓋骨内部を上方から見下ろす(内頭蓋底)。

- 顔面
- 篩骨
- 後頭部
- 後頭骨

垂直板 perpendicular plate

鶏冠（けいかん） crista galli

中鼻甲介（ちゅうびこうかい） middle nasal concha

↑ 前部

眼窩板（がんかばん） orbital plate

↓ 後部

篩骨迷路（しこつめいろ） ethmoidal labyrinth

垂直板を隔てて篩骨の左右部を形成する立方状の骨塊。蜂の巣状の篩骨蜂巣によって構成されている。鼻腔の外側上部と眼窩の内側壁の間を埋める骨格を形成する。

篩板（しばん） sieve plate

篩骨中央で水平位にある骨板。上面には嗅神経、前・後篩骨神経、前・後篩骨動脈などが通る多数の小孔を有している。前方で前頭骨の篩骨切痕と、側方で前頭骨の眼窩部と、後方で蝶形骨前縁と接合している。

接する骨

前頭骨、蝶形骨、涙骨、口蓋骨、上顎骨、鋤骨、下鼻甲介

- **起始する筋** なし
- **停止する筋** なし

主な特徴

複雑な形状で骨内に空洞を多く含む。副鼻腔のひとつである篩骨洞も篩骨内にある。鼻腔で鋤骨、下鼻甲介と接合。眼窩面では上縁で前頭骨、外縁で蝶形骨、下縁で上顎骨および口蓋骨、内縁で涙骨と接合している。

主な傷害

篩骨が軟骨と接合して形成される鼻中隔の前部は多くの成人に弯曲が見られる。弯曲が大きいと「鼻中隔弯曲症」となり、鼻閉塞や慢性鼻炎といった症状が出る。

4章 頭部の骨と関節

上顎骨 maxilla
じょうがくこつ　マクスィラ

上顎

上顎の1対の骨。正中口蓋縫合で左右の上顎骨は結合している。眼窩底から鼻腔、口蓋（鼻腔と口腔を隔てる口腔の上壁）、上顎まで、顔面の重要な部分を形成。下顎骨と直接は関節を構成しない。

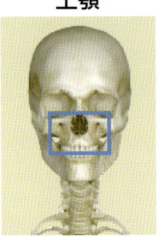

上顎骨 前面

接する骨
前頭骨、頬骨、涙骨、鼻骨、口蓋骨、鋤骨、下鼻甲介

起始する筋
内側翼突筋（一部）

停止する筋
なし

上顎骨

鼻切痕 nasal notch
上顎体前面の内側縁にある大きな切痕。対側の鼻切痕と合して鼻腔の開口部となる梨状口を形成する。

前頭突起 frontal process
上顎骨体の内側前方の上部から上方へ伸びる突起。前縁で鼻骨、後縁で涙骨と接し、前頭骨まで達する。

眼窩下孔 infraorbital foramen
左右の眼窩の下方にある孔。眼窩下動脈、眼窩下静脈、眼窩下神経が通る。

眼窩面 orbital surface
眼窩の底となる平坦な三角形の面。

頬骨突起 zygomatic process
上顎体の外側上部から外側やや前方へ突き出た太くて短い突起。頬骨と接合する。

口蓋突起 palatine process
上顎体の下方で内側へ水平に突出した骨板。上面で鼻腔底の一部、下面で口腔の上壁を形成し、鼻腔と口腔を隔てる。後縁は横口蓋縫合で口蓋骨の水平板と結合する。

歯槽突起 alveolar process
上顎体の下面から下方へ突出した馬蹄形の突起。通常、大人は左右両側で計16本の歯根を容れる歯槽がならぶ。

前鼻棘 anterior nasal spine
口蓋突起上面で前方へ突き出た部分。内側縁が上方へ伸びて鼻稜となる。

正中口蓋縫合 median palatine suture
左右の口蓋突起の接合部。50歳を超えた頃には左右の骨が完全に結合して消失するといわれている。

主な特徴

中心となる上顎体と4つの突起からなり、上方に伸びる前頭突起で前頭骨、鼻骨、涙骨と、側方の頬骨突起で頬骨と、内側下部の口蓋突起で口蓋骨と接合する。歯槽突起には上顎の歯（歯牙）を容れる歯槽が並ぶ。

主な傷害

上顎が前方に突出する「上顎前突症」になると、出っ歯になる。またボクシングなどで顔面を強打されるとしばしば眼窩底骨折にいたり、眼球の動きにも支障が出る。

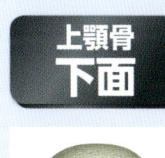

上顎骨 下面

切歯骨 incisive bone
上顎骨前部の小骨。胎生期には切歯骨という独立した1対の小骨となっているが、生後に上顎骨と癒合する。

切歯縫合 incisive suture
切歯骨と上顎骨の接合部。20〜30歳頃には両骨が完全に結合して消失するといわれている。

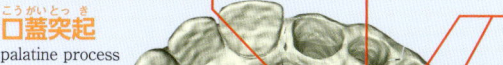

口蓋突起 palatine process

歯槽 dental alveolus
歯根を容れる穴。

歯槽突起 alveolar process

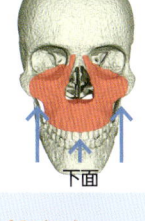

頬骨突起 zygomatic process

上顎結節 maxillary tuberosity
最も奥の歯のさらに後方にある膨らみ部分。内側翼突筋の一部が起始。

正中口蓋縫合 median palatine suture

口蓋溝 palatine groove
口蓋突起の下面で口腔の上壁となる粗面の歯槽突起内側に近い部分。大口蓋神経および大口蓋動脈、大口蓋静脈が通る。

上顎体 body of maxilla
上顎骨の中央部。上顎体の内部には上顎洞という大きな空洞があり、副鼻腔のひとつとなっている。

前部 →

側頭下面 infratemporal surface
頬骨突起より後方の面。頭蓋の側面にあたる側頭下窩の前壁となる。

上顎骨（右）外側面

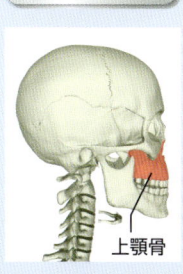

頬骨突起 zygomatic process

犬歯窩 canine fossa
眼窩下孔の下にある浅いくぼみ。

上顎結節 maxillary tuberosity

前頭突起 frontal process

鼻切痕 nasal notch

前鼻棘 anterior nasal spine

眼窩下孔 infraorbital foramen

歯槽突起 alveolar process

4章 頭部の骨と関節

下顎骨 mandible
かがくこつ　マンディブル

下顎

下顎を形成する馬蹄形の骨。顔面骨の中では最大の骨となる。歯槽部には下顎の歯（歯牙）を容れる歯槽が並ぶ。側頭骨の下顎窩と連結し、頭蓋骨で唯一の可動性連結となる顎関節を形成する。

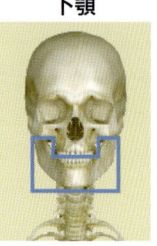

下顎骨 前面

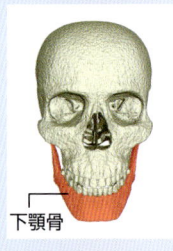

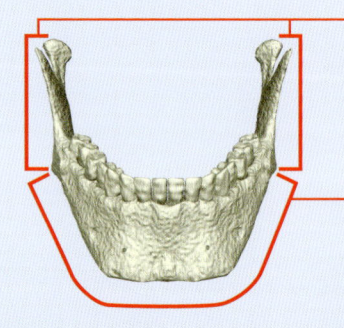

下顎骨

下顎枝 ramus of mandible
下顎体の後端から上後方に伸びる扁平な部分。関節突起と筋突起をもつ。

下顎体 body of mandible
弓状に曲がった下顎骨の中央部。下顎体の前部が前下方に突出して下アゴの先端（オトガイ）を形成する。

歯槽部 alveolar part
下顎体の上部。通常、大人は16本の歯根を容れる歯槽がならび、上顎骨の歯槽突起と噛み合わせで対応する。

関節突起 condylar process
下顎枝上端の後方にある突起。先端部が下顎頭となる。外側翼突筋（下部）が停止。

筋突起 coronoid process
下顎枝上端の前方にある扁平な突起。側頭筋が停止。

下顎角 angle of mandible
下顎骨の下縁で下顎体と下顎枝が接する角。エラにあたる部分。成人に比べて幼少期や老齢期は角度が緩い。内面のやや上方にある顎舌骨筋線から顎舌骨筋が起始。外面で咬筋が停止。

オトガイ隆起 mental protuberance
下顎体の正中部前面にある隆起。両側にあるオトガイ結節とともに前方へ突出して下アゴの先端（オトガイ）を形成する。

オトガイ孔 mental foramen
下顎体の第2（または1）小臼歯の歯槽にある孔。下顎管の前端であり、オトガイ神経、オトガイ動脈、オトガイ静脈が通る。

下顎底 base of mandible
下顎体の下縁。後面中央のやや外側に二腹筋窩のくぼみがあり、顎二腹筋（前腹）が起始する。

オトガイ結節 mental tubercle
オトガイ隆起の両側やや下方にある扁平な隆起。

166

接する骨	側頭骨（顎関節を構成）

起始する筋
顎二腹筋（前腹）、顎舌骨筋、オトガイ舌筋、オトガイ舌骨筋

停止する筋
側頭筋、咬筋、内側翼突筋、外側翼突筋（下部）

主な特徴
下顎体と下顎枝からなり、下顎先端部のオトガイ周辺には、下顎骨と頸椎の前方にある舌骨をつなぎ、開口に貢献する舌骨上筋群やオトガイ神経、オトガイ動脈、オトガイ静脈などが通る。顎関節で動くのは上顎骨ではなく下顎骨であり、食物を咬む咀嚼動作は下顎骨の運動となる。

主な傷害
下顎頭が過度に前方へ転移すると口が開けにくくなる開口障害となる。下顎がしゃくれた状態の「下顎前突症」の人は、上顎との噛み合わせが不十分な場合が多い。また歯槽部の面積が小さい人は歯並びが悪くなりやすい（上顎骨も同様）。

下顎骨 上面

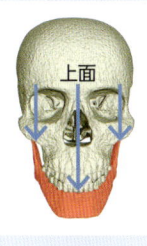

下顎頭 head of mandible
関節突起の先端部。側頭骨の下顎窩と連結して顎関節を構成する。

下顎孔 mandibular foramen
下顎枝の中央部分にある孔。下顎管の入口であり、ここから下歯槽神経、下歯槽動脈、下歯槽静脈が入る。

オトガイ舌筋棘 superior mental spine
正中線の下縁にある1対の小突起で、オトガイ舌筋が起始。前方にもオトガイ舌骨筋棘という1対の小突起があり、オトガイ舌骨筋が起始する。オトガイ舌筋棘とオトガイ舌骨筋棘をまとめてオトガイ棘とよぶ場合もある。

翼突筋粗面 pterygoid tuberosity
下顎角周辺にある粗面。内側翼突筋が停止。

下顎切痕 mandibular notch
下顎枝の上縁にある深いくぼみ。下顎切痕により関節突起と筋突起に分かれる。

下顎頸 neck of mandible
下顎頭の下方にあるくびれ部。

筋突起 coronoid process

歯槽部 alveolar part

第4章 頭部の骨と関節

口蓋骨 (こうがいこつ)
palatine bone (パラタイン ボーン)

口蓋・鼻腔後部

頭蓋内の中心で上顎骨の後方に位置する1対の骨。口腔の上壁となる口蓋や鼻腔の後部を形成している。正中口蓋縫合で左右の口蓋骨が結合。横口蓋縫合で上顎骨の後縁とも結合している。

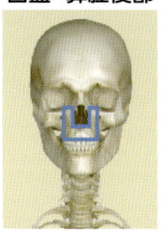

口蓋骨(左) 前面

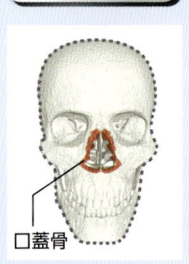

接する骨
上顎骨、蝶形骨、篩骨、鋤骨、下鼻甲介

起始する筋
内側翼突筋の一部

停止する筋
なし

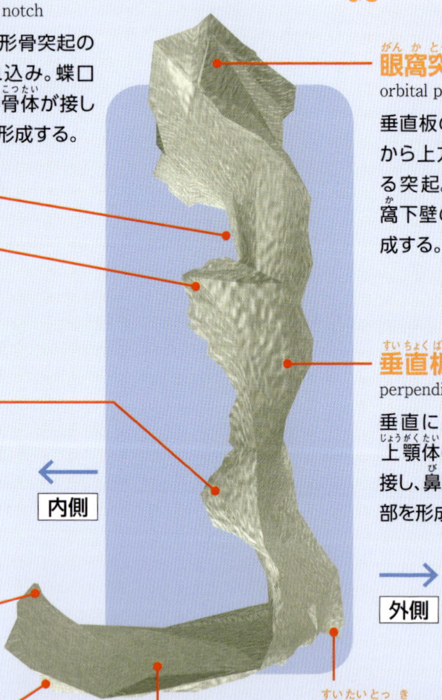

蝶口蓋切痕 sphenopalatine notch
眼窩突起と蝶形骨突起の間にある切れ込み。蝶口蓋切痕に蝶形骨体が接して蝶口蓋孔を形成する。

蝶形骨突起 sphenoid process
垂直板の上端から内側上方へ突き出た突起。蝶形骨体の下部と接する。

鼻甲介稜 conchal crest
垂直板の内側面を横走する上下2本の稜のうち、下方の稜を鼻甲介稜という。上縁に下鼻甲介が接する。

鼻稜 nasal crest
水平板の内側縁で上方に突き出た部分。鋤骨と接する。

後鼻棘 posterior nasal spine
水平板の内側縁後端で棘状に突き出た部分。

眼窩突起 orbital process
垂直板の上縁前端から上方へ突出する突起。尖端は眼窩下壁の後部を形成する。

垂直板 perpendicular plate
垂直に立つ骨板。上顎体の内側面と接し、鼻腔側壁の後部を形成する。

錐体突起 pyramidal process
垂直板と水平板の移行部の後端から、後外方に突き出た突起。蝶形骨翼状突起の内側板と外側板の間に入り込み、翼突窩の下部を形成する。内側翼突筋の一部が起始。

水平板 horizontal plate
垂直板の下部から内方へ突出し、骨口蓋の後部を形成する骨板。下面で上顎骨の口蓋突起と骨口蓋を形成する。

内側 → ← 外側

168

主な特徴	主な傷害
2つの骨板（垂直板・水平板）と3つの突起からなり、垂直板は鼻腔後方の外壁、水平板は口蓋の後方部分を形成している。眼窩にいたる眼窩突起は上顎骨・篩骨・蝶形骨と、下部の上顎面や鼻稜は上顎骨や鋤骨と、後方下部の錐体突起は蝶形骨と、後方の蝶形骨突起は蝶形骨下部と、内側面の鼻甲介稜は下鼻甲介と接合している。	口蓋骨や蝶形骨、頬骨、鼻骨など大小の骨が複雑に密接している上顎骨周辺は、強い衝撃を受けると、衝撃を受けた骨だけでなく、周辺骨も併発骨折する場合があり、頭蓋の深層にある口蓋骨にまでダメージがおよぶこともある。

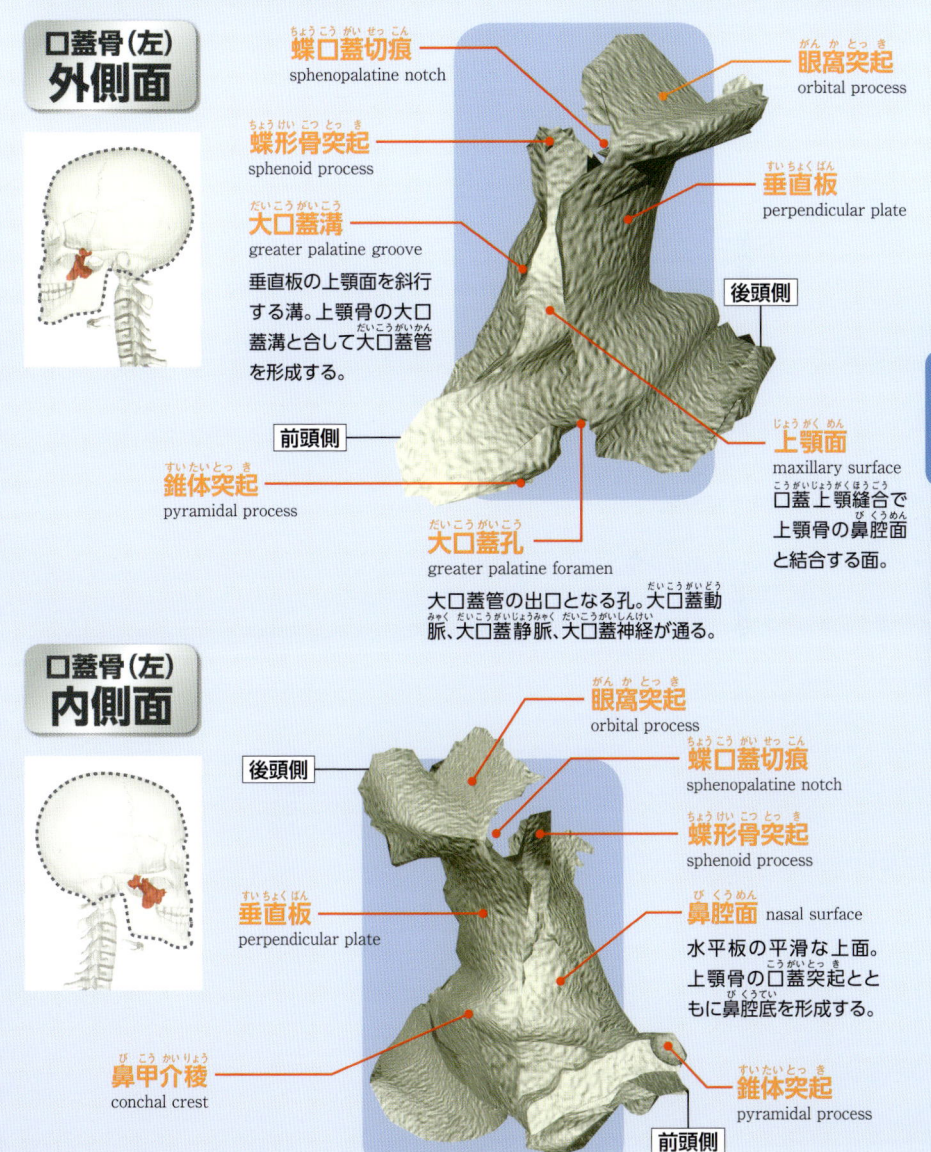

口蓋骨（左）外側面

- 蝶口蓋切痕 sphenopalatine notch
- 眼窩突起 orbital process
- 蝶形骨突起 sphenoid process
- 垂直板 perpendicular plate
- 大口蓋溝 greater palatine groove
  垂直板の上顎面を斜行する溝。上顎骨の大口蓋溝と合して大口蓋管を形成する。
- 後頭側
- 前頭側
- 上顎面 maxillary surface
  口蓋上顎縫合で上顎骨の鼻腔面と結合する面。
- 錐体突起 pyramidal process
- 大口蓋孔 greater palatine foramen
  大口蓋管の出口となる孔。大口蓋動脈、大口蓋静脈、大口蓋神経が通る。

口蓋骨（左）内側面

- 後頭側
- 眼窩突起 orbital process
- 蝶口蓋切痕 sphenopalatine notch
- 蝶形骨突起 sphenoid process
- 垂直板 perpendicular plate
- 鼻腔面 nasal surface
  水平板の平滑な上面。上顎骨の口蓋突起とともに鼻腔底を形成する。
- 鼻甲介稜 conchal crest
- 錐体突起 pyramidal process
- 前頭側

第4章 頭部の骨と関節

鼻骨
nasal bone
ネイザル ボーン

眉間直下に位置する1対の骨。左右の鼻骨が中央でつながって鼻根部となり、鼻軟骨とともに鼻を形成している。上部より下部の骨幅が広い。小さい骨ながら鼻骨の長さ、高さは個人差がある。

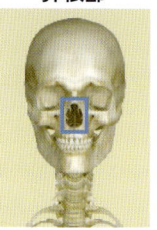

鼻根部

| 接する骨 | 前頭骨、上顎骨 | 起始する筋 | なし | 停止する筋 | なし |

主な特徴
上方で前頭骨、後方および外側方で上顎骨と接合。内側面は反対側の鼻骨と接合している。下方は鼻腔の顔面への開口である梨状口の上縁となっている。

主な傷害
鼻骨の下部は、上部より骨が薄く、突出が高いため、衝撃を受けて骨折するケースがしばしばある。鼻骨が曲がったまま治癒した場合、その状態を斜鼻または陳旧性鼻骨骨折とよぶ。

鼻骨(左) 外側面

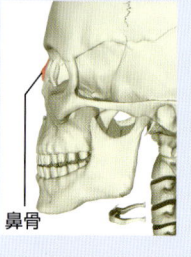

鼻骨

鼻骨孔
nasal foramina
鼻骨の外面側に開く小さな孔。前篩骨神経の外側枝が通る。

前頭骨の鼻部と接合する部分

上顎骨の前頭突起

鼻骨 前面

鼻骨(右)　鼻骨(左)

上顎骨左外側面

← 前部

170

涙骨
lacrimal bone（ラクリマル ボーン）

眼窩の内壁前部を形成する左右1対の薄い板状骨。顔面を構成する骨で最も小さい。外側面の凹みで涙嚢窩の一部を形成。目頭の深部で涙の通路となる鼻涙管の骨壁の一部も形成している。

眼窩内壁

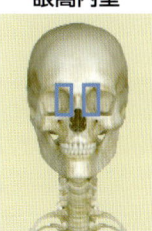

涙骨（左）外側面

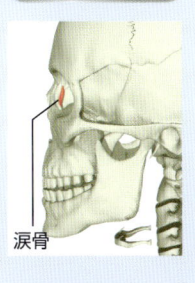

接する骨
前頭骨、上顎骨、篩骨、下鼻甲介

起始する筋
なし

停止する筋
なし

鼻腔面 nasal surface
涙骨の内側面。鼻腔の中鼻道の壁の一部となり、下鼻甲介とも接している。

眼窩面 orbital surface
涙骨の外側面。眼窩の内側壁前部を形成している。

後涙嚢稜 posterior lacrimal crest
眼窩に向かう外側面を縦に走る隆起。

涙嚢窩 lacrimal fossa
涙骨の涙嚢溝と上顎骨の涙嚢溝が合して形成されるくぼみ。涙液（涙）がたまる涙嚢が入る。下方で鼻涙管となって鼻腔に通じる。

涙骨鈎 lacrimal hamulus
前方へ突出した後涙嚢稜の下端。上顎骨の涙嚢切痕と結合して鼻涙管の上端部を形成する。下端は下鼻甲介の涙骨突起と接して鼻涙管壁の一部を作る。

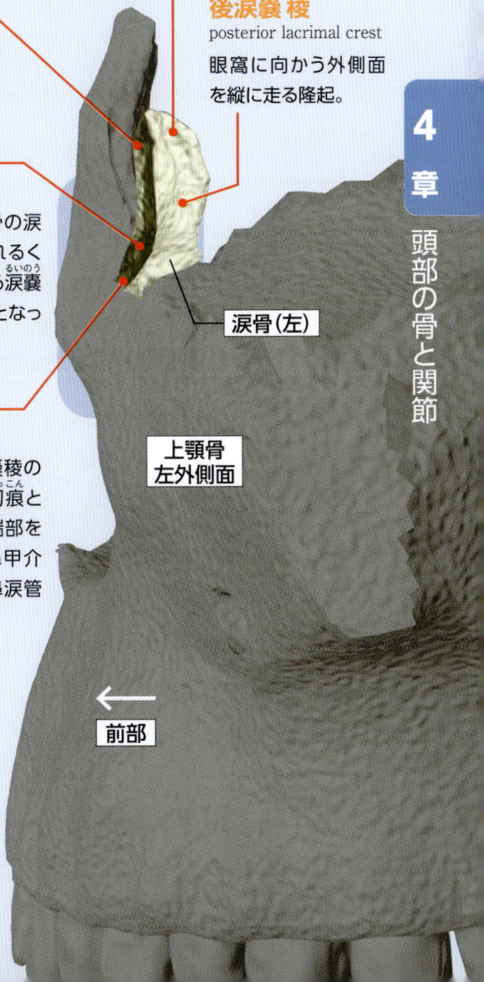

主な特徴
小さい骨ではあるが、上方で前頭骨の眼窩部、下方で上顎骨の眼窩面・下鼻甲介、前方で上顎骨の前頭突起、後方で篩骨の眼窩板とそれぞれ接合する。

主な傷害
涙骨は小さい骨であるため、周囲とともに損傷するケースが多い。涙骨とともにその奥にある鼻涙管が傷つくと、涙が止まらなくなるなどの症状が出る。

涙骨（左）
上顎骨左外側面
前部 ←

涙骨 前面
涙骨（右） 涙骨（左）

4章 頭部の骨と関節

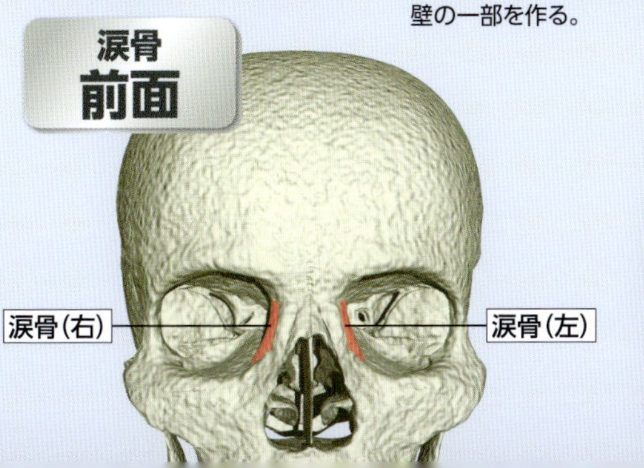

頬骨 (きょうこつ)
ザイゴマティック ボーン
zygomatic bone

頬・眼窩外下部

頬の盛り上がりを形成する左右1対の骨。外側面・眼窩面・側頭面の3面と、側頭突起・前頭突起の2突起で構成されている。眼窩面はなめらかなカーブを描いて眼窩の外側下部を形成している。

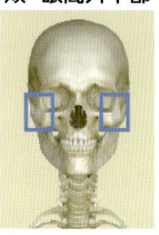

頬骨(左) 外側面

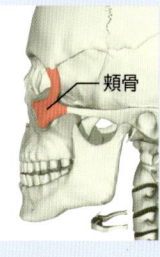

接する骨：前頭骨、側頭骨、上顎骨、蝶形骨

起始する筋：なし
停止する筋：なし

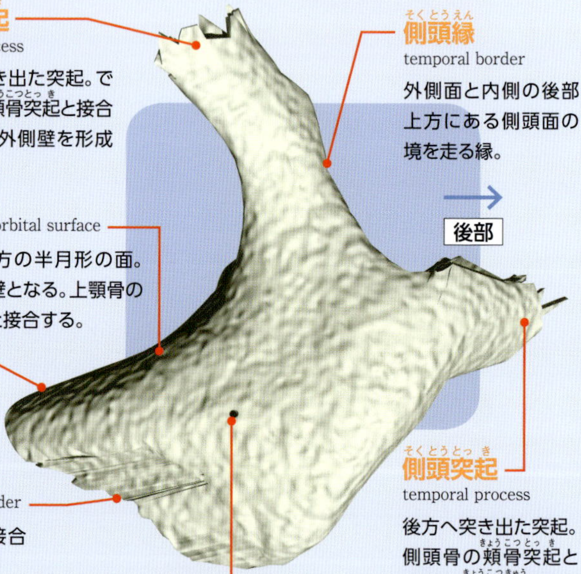

前頭突起 (ぜんとうとっき) frontal process
上方へ突き出た突起。で前頭骨の頬骨突起と接合し、眼窩の外側壁を形成する。

側頭縁 (そくとうえん) temporal border
外側面と内側の後部上方にある側頭面の境を走る縁。

眼窩面 (がんかめん) orbital surface
眼窩外下方の半月形の面。眼窩の側壁となる。上顎骨の口蓋突起と接合する。

眼窩縁 (がんかえん) orbital border
眼窩の側壁となる縁。眼窩面が広がる。

上顎縁 (じょうがくえん) maxillary border
上顎骨の口蓋突起と接合する縁。

頬骨顔面孔 (きょうこつがんめんこう) zygomaticofacial foramen
外側面の中央付近にある孔。頬骨顔面神経が通る。

側頭突起 (そくとうとっき) temporal process
後方へ突き出た突起。側頭骨の頬骨突起と接合し、頬骨弓を形成する。

← 前部　後部 →

主な特徴
上方では前頭突起が前頭骨の頬骨突起と接合。後方では側頭突起が側頭骨の頬骨突起とつながり、頬骨弓(きょうこつきゅう)を形成している。眼窩面は眼窩において上顎骨と蝶形骨に接している。

主な傷害
骨が出っ張っている部分のため、衝撃による骨折が起きやすい。

頬骨 前面

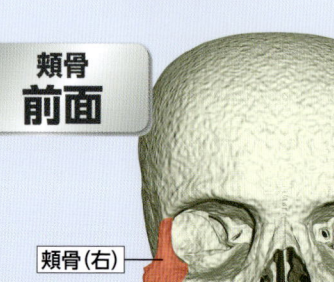

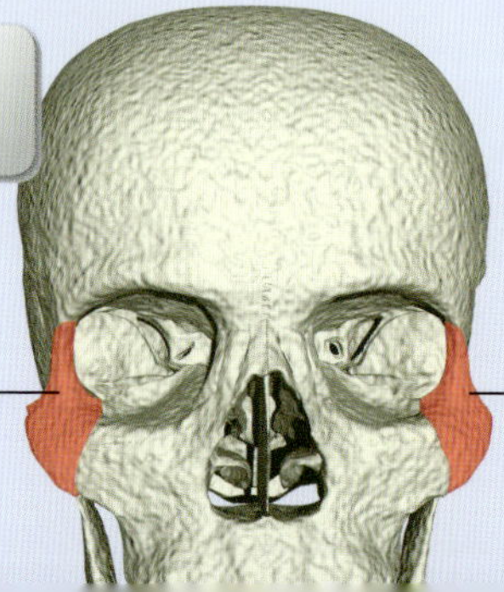

頬骨(右)　頬骨(左)

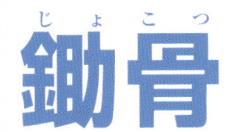

鋤骨
じょこつ
ヴォウマ
vomer

鼻中隔後下部

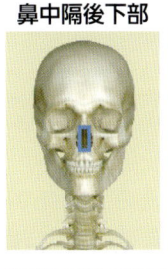

鼻の深部に位置し、篩骨の垂直板とともに、鼻腔を左右に仕切る鼻中隔の後下部を形成する骨。ひじょうに薄い板状の骨で、農具の鋤のような形状をしていることが骨名の由来となっている。

鋤骨 前面

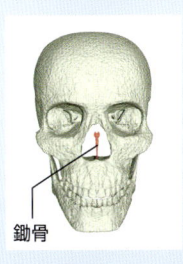

鋤骨

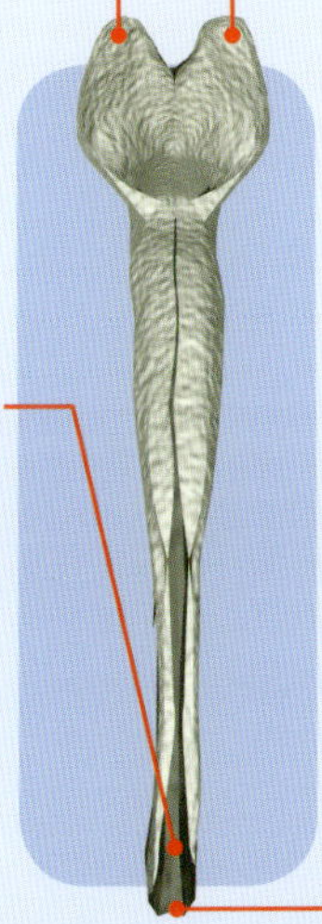

鋤骨翼 wing of vomer
鋤骨の上縁にある2つの突起。左右の突起の間に蝶形骨体底部の突起をはさむ。

鼻中隔軟骨および篩骨の垂直板に対する溝。

下縁 inferior border
下面の縁。上顎骨の口蓋突起と接合する。

接する骨
篩骨、上顎骨、口蓋骨、蝶形骨

起始する筋 なし

停止する筋 なし

主な特徴
上方で篩骨の垂直板と、下方で上顎骨の口蓋突起および口蓋骨の鼻稜と接合。後方では蝶形骨とつながっている。

主な傷害
鋤骨は外表ではなく深部に位置しているが、骨が薄く弱いため、周辺骨が受けた衝撃による併発骨折で損傷する場合がある。

鋤骨 外側面

前頭洞
篩骨の垂直板
蝶形骨体
鼻骨
顔面
下鼻甲介
鋤骨
鋤骨翼 wing of vomer
蝶形骨の翼状突起
上顎骨の口蓋突起
後縁 posterior border
上顎骨の口蓋突起と接合する部分。

4章 頭部の骨と関節

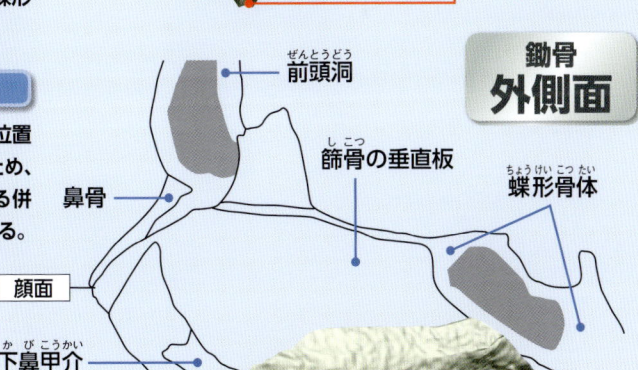

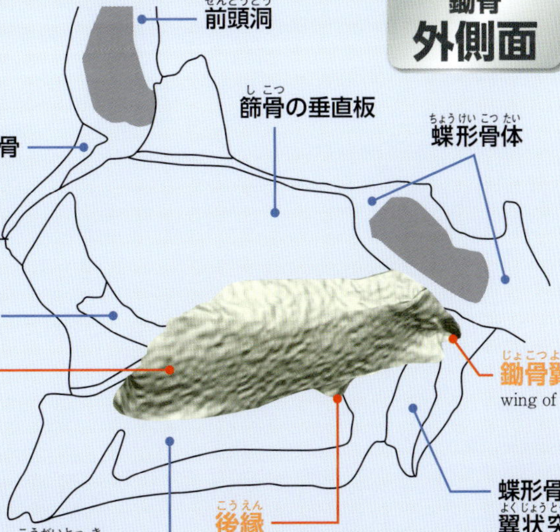

下鼻甲介
（かびこうかい）

インフィアリア　ネイザル　コンカ
inferior nasal concha

鼻腔内

鼻腔の側壁から垂れ下がった細長い骨片である上・中・下の鼻甲介のうち、下の鼻甲介を形成する左右1対の独立した骨。最も大きい鼻甲介であり、下方を通る下鼻道の形成に関与している。

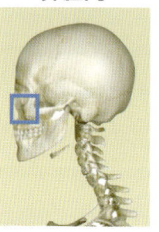

下鼻甲介（左）外側面

接する骨
上顎骨、篩骨、涙骨、口蓋骨

起始する筋 なし
停止する筋 なし

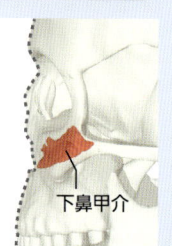

篩骨突起 ethmoidal process
上縁の後部から上方へ突出する突起。篩骨の鉤状突起と接合し、上顎洞裂孔の後下部を閉じる。篩骨突起より後方の上縁は口蓋骨の鼻甲介稜に接する。

中鼻甲介

鼻腔

下鼻道

下鼻甲介

下鼻甲介は粘膜に覆われているため、表面は赤い。

涙骨突起 lacrimal process
上縁の前部から上方へ突き出た突起。涙骨の下端と接合する。

前面

上顎突起 maxillary process
上縁中央部で外下方へ折れ曲がる骨片部分。鼻腔面の中央にある上顎洞裂孔の下部を内側からふさぐ。

下鼻甲介（左）前面

涙骨突起 lacrimal process

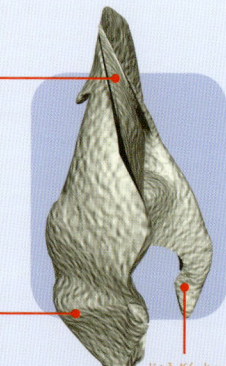

内側面 medial surface

上顎突起 maxillary process

主な特徴
鋤骨よりさらに内側の中心付近にあり、外側で上顎骨と、前方上部で涙骨と、後方で篩骨および口蓋骨と接している。

主な傷害
慢性的な鼻づまりの治療で、下鼻甲介の容積を減らして鼻腔の空洞を広げる粘膜下下鼻甲介骨切除術が行われている。

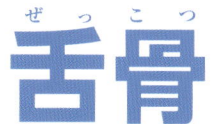

舌骨
hyoid bone
ぜっこつ／ヒョイド ボーン

喉仏上方

首の前面上部で甲状軟骨（喉仏）の上に存在するU字型の独立した骨。筋や靭帯によって、上方で下顎骨や側頭骨と、下方では胸骨や肩甲骨、甲状軟骨と結ばれ、開口動作などに関与している。

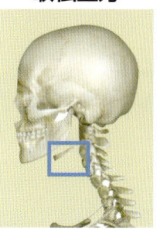

接する骨
なし

起始する筋
舌骨舌筋

停止する筋
オトガイ舌筋、茎突舌筋、顎舌骨筋、オトガイ舌骨筋、胸骨舌骨筋、甲状舌骨筋、肩甲舌骨筋

舌骨 左外側面

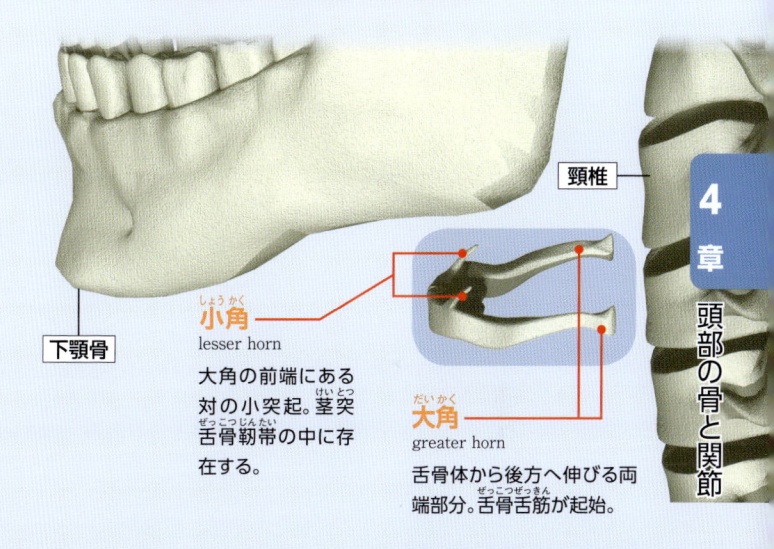

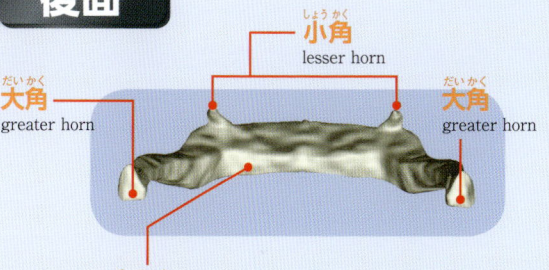

- 下顎骨
- 小角 lesser horn：大角の前端にある対の小突起。茎突舌骨靭帯の中に存在する。
- 大角 greater horn：舌骨体から後方へ伸びる両端部分。舌骨舌筋が起始。
- 頸椎

舌骨 後面

- 小角 lesser horn
- 大角 greater horn
- 舌骨体 body of hyoid：舌骨の四角状の中央部。舌骨舌筋が起始。オトガイ舌筋、茎突舌筋、顎舌骨筋、オトガイ舌骨筋、胸骨舌骨筋、甲状舌骨筋、肩甲舌骨筋が停止。

主な特徴
喉元で骨が突き出た舌骨体の中央部分が触知できる。舌骨全体は舌骨甲状膜によって下にある甲状軟骨と結合している。

主な傷害
加齢などで舌骨と下顎骨、側頭骨を結ぶ舌骨上筋群が衰えると、水分や食物を飲み込めなくなる嚥下障害となる場合がある。

4章 頭部の骨と関節

頭蓋骨の内部 ❶
external surface of cranial base
外頭蓋底

接合する骨：頭頂骨・後頭骨・側頭骨・頬骨・上顎骨・口蓋骨・蝶形骨・篩骨・鋤骨

頭蓋骨の内部を下から見上げる

外頭蓋底とは、頭蓋骨から下顎骨を取り除いた頭蓋底の外側面のこと。これを下から見上げると、頭蓋骨内部の複雑な構造が把握できる。

頭頂骨、後頭骨、側頭骨、頬骨、上顎骨、口蓋骨、蝶形骨、篩骨、鋤骨の位置関係とともに、大後頭孔（大孔）をはじめ、脊柱から伸びる神経や血管が通るための小さな孔がいくつも存在することが分かる。

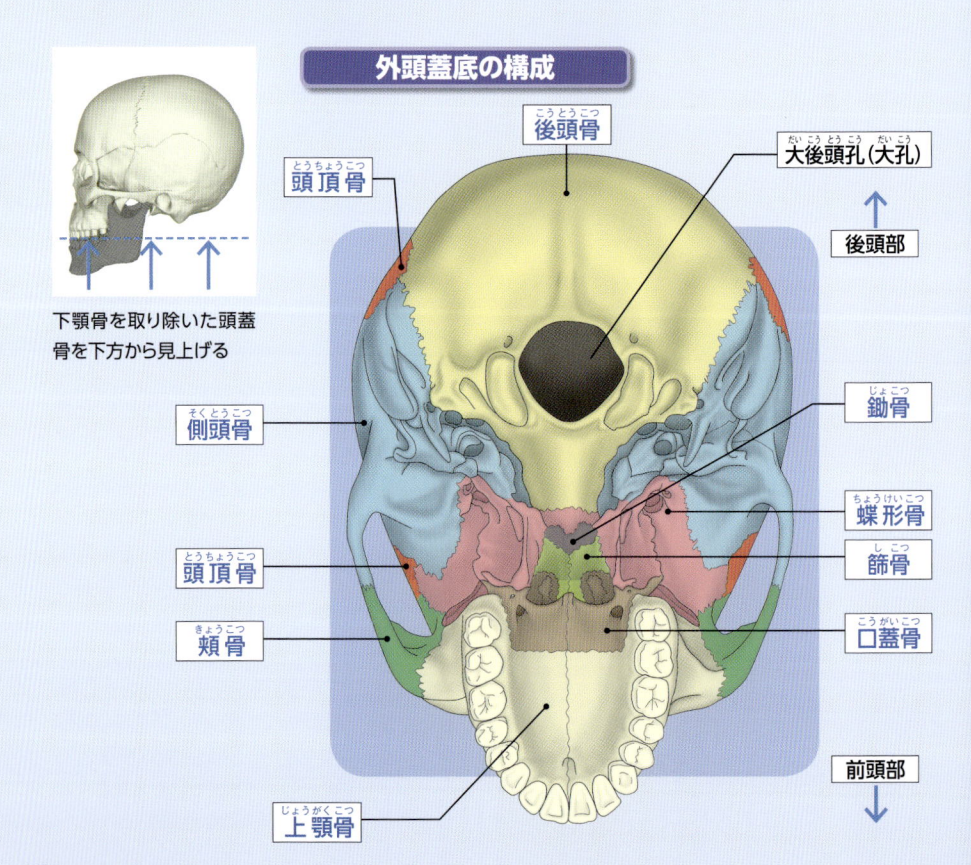

下顎骨を取り除いた頭蓋骨を下方から見上げる

外頭蓋底の構成

- 後頭骨
- 頭頂骨
- 大後頭孔（大孔）
- 後頭部
- 側頭骨
- 鋤骨
- 蝶形骨
- 頭頂骨
- 篩骨
- 頬骨
- 口蓋骨
- 上顎骨
- 前頭部

176

外頭蓋底

上顎骨の上方には鼻骨と涙骨がさらに接合している。外頭蓋底の孔を通る脊髄や中枢神経はいずれも脳へと続く重要な器官。頬骨弓の突出には個人差がある。

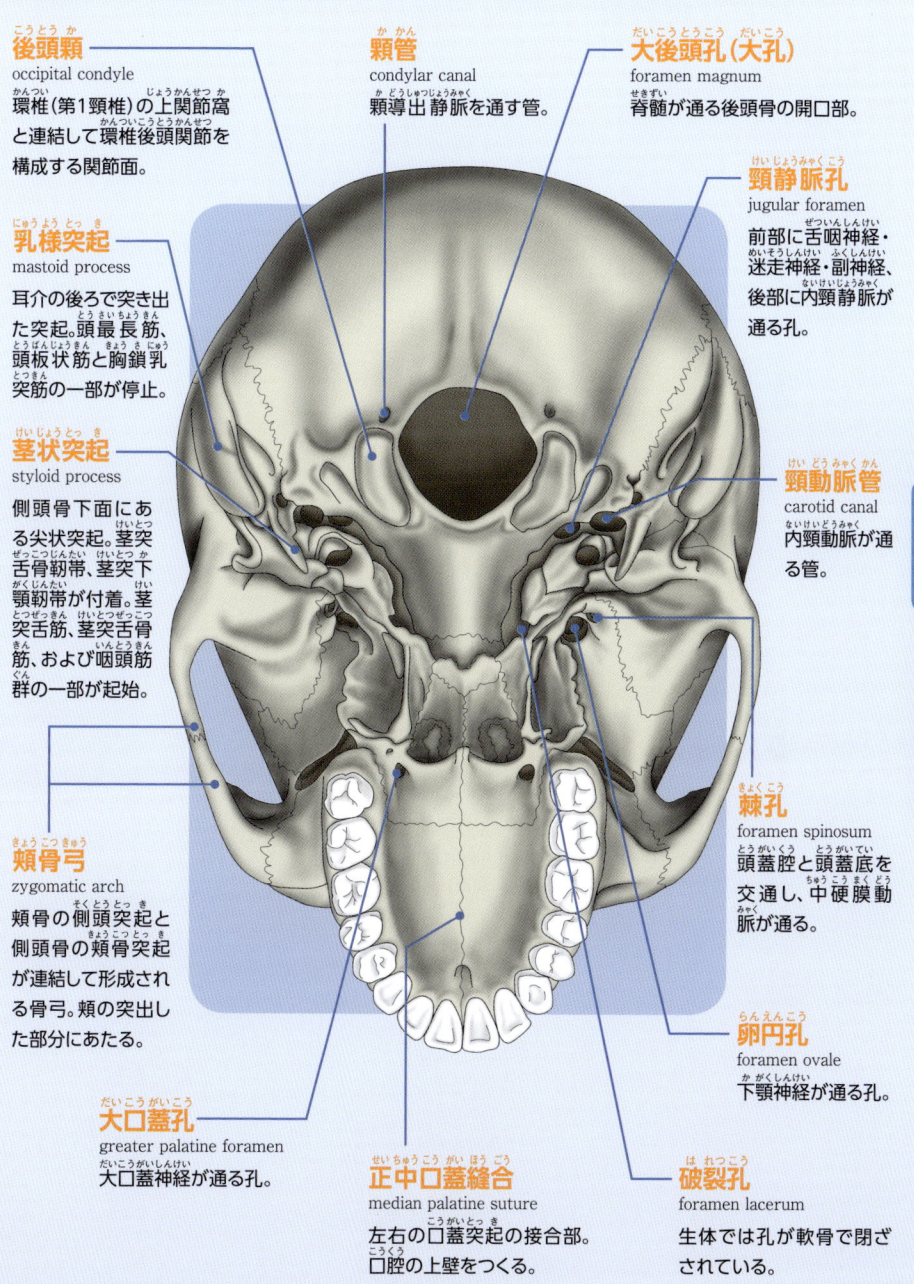

後頭顆 occipital condyle
環椎（第1頸椎）の上関節窩と連結して環椎後頭関節を構成する関節面。

顆管 condylar canal
顆導出静脈を通す管。

大後頭孔（大孔） foramen magnum
脊髄が通る後頭骨の開口部。

頸静脈孔 jugular foramen
前部に舌咽神経・迷走神経・副神経、後部に内頸静脈が通る孔。

乳様突起 mastoid process
耳介の後ろで突き出た突起。頭最長筋、頭板状筋と胸鎖乳突筋の一部が停止。

茎状突起 styloid process
側頭骨下面にある尖状突起。茎突舌骨靱帯、茎突下顎靱帯が付着。茎突舌筋、茎突舌骨筋、および咽頭筋群の一部が起始。

頸動脈管 carotid canal
内頸動脈が通る管。

棘孔 foramen spinosum
頭蓋腔と頭蓋底を交通し、中硬膜動脈が通る。

卵円孔 foramen ovale
下顎神経が通る孔。

頬骨弓 zygomatic arch
頬骨の側頭突起と側頭骨の頬骨突起が連結して形成される骨弓。頬の突出した部分にあたる。

大口蓋孔 greater palatine foramen
大口蓋神経が通る孔。

正中口蓋縫合 median palatine suture
左右の口蓋突起の接合部。口腔の上壁をつくる。

破裂孔 foramen lacerum
生体では孔が軟骨で閉ざされている。

4章　頭部の骨と関節

177

頭蓋骨の内部❷ internal surface of cranial base
内頭蓋底

構成する骨：前頭骨・頭頂骨・後頭骨・側頭骨・蝶形骨・篩骨

頭蓋底の内側を上から見下ろす

内頭蓋底とは、頭蓋底の内側のこと。頭蓋骨から脳を覆う頭蓋冠を取り除き、上から頭蓋底を見下ろすと、頭蓋骨内部の構造が把握できる。

外頭蓋底と同じように、神経や血管が通るための小さな孔が存在するほか、内頭蓋底には大脳の前頭葉、側頭葉、後頭葉を収めるために、前部、左右の側部、後部にそれぞれ3つの大きなくぼみがある。

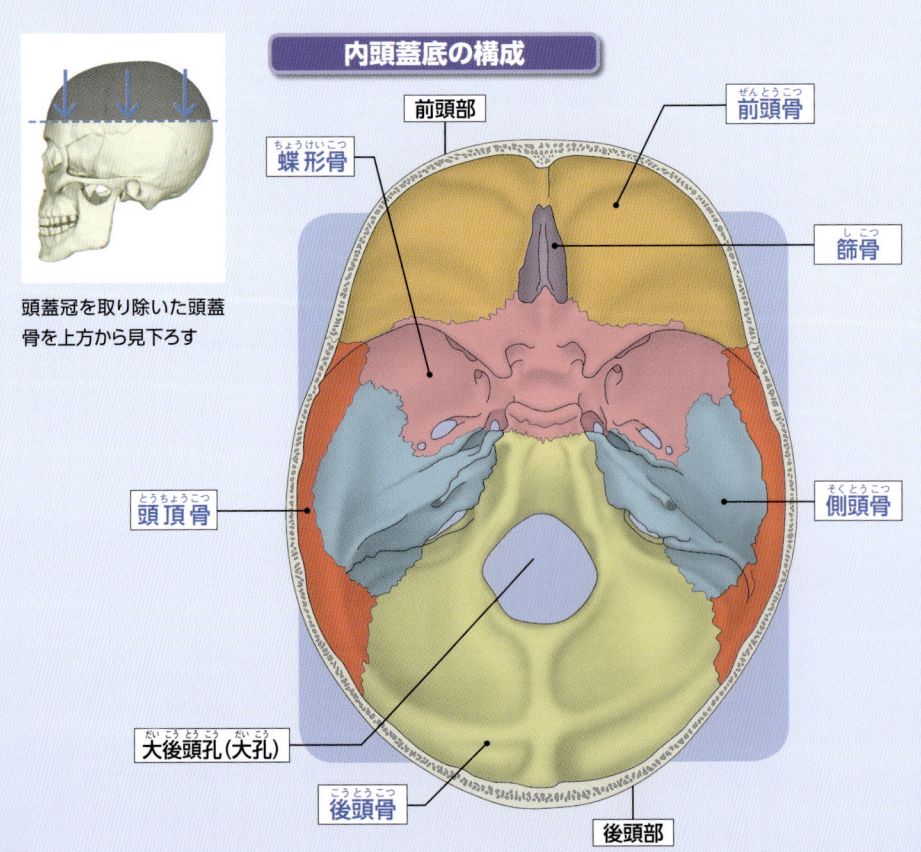

頭蓋冠を取り除いた頭蓋骨を上方から見下ろす

内頭蓋底の構成

前頭部 / 前頭骨 / 蝶形骨 / 篩骨 / 頭頂骨 / 側頭骨 / 大後頭孔（大孔） / 後頭骨 / 後頭部

内頭蓋底

篩骨の下方に鋤骨があり、蝶形骨の下方には口蓋骨がある。頭蓋底の輪郭や孔の形などにはいろいろ個人差があり、人によっては前頭骨の下方から鼻骨や頬骨が見える。

蝶形骨小翼 lesser wing
上部の前方で左右に鋭く突き出た扁平な突起。

篩板 sieve plate
篩骨中央で水平位にある骨板。上面に嗅神経、前・後篩神経、前・後篩骨動脈などが通る多数の小孔を有している。

前頭稜 frontal crest
左右の大脳半球を分ける稜。大脳鎌が付着する隆起部分。

視神経管 optic canal
視神経と眼動脈が通る管。

上眼窩裂 superior orbital fissure
大翼と小翼の間にある切れ込み。眼筋の支配神経（動眼神経・滑車神経・外転神経）や眼神経、上眼神経が通る。

トルコ鞍 sella turcica
頭蓋腔に面する部分。

蝶形骨大翼 greater wing
頭蓋底や眼窩の一部を形成する部分。

正円孔 foramen rotundum
上顎神経が通る孔。

棘孔 foramen spinosum
中硬膜動脈が通る孔。

破裂孔 foramen lacerum
生体では孔が軟骨で閉ざされている。

卵円孔 foramen ovale
下顎神経が通る孔。

内耳道 internal auditory canal
顔面神経、中間神経、内耳神経および迷路動脈、迷路静脈が通る。

大後頭孔（大孔） foramen magnum
脊髄が通る後頭骨の開口部。

内後頭隆起 internal occipital protuberance
十字隆起の交差した部分。

舌下神経管 hypoglossal canal
舌下神経が通る管。

頸静脈孔 Jugular foramen
前部に舌咽神経・迷走神経・副神経、後部に内頸静脈が通る孔。

前頭部

後頭部

4章 頭部の骨と関節

頭蓋骨の内部❸
カルヴァリア
calvaria

頭蓋冠
とうがいかん

結合する骨：前頭骨・頭頂骨・後頭骨

脳を覆っている頭蓋骨のフタ

頭蓋冠とは、脳が収まった頭蓋腔を半球状に覆っている部分で、強靭な頭蓋骨膜に被われている。前頭骨、頭頂骨、後頭骨が結合して構成され、これらの骨は緻密質からなる外板と内板を併せもち、両者の間には海綿質からなる板間層がある。

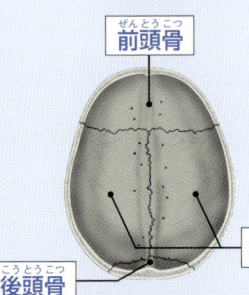

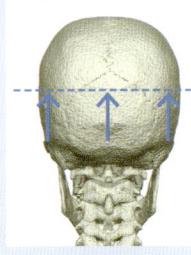

頭蓋冠 内面

前頭骨
後頭骨
頭頂骨

頭蓋冠の断面を下方から見上げる

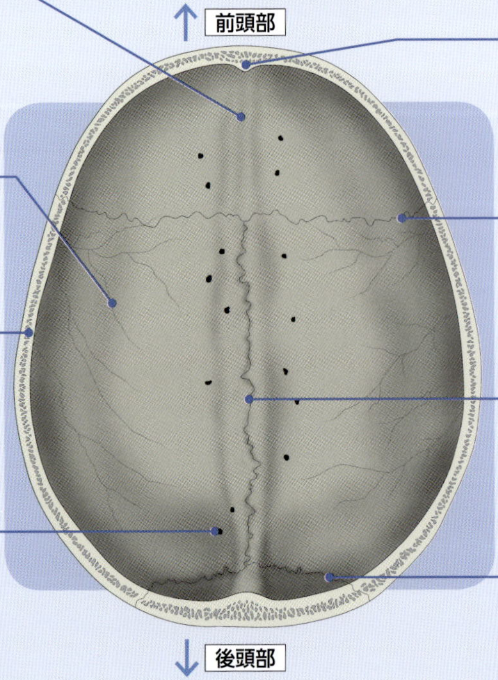

上矢状洞溝
groove for superior sagittal sinus
正中線上に伸びる浅い溝。上矢状洞静脈が入る。

中硬膜動脈溝
groove for middle meningeal artery
中硬膜動脈の前枝および後枝が通る溝。

板間層
diploe
頭蓋骨特有の海面質の骨層。頭蓋骨外表の外板と内表の内板の間に存在する。

頭頂孔
parietal foramen
頭頂骨の上縁後方で頭頂導出静脈が通る孔。

↑ 前頭部
↓ 後頭部

前頭稜
frontal crest
左右の大脳半球を分ける稜。大脳鎌が付着する隆起部分。

冠状縫合
coronal suture
前頭骨の前頭鱗と頭頂骨の前頭縁が接合する不動結合。

矢状縫合
sagittal suture
左右の頭頂骨が頭頂部で接合する不動結合。

ラムダ縫合
lambdoid suture
後頭骨と左右の頭頂骨を結ぶ不動結合。

顎の関節 temporomandibular joint

顎関節

連結する骨：下顎骨—側頭骨

頭蓋骨で唯一の可動関節

　口を開閉して咀嚼運動を行う関節。頭蓋骨同士の関節では唯一の可動性結合であり、下顎骨の下顎頭と側頭骨の下顎窩が連結して構成されている。蝶番関節に属すが、前後だけでなく、左右にも可動できる。
　側頭筋、咬筋といった咀嚼筋群で動かされ、外側靭帯や茎突下顎靭帯で補強されている。関節包内は関節円板で関節腔が2分されている。

顎関節（左）の主な靭帯

関節包 joint capsule
内部は関節円板によって上下に2分されている。

側頭骨

外側靭帯 lateral ligament
側頭骨の下顎窩前方から下顎骨の下顎頚外側にいたる靭帯。関節包を外側から覆うように補強する。

下顎骨

茎突下顎靭帯 stylomandibular ligament
側頭骨の茎状突起前面から下顎骨後縁の内面にいたる靭帯。関節包を内側から補強する。

茎状突起 styloid process
側頭骨の下面から伸びる尖状突起。

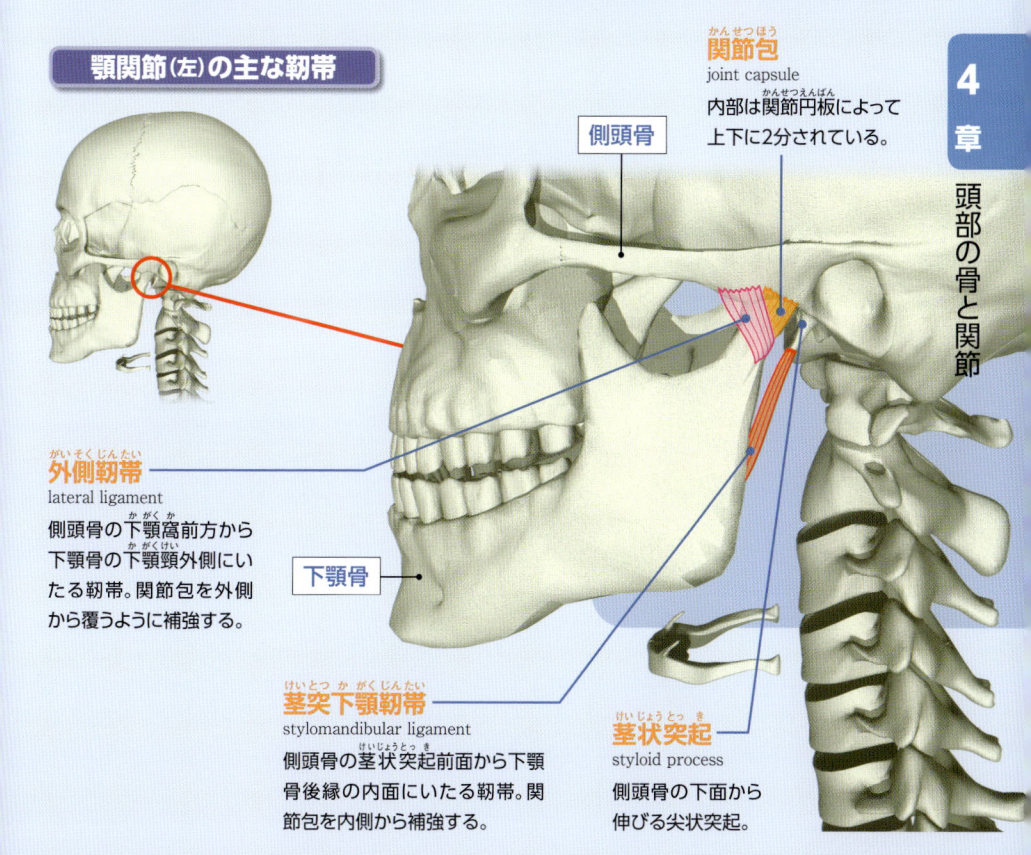

4章　頭部の骨と関節

頭部の骨と関節 CHECK❶

鼻の軟骨

軟らかい鼻を支える3つの異なる鼻軟骨

　鼻（外鼻）は、空気の通り道である鼻腔（内鼻）の前壁であり、外鼻孔（鼻の穴）で外界に開口している。

　人間の鼻はひとつの骨ではなく、鼻根部の鼻骨とその下方でつながる**鼻軟骨**によって形成されている。鼻軟骨には鼻の外壁となる**外側鼻軟骨**、鼻先を形成する**鼻翼軟骨（大鼻翼軟骨ともよばれる）**、鼻腔を左右に分ける**鼻中隔軟骨**がある。

　顔から前方へ出っ張っている分、鼻軟骨は軟らかく、よく動くため、ある程度の衝撃を吸収し、鼻を保護している。また、鼻をかむ行為なども鼻軟骨が動くため行いやすい。

　軟骨の成分であるコラーゲンのタイプは、分かっているだけで30以上存在し、異なるタイプの組み合わせや割合で軟骨の性質が変わる。鼻軟骨の硬さや皮膚の柔らかさが人によって異なるのはこのためである。

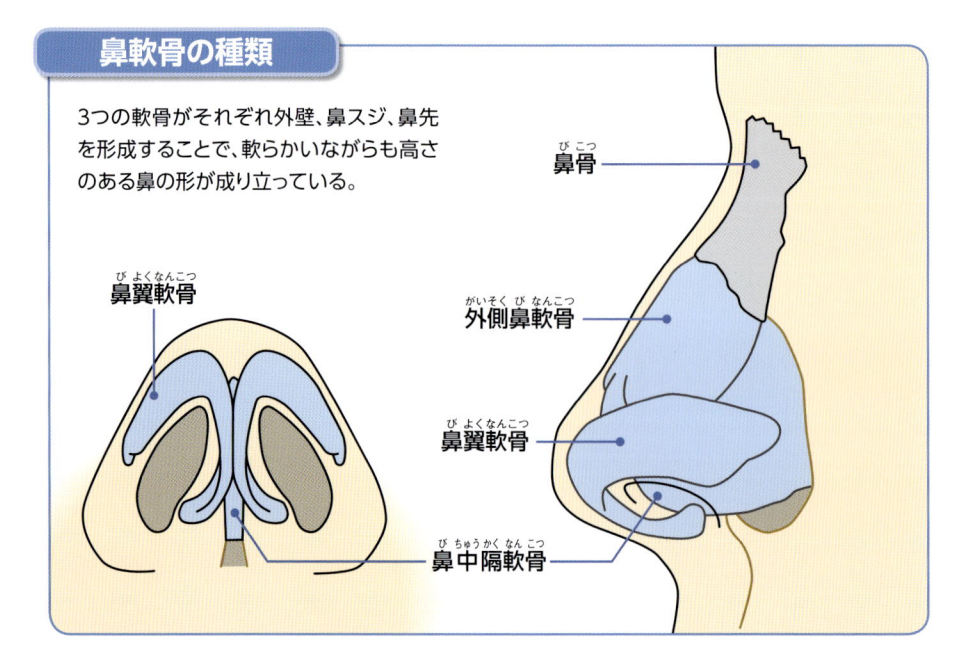

鼻軟骨の種類

3つの軟骨がそれぞれ外壁、鼻スジ、鼻先を形成することで、軟らかいながらも高さのある鼻の形が成り立っている。

- 鼻翼軟骨
- 鼻骨
- 外側鼻軟骨
- 鼻翼軟骨
- 鼻中隔軟骨

頭部の骨と関節 CHECK②
顎関節症の原因

顎関節を守る関節円板の変形やズレが主な原因

顎関節症とは、主に顎関節による口を開く動作（開口運動）ができなくなる症状を指す。原因はいくつかのタイプに分けられるが、多いのが「関節円板障害」。これは開口運動の繰り返しで顎関節の関節円板が摩耗で変形したり、ズレやすくなり、口を開けるときに下顎骨の下顎頭が関節円板に引っかかる状態。口を大きく開けようとすると激しい痛みをともなうため、歌手や俳優など、口を大きく開ける機会の多い職業では、顎関節症で仕事を休養するケースがしばしば見られる。

治療法はタイプによって異なるが、関節円板障害であれば、口を大きく開けないで安静にしながら、噛み合わせを正しく矯正していく治療法が一般的となっている。

顎関節の一般的な症状

口を閉じた状態

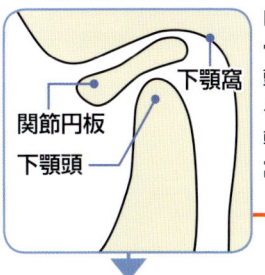

口を閉じているときは、下顎骨の下顎頭と関節円板が側頭骨の下顎窩に収まっている。口を開けると下顎頭が回転し、関節円板とともに下顎窩から出て前方へ移動する。

（顎関節）

口が開いた状態

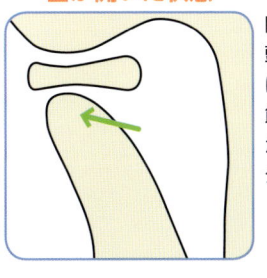

関節円板の下を下顎頭が前方へ滑るように移動。このとき関節円板に引っかかりがある場合はカクカクと音が鳴る。

口が開かない状態

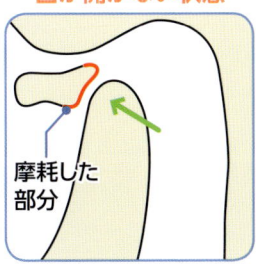

関節円板が摩耗して変形すると、そこに下顎頭が引っかかって前方へ移動できなくなり、口を大きく開けられなくなる。

4章　頭部の骨と関節

頭部の骨と関節 CHECK❸
眼窩(がんか)の構造

骨が複雑に組み合わさった眼球を収めるくぼみ

　頭蓋骨の前面で眼球が収まるくぼみを「眼窩(がんか)」という。眼窩は頭蓋骨と同様に、複数の骨が密接に組み合わさって深いくぼみを形成している。

　眼球を取り囲んで保護するとともに、視神経管(ししんけいかん)や上眼窩裂(じょうがんかれつ)、下眼窩裂(かがんかれつ)など、重要な働きをもつ神経や血管の通路を有している。眼窩部分の骨は、1ミリ程度の厚さしかないため、眼部に衝撃を受けると、圧力によって眼窩まで損傷するケースも少なくない。ボクサーに多い眼窩底骨折(がんかていこっせつ)（吹き抜け骨折）のように、眼窩を骨折すると、眼球が動かせなくなったり、物が二重に見える状態となる。

眼窩を形成する骨

- 篩骨(しこつ)
- 前頭骨(ぜんとうこつ)
- 蝶形骨(ちょうけいこつ)
- 頬骨(きょうこつ)
- 涙骨(るいこつ)
- 上顎骨(じょうがくこつ)
- 口蓋骨(こうがいこつ)

視神経管(ししんけいかん)
蝶形骨の小翼にある管。視神経および眼動脈が通る。

上眼窩裂(じょうがんかれつ)
蝶形骨の大翼と小翼の間にある切れ込み。頭蓋腔に通じ、眼筋の支配神経である動眼神経・滑車神経・外転神経や眼神経、上眼神経が通る。

下眼窩裂(かがんかれつ)
蝶形骨と上顎骨で形成されている切れ込み。眼窩下動静脈、眼窩下神経、頬骨神経などが通る。

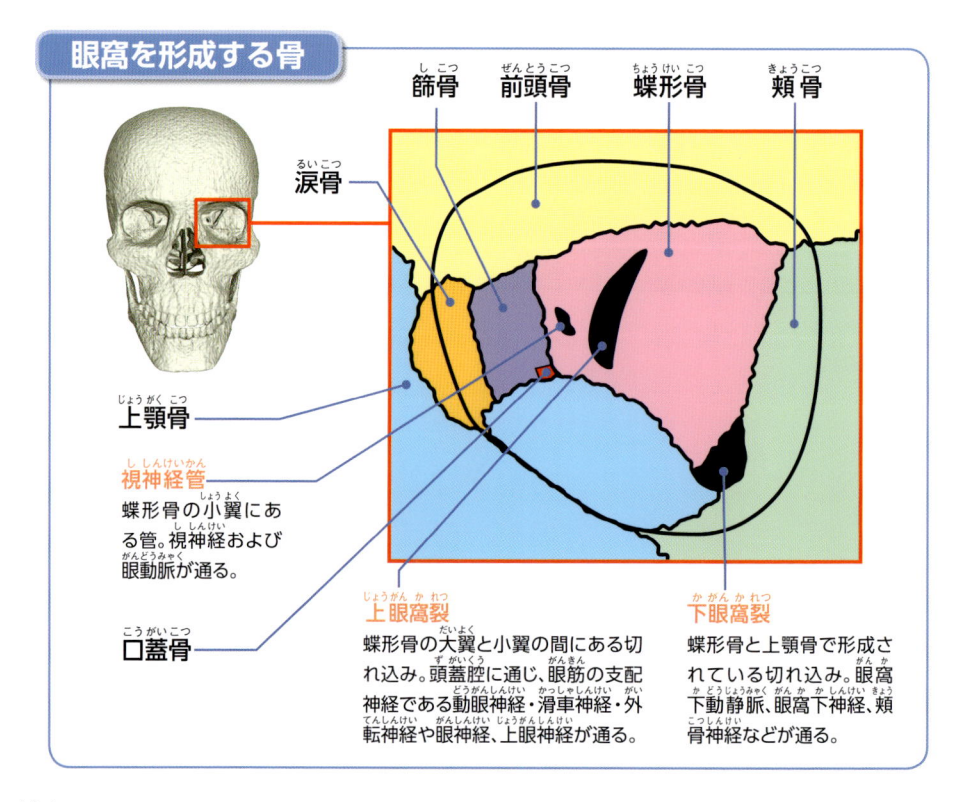

著者のことば

ーメタボリックシンドロームとの戦いに勝った人々には、次に「ロコモティブシンドローム」との戦いが待っているー

　これは致死性の高い内臓疾患である生活習慣病を予防あるいは克服できた場合、次に足腰の骨・関節・筋肉の疾患や機能低下と向き合っていかなければならない……ということを意味しています。加齢によって、消耗品である関節は傷み、機能も低下していきます。放っておくと日常生活に支障をきたす危険もあるため、内臓器だけでなく、運動器の健康状態にも注意を払う必要があるのです。

　本書は、通常の解剖学書とは異なり、骨だけでなく、骨が作り出す関節の構造およびその機能・動作まで解説した内容となっています。「氾濫する健康情報に対するリテラシーの一助となる図書」を作りたいという思いから、このような構成にいたりました。

　健康ブームといわれる昨今、肩こりや腰痛、骨の歪み、ダイエットなど、健康に関する多くの情報が流れては消えていきます。"専門家"とよばれる人が不確かな情報を発信することさえあり、一般の方々は情報に振り回されているのが現状です。だからこそ、専門家であるトレーナーや医療従事者は、責任をもって正しい情報を発信する役割を担っているのです。

　人体の根本となる知識は解剖学に他なりません。解剖学は身体の「地図」なのです。解剖学ではどこに何があるのかを把握しなければ、何の対処もできません。とりわけ骨と関節は、解剖学の中でもまさに屋台骨となる部分です。本書との出会いが、氾濫する健康情報から、正しく情報を読み取る力を磨くきっかけになれば幸いです。

了德寺大学 健康科学部 准教授
岡田 隆

骨データ一覧表

※「主な傷害」では特有の傷害がある場合、骨折・打撲より記載を優先
※起始・停止部が複数の骨にまたがる筋は(一部)と表記

骨の詳細データ一覧表

骨の位置	骨名	構成する関節	主な傷害
上肢の骨			
胸郭上部前面	鎖骨	肩鎖関節(肩複合体)、胸鎖関節(肩複合体)	骨折、鎖骨のズレによる肩の可動制限、肋鎖症候群
背中上部表面	肩甲骨	肩甲上腕関節(肩複合体)、肩鎖関節(肩複合体)、肩甲胸郭関節(肩複合体)	肩甲骨のズレによる肩の可動制限
上腕部	上腕骨	肩甲上腕関節(肩複合体)、肘関節(腕尺関節・腕橈関節)	野球肘およびテニス肘(上腕骨に付着する内側側副靭帯の損傷、離断性骨軟骨炎、上腕骨内側上顆炎など)
前腕部小指側	尺骨	肘関節(腕尺関節)、橈尺関節(上橈尺関節・下橈尺関節)、	肘関節脱臼(尺骨の肘頭が上腕骨の後ろ側へ外れる)
前腕部親指側	橈骨	肘関節(腕橈関節)、橈尺関節(上橈尺関節・下橈尺関節)、橈骨手根関節	橈骨遠位端骨折(コーレス骨折)
手根部	手根骨	橈骨手根関節、手根中央関節、手根中手関節(CM関節)	骨折(特に舟状骨骨折)
手の上部	中手骨	手根中手関節(CM関節)、中手指節関節(MP関節)、中手間関節	中手骨頸骨折
手指	指骨	中手指節関節(MP関節)、近位指節間関節(PIP関節)、遠位指節間関節(DIP関節)、母指の指節間関節(IP関節)	指節間関節の突き指および骨折
体幹の骨			
頸部上端	環椎(第1頸椎) [脊柱]	環椎後頭関節、外側環軸関節、正中環軸関節	環軸椎回旋位固定(環軸椎亜脱臼)
頸椎上部	軸椎(第2頸椎) [脊柱]	外側環軸関節、正中環軸関節、椎間関節	頸椎椎間板ヘルニア、環軸椎回旋位固定(環軸椎亜脱臼)

※体積の小さい咽頭筋群は起始・停止する筋に含んでいない
※腱や靭帯、筋膜、腱膜、関節円板など骨以外の起始・停止部は一部を除いて記載せず

骨の詳細データ一覧表

筋の起始部	筋の停止部
鎖骨の外側1/3：三角筋(鎖骨部)◇鎖骨の内側1/2：大胸筋(鎖骨部)◇鎖骨の内側1/3：胸鎖乳突筋(鎖骨頭)	鎖骨の外側1/3：僧帽筋(上部)◇鎖骨下筋溝：鎖骨下筋
肩峰：三角筋(肩峰部)◇肩甲棘：三角筋(肩甲棘部)◇下角：広背筋(肩甲部)◇棘上窩：棘上筋◇棘下窩：棘下筋◇外側縁：小円筋・大円筋◇肩甲下窩：肩甲下筋◇烏口突起：烏口腕筋・上腕二頭筋(短頭)◇関節上結節：上腕二頭筋(長頭)◇関節下結節：上腕三頭筋(長頭)◇上縁：肩甲舌骨筋	肩峰：僧帽筋(中部)◇肩甲棘：僧帽筋(中部・下部)◇内側縁：大菱形筋・小菱形筋・前鋸筋・肩甲挙筋◇上角：肩甲挙筋◇烏口突起：小胸筋
上腕骨体後面：上腕三頭筋(外側頭・内側頭)◇上腕骨体前面：上腕筋◇外側顆上稜：腕橈骨筋◇外側上顆：肘筋・回外筋(一部)・尺側手根伸筋(上腕頭)・長橈側手根伸筋・短橈側手根伸筋・総指伸筋・小指伸筋◇内側上顆：円回内筋(上腕頭)・橈側手根屈筋・長掌筋・浅指屈筋(上腕尺骨頭)	三角筋粗面：三角筋◇大結節稜：大胸筋◇小結節稜：広背筋・大円筋・小円筋・肩甲下筋◇小結節：肩甲下筋◇大結節：小円筋・棘上筋・棘下筋◇上腕骨体内側中央：烏口腕筋
鈎状突起内側：円回内筋(尺骨頭)◇回外筋稜：回外筋(一部)◇肘頭：尺側手根屈筋◇尺骨粗面：浅指屈筋(尺骨頭)◇尺骨遠位端1/4の前面：方形回内筋◇尺骨上部の前面：長母指伸筋・長母指外転筋(一部)◇尺骨の遠位後面：示指伸筋	肘頭：上腕三頭筋・肘筋◇尺骨粗面：上腕筋
橈骨体の前面上方：浅指屈筋(橈骨頭)◇橈骨体中央〜上部の前面：長母指屈筋◇橈骨体の中部後面：短母指伸筋・長母指外転筋(一部)	橈骨粗面：上腕二頭筋◇茎状突起：腕橈骨筋◇橈骨体の外側面中央：円回内筋◇橈骨体の外側面上部：回外筋◇橈骨遠位端1/4の前面：方形回内筋
大菱形骨結節：短母指屈筋(深頭の一部)・母指対立筋◇舟状骨結節：短母指外転筋◇有鈎骨鈎：短小指屈筋・小指対立筋◇有頭骨：母指内転筋(斜頭の一部)◇豆状骨：小指外転筋	豆状骨：尺側手根屈筋(一部)
第1中手骨の尺側：短母指屈筋(深頭の一部)◇第3中手骨の掌側面：母指内転筋◇第2中手骨の尺側・第4〜5中手骨の橈側：掌側骨間筋◇第1〜5中手骨の相対する面：背側骨間筋	第2中手骨底の掌側面：橈側手根屈筋◇第5中手骨底：尺側手根屈筋◇第2中手骨底の背側面：長橈側手根伸筋◇第2中手骨底の背側面：短橈側手根伸筋◇第1中手骨底の外側：長母指外転筋◇第1中手骨底の橈側縁：母指対立筋◇第5中手骨底の尺側縁：小指対立筋
なし	第2〜5中節骨底の前縁：浅指屈筋◇第2〜4中節骨底・末節骨底：総指伸筋◇第2〜5末節骨底の掌側：深指屈筋◇母指末節骨底の掌側：長母指屈筋◇母指末節骨底の背側：長母指伸筋◇母指基節骨底：母指内転筋◇母指基節骨底および種子骨：短母指屈筋・短母指外転筋◇母指基節骨底の背側：短母指伸筋◇小指基節骨底の掌側面：短小指屈筋◇小指基節骨底の尺側：小指外転筋◇第2基節骨底の尺側・第4〜5基節骨底の橈側：掌側骨間筋◇第2〜4基節骨底：背側骨間筋
第1〜4頸椎の横突起：肩甲挙筋(一部)◇環椎(第1頸椎)の横突起：上頭斜筋◇環椎(第1頸椎)の後結節：小後頭直筋◇環椎(第1頸椎)の外側塊：前頭直筋	第1〜2(または3)頸椎の横突起：頸板状筋(一部)◇環椎(第1頸椎)の横突起：下頭斜筋◇環椎(第1頸椎)の前結節：頸長筋(上斜部)
軸椎(第2頸椎)の棘突起：大後頭直筋・下頭斜筋◇第1〜4頸椎の横突起：肩甲挙筋(一部)◇第2(または1)〜7頸椎の横突起：中斜角筋(一部)	第2〜4(または5)頸椎の棘突起：頸棘筋(一部)◇第2(または3か4)〜6(または5)頸椎の棘突起：頸半棘筋(一部)◇第2〜5(または6)頸椎の横突起：頸最長筋(一部)◇第1〜2(または3)頸椎の横突起：頸板状筋(一部)◇各起始部から2〜4上位にある椎骨の棘突起：多裂筋(一部)◇各起始部から1〜2上位にある椎骨の棘突起基部：回旋筋(一部)◇第2〜4頸椎の椎体前部：頸長筋(垂直部)

※体幹の骨に起始・停止する筋は、基本的にすべての骨の起始・停止部を表記

骨の詳細データ一覧表

骨の位置		骨名	接する骨	主な傷害
頸部中部	脊柱	第4頸椎	椎間関節（第3および第5頸椎との間において）	頸椎椎間板ヘルニア、頸椎捻挫（むち打ち症）
頸部下部		第7頸椎	椎間関節（第6頸椎および第1胸椎との間において）	頸椎椎間板ヘルニア、頸椎捻挫（むち打ち症）
胸部		胸椎	椎間関節、肋椎関節（肋骨頭関節・肋横突関節）	猫背（胸椎の過度な後弯）
腰部		腰椎	椎間関節、腰仙関節	腰椎椎間板ヘルニア、腰椎すべり症
脊柱底部		仙骨・尾骨	腰仙関節、仙腸関節、仙尾関節（仙尾連結）	第5腰椎と仙骨の間の椎間板ヘルニア、尾てい骨骨折
胸部中央		胸骨	胸鎖関節、胸肋関節	骨折、打撲

骨の詳細データ一覧表

筋の起始部	筋の停止部
第1～4頸椎の横突起：肩甲挙筋(一部)◇第2(または1)～7頸椎の横突起：中斜角筋(一部)◇第3頸椎～第4(～7)胸椎の横突起：頭板状筋(一部)◇仙骨後面・腰椎の乳頭突起・全胸椎の横突起・第4～7頸椎の関節突起：多裂筋(一部)◇椎骨の横突起：回旋筋(一部)◇第3～6頸椎の前結節：頭長筋(一部)◇第3(または4)～7(または6)頸椎の前結節：前斜角筋(一部)◇第3～5頸椎の前結節：頸長筋(上斜部)	第2～4(または5)頸椎の棘突起：頸棘筋(一部)◇第2(または3か4)～6(または5)頸椎の棘突起：頸半棘筋(一部)◇第2～5(または6)頸椎の横突起：頸最長筋(一部)◇第4～6頸椎の後結節：頸腸肋筋(一部)◇各起始部から2～4上位にある椎骨の棘突起：多裂筋(一部)◇各起始部から1～2上位にある椎骨の棘突起基部：回旋筋(一部)◇第2～4頸椎の椎体前部：頸長筋(垂直部)
第2(または1)～7頸椎の横突起：中斜角筋(一部)◇第5頸椎～第3(4または5)胸椎の横突起：頸最長筋(一部)◇第3頸椎～第4(～7)胸椎の横突起：頭半棘筋(一部)◇第7頸椎～3胸椎の棘突起：僧帽筋(中部線維)◇第6頸椎～第2胸椎の棘突起：頸棘筋(一部)◇第6～7頸椎もしくは第7頸椎～第1胸椎の棘突起：小菱形筋(一部)◇第4頸椎～第3胸椎の棘突起：頭板状筋(一部)◇仙骨後面・腰椎の乳頭突起・全胸椎の横突起・第4～7頸椎の関節突起：多裂筋(一部)◇椎骨の横突起：回旋筋(一部)◇第3(または4)～7(または6)頸椎の前結節：前斜角筋(一部)◇第5～7頸椎および第1～3胸椎の椎体前部外側：頸長筋(垂直部)	第6頸椎～第3(または4)胸椎の棘突起：胸半棘筋(一部)◇各起始部から2～4上位にある椎骨の棘突起：多裂筋(一部)◇各起始部から1～2上位にある椎骨の棘突起基部：回旋筋(一部)
第1～6胸椎の横突起：頸最長筋◇第1～6胸椎の横突起：頸半棘筋◇第7(または6)～11(10～12)胸椎の横突起：胸半棘筋◇第3(または4)～6(または5)胸椎の横突起：頭板状筋◇第6(または7)胸椎～第5腰椎の棘突起：広背筋(椎骨部)◇第7胸椎～第3胸椎の棘突起：僧帽筋(中部線維)◇第4～12胸椎の棘突起：僧帽筋(下部線維)◇第5頸椎～第3(4または5)胸椎の横突起：頭最長筋(一部)◇第1～3胸椎の椎体前部：頸長筋(下斜部)◇第5～7頸椎および第1～3胸椎の椎体前部外側：頸長筋(垂直部)◇第1～4(～7)胸椎の横突起：頭半棘筋(一部)◇第4頸椎～第3胸椎の棘突起：頭板状筋(一部)◇第6頸椎～第2胸椎の棘突起：頸棘筋(一部)◇第10胸椎～第3(または2)腰椎の棘突起：胸棘筋(一部)◇仙骨後面・腰椎の乳頭突起・全胸椎の横突起・第4～7頸椎の関節突起：多裂筋(一部)◇椎骨の横突起：回旋筋(一部)◇第6頸椎～第2胸椎の棘突起：上後鋸筋(一部)◇第12(または11)胸椎～第3腰椎の棘突起：下後鋸筋(一部)◇第1～4胸椎の棘突起：大菱形筋◇第6～7頸椎もしくは第7頸椎～第1胸椎の棘突起：小菱形筋(一部)※人によって起始◇第12胸椎～第4腰椎の椎体側面：大腰筋(浅頭)◇全腰椎の肋骨突起：大腰筋(深頭)◇第12胸椎および第1腰椎の椎体外側面：小腰筋	腰椎の副突起・胸椎の横突起：胸最長筋(内側)◇第2～8(または9)胸椎の棘突起：胸棘筋◇第6頸椎～第3(または4)胸椎の棘突起：胸半棘筋(一部)◇各起始部から2～4上位にある椎骨の棘突起：多裂筋(一部)◇各起始部から1～2上位にある椎骨の棘突起基部：回旋筋(一部)
第6(または7)胸椎～第5腰椎の棘突起：広背筋(椎骨部)◇第12胸椎～第4腰椎の椎体側面および椎間板側面：大腰筋(浅頭)◇全腰椎の肋骨突起：大腰筋(深頭)◇第12胸椎～第1腰椎の椎体外側面：小腰筋(一部)◇腰椎・仙骨の棘突起および下位腰椎の横突起：胸最長筋(一部)◇第10胸椎～第3(または2)腰椎の棘突起：胸棘筋(一部)◇第12(または11)胸椎～第3腰椎の棘突起：下後鋸筋(一部)◇仙骨後面・腰椎の乳頭突起・全胸椎の横突起・第4～7頸椎の関節突起：多裂筋(一部)◇椎骨の横突起：回旋筋(一部)◇第1～4腰椎：横隔膜(腰椎部)	腰椎の肋骨突起：胸最長筋(外側)・腰方形筋(一部)◇各起始部から2～4上位にある椎骨の棘突起：多裂筋(一部)◇各起始部から1～2上位にある椎骨の棘突起基部：回旋筋(一部)
腸骨稜・上前腸骨棘・仙骨および尾骨の外側：大殿筋(浅部)◇正中仙骨稜：広背筋(椎骨部の下部)◇大坐骨切痕の縁・前仙骨孔の上位3孔周辺：梨状筋(一部)◇腰椎の棘突起・下位腰椎の横突起・後仙骨孔周辺：胸腸肋筋(一部)◇腸骨稜外唇・後仙骨孔周辺：腰腸肋筋(一部)◇仙骨後面・腰椎の乳頭突起・全胸椎の横突起・第4～7頸椎の関節突起：多裂筋(一部)	尾骨：骨盤底筋群(一部)
第2～6肋軟骨・胸骨前面：大胸筋(胸肋部)◇胸骨柄の上縁：胸鎖乳突筋(胸骨頭)◇第1肋軟骨の後面・胸骨柄：胸骨舌骨筋(一部)◇第1肋骨の後面・胸骨柄：胸骨甲状筋(一部)◇剣状突起の内面：横隔膜(胸骨部)	第5～7肋軟骨の外面・剣状突起：腹直筋(一部)◇恥骨・剣状突起：腹横筋(一部)

骨の詳細データ一覧表

骨の位置	骨名	接する骨	主な傷害
あばら全体	肋骨	胸肋関節、肋椎関節(肋骨頭関節・肋横突関節)	肋骨骨折

下肢の骨

骨の位置	骨名	接する骨	主な傷害
寛骨下前部	恥骨(寛骨)	股関節(寛骨の一部として寛骨臼を形成)	恥骨結合炎
寛骨下前部	坐骨(寛骨)	股関節(寛骨の一部として寛骨臼を形成)	尻もちによる坐骨骨折・坐骨打撲
寛骨上部	腸骨(寛骨)	股関節(寛骨の一部として寛骨臼を形成)、仙腸関節	仙腸関節障害
大腿部	大腿骨	股関節、膝関節(大腿脛骨関節・大腿膝蓋関節)	大腿骨頸部骨折
下腿内側	脛骨	膝関節(大腿脛骨関節)、上脛腓関節、下脛腓関節、距腿関節	脛骨疲労骨折、脛骨過労性骨膜炎

骨の詳細データ一覧表

筋の起始部	筋の停止部
胸骨前面・第2〜6肋軟骨：大胸筋(胸肋部)◇第1〜8(または9)肋骨の外側面中央部：前鋸筋◇第2(または3)〜5肋骨：小胸筋◇第1肋骨の胸骨端：鎖骨下筋◇第5〜12肋骨の外面：外腹斜筋◇第3〜6(または7)肋骨の肋骨角：頸腸肋筋◇第7〜12肋骨：胸腸肋筋◇肋骨下縁：外肋間筋◇肋骨内面の上縁：内肋間筋◇胸骨柄・第1肋軟骨の後面：胸骨舌骨筋(一部)◇胸骨柄・第1肋軟骨の後面：胸骨甲状筋(一部)◇第7〜12肋骨(肋骨弓)の内面：横隔膜(肋骨部)◇第9(または10)〜12肋骨：広背筋(肋骨部)◇腸骨稜の内唇・上前腸骨棘・第7〜12肋軟骨の内面：腹横筋(一部)	肋骨上縁：外肋間筋◇肋骨内面の下縁：内肋間筋◇第1〜6肋骨：胸腸肋筋◇第6〜12肋骨の後面：腰腸肋筋◇第2〜5肋骨の肋骨角外側：上後鋸筋◇第9〜12(または11)肋骨の背面外側部の下縁：下後鋸筋◇第1肋骨の前斜角筋結節(リスフラン結節)：前斜角筋◇第1肋骨周辺：中斜角筋◇第2(または3)肋骨：後斜角筋◇第10〜12肋骨の下縁：内腹斜筋(上部)◇腰椎の肋骨突起・第5〜7肋骨背面：胸最長筋(外側)◇第9〜12(または11)肋骨の肋骨角外側：下後鋸筋◇肋軟骨の外面：腹直筋(一部)◇第1〜4(または3)腰椎の肋骨突起・第12肋骨：腰方形筋(一部)
恥骨櫛：恥骨筋◇恥骨下枝：大内転筋(内転部)◇恥骨上枝(恥骨結節の下方)：長内転筋◇恥骨下枝の下部：短内転筋◇恥骨弓上部(坐骨恥骨枝)および恥骨結合の下面：薄筋◇恥骨稜・恥骨結節下部・恥骨結合前面：腹直筋◇閉鎖孔まわりの寛骨内面および閉鎖膜：内閉鎖筋(一部)◇閉鎖孔の内側骨縁の外面と閉鎖膜：外閉鎖筋(一部)◇恥骨：骨盤底筋群(一部)	胸骨の剣状突起・恥骨：腹横筋(一部)
坐骨棘：上双子筋◇坐骨結節：下双子筋・大腿方形筋・半膜様筋・大腿二頭筋(長頭)◇坐骨枝前面および坐骨結節：大内転筋(ハムストリング部)◇坐骨結節の内側面：半腱様筋◇大坐骨切痕の縁・前仙骨孔の上位3孔周辺：梨状筋(一部)◇閉鎖孔まわりの寛骨内面および閉鎖膜：内閉鎖筋(一部)◇閉鎖孔の内側骨縁の外面と閉鎖膜：外閉鎖筋(一部)◇坐骨：骨盤底筋群(一部)	なし
腸骨窩および下前腸骨棘：腸骨筋◇腸骨稜・上前腸骨棘・仙骨および尾骨の外側：大殿筋(浅部)◇腸骨翼の殿筋面(前殿筋線と後殿筋線の間)：大殿筋(深部)◇腸骨稜の外唇：中殿筋◇腸骨稜外唇・後仙骨孔周辺：腰腸肋筋(一部)◇腸骨翼の殿筋面(前殿筋線と下殿筋線の間)：小殿筋◇腸骨稜外唇の前部・上前腸骨棘：大腿筋膜張筋◇上前腸骨棘：縫工筋◇下前腸骨棘・寛骨臼の上縁：大腿直筋◇上前腸骨棘・腸骨稜の中間線：内腹斜筋◇腸骨稜の内唇：腰方形筋◇腸骨稜の内唇・上前腸骨棘・第7〜12肋軟骨の内面：腹横筋(一部)	腸骨稜の外唇：外腹斜筋(一部)
大腿骨の前面および外側面：中間広筋◇転子間線から伸びる大腿骨粗線の内側唇：内側広筋◇大転子の外側面・転子間線・殿筋粗面の粗線の外側唇中1/3と外側筋間隔：外側広筋◇大腿骨粗線の外側唇中1/3と外側筋間隔：大腿二頭筋(短頭)◇外側上顆：膝窩筋◇外側上顆：腓腹筋(外側頭)◇内側上顆：腓腹筋(内側頭)◇外側上顆：足底筋	小転子：大腰筋◇小転子の下方：腸骨筋◇殿筋粗面：大殿筋(上側)◇大転子の尖端と外側面：中殿筋◇大転子前面：小殿筋◇大転子の尖端内側面：梨状筋◇大転子の転子窩：内閉鎖筋・外閉鎖筋・上双子筋・下双子筋◇大転子の転子間稜：大腿方形筋◇大腿骨粗線の近位部と恥骨筋線：大内転筋(内転部)◇内側上顆：大内転筋(ハムストリング部)◇大腿骨粗線の内側唇中部1/3の範囲：長内転筋◇大腿骨粗線の内側唇上部1/3の範囲：短内転筋◇顆間線および外側唇と脛骨の内側果：半膜様筋(一部)
脛骨外側面・下腿骨間膜：前脛骨筋◇脛骨後面の中央部：長趾屈筋◇ヒラメ筋線・脛骨と腓骨の間のヒラメ筋腱弓・腓骨頭：ヒラメ筋(一部)◇脛骨と腓骨の後面・下腿骨間膜：後脛骨筋(一部)◇脛骨の外側顆および腓骨前面の上部3/4・下腿骨間膜の上部：長趾伸筋(一部)	外側顆の下方：大腿筋膜張筋◇脛骨粗面の内側で下腿膜に停止：縫工筋◇脛骨内側面：薄筋◇膝蓋骨上縁・膝蓋腱を介して脛骨粗面に停止：中間広筋◇膝蓋骨上縁および内側縁・膝蓋腱を介して脛骨粗面に停止：内側広筋◇膝蓋骨上縁および外側縁・膝蓋腱を介して脛骨粗面に停止：外側広筋◇膝蓋骨上縁・膝蓋腱を介して脛骨粗面に停止：大腿直筋◇脛骨の内側顆と大腿骨の顆間面および外側顆：半膜様筋◇脛骨粗面の内側：半腱様筋◇脛骨上部の後面：膝窩筋

骨の詳細データ一覧表

骨の位置	骨名	接する骨	主な傷害
下腿外側	腓骨	上脛腓関節、下脛腓関節、距腿関節	腓骨疲労骨折
足裏・足甲	足根骨	距腿関節、リスフラン関節(足根中足関節)、ショパール関節(横足根関節)、足根間関節(距骨下関節・踵立方関節・距立方関節・距骨舟関節・楔舟関節)※ショパール関節は踵骨立方関節と距舟関節(距骨舟関節の一部)を合わせた総称	足底腱膜炎(足根骨に付着する足底腱膜の炎症)
足根部	中足骨	リスフラン関節(足根中足関節)、中足趾節関節(MP関節)、中足間関節	外反母趾、内反小趾
足趾	趾骨	近位趾節間関節(PIP関節)、遠位趾節間関節(DIP関節)、母趾の趾節間関節(IP関節)、中足趾節関節(MP関節)	趾骨骨折、外反母趾、内反小趾
膝前部	膝蓋骨	膝関節(大腿膝蓋関節)	膝前部痛症候群、膝蓋腱損傷

骨の位置	骨名	接する骨	主な傷害
頭部の骨			
前頭部	前頭骨	頭頂骨、頬骨、上顎骨、鼻骨、蝶形骨、篩骨、涙骨	骨折、打撲
頭頂部	頭頂骨	前頭骨、後頭部骨、側頭骨、蝶形骨	骨折、打撲
後頭部	後頭骨	環椎(第1頸椎)(環椎後頭関節を構成)、頭頂骨、側頭骨、蝶形骨	骨折・打撲(脳震とうをともなう場合もあり)
側頭部	側頭骨	下顎骨(顎関節を構成)、頭頂骨、後頭骨、頬骨、蝶形骨	骨折・打撲(一時的な平衡感覚の不調をともなう場合あり)
眼窩	蝶形骨	前頭骨、頭頂骨、後頭骨、側頭骨、頬骨、篩骨、鋤骨、口蓋骨	眼窩壁骨折、蝶形骨洞炎

骨の詳細データ一覧表

筋の起始部	筋の停止部
腓骨頭・腓骨外側面の近位2/3：長腓骨筋◇腓骨外側面の遠位1/2：短腓骨筋◇腓骨下部の前面：第三腓骨筋◇腓骨前面の中央および下腿骨間膜：長母趾伸筋◇腓骨後面の下方2/3および下腿骨間膜の下部：長母趾屈筋◇腓骨頭・脛骨と腓骨の間のヒラメ筋腱弓および脛骨のヒラメ筋線：ヒラメ筋(一部)◇腓骨と脛骨の後面および下腿骨間膜：後脛骨筋(一部)◇腓骨前面の上部3/4および脛骨の外側顆・下腿骨間膜の上部：長趾伸筋(一部)	腓骨頭：大腿二頭筋
立方骨下面の内側・内側楔状骨：短母趾屈筋◇踵骨隆起の下面および足底腱膜：短趾屈筋◇踵骨足底面の内側突起および外側突起：足底方形筋◇踵骨の前部背側面および下伸筋支帯の1脚：短母趾伸筋◇踵骨の前部背側面および下伸筋支帯の1脚：短趾伸筋◇第2～3中足骨底・立方骨・外側楔状骨：母趾内転筋(斜頭)◇踵骨隆起の内側突起および屈筋支帯・足底腱膜：母趾外転筋◇踵骨粗面の外側突起・踵骨下面の突起および内側突起前部・足底腱膜：小趾外転筋	踵骨隆起(停止腱はアキレス腱)：ヒラメ筋◇踵骨隆起(停止腱はアキレス腱)：腓腹筋◇舟状骨・全楔状骨(立方骨や第2～3中足骨底まで停止部が広がる場合も)：後脛骨筋◇踵骨腱(アキレス腱の内側深部)：足底筋◇第1中足骨底・内側楔状骨：前脛骨筋◇第1中足骨底・内側楔状骨：長腓骨筋
第2～3中足骨底・立方骨・外側楔状骨：母趾内転筋(斜頭)◇第5中足骨底：短小趾屈筋◇第5中足骨底：小趾対立筋◇第3～5中足骨の内側：底側骨間筋◇中足骨の相対する面：背側骨間筋(※足の)	第1中足骨底・内側楔状骨：前脛骨筋◇第1中足骨底・内側楔状骨：長腓骨筋◇第5中足骨粗面：短腓骨筋◇第5中足骨底の背面(足甲面)：第三腓骨筋
なし	母趾の末節骨底：長母趾屈筋◇母趾の基節骨底の両側：短母趾屈筋◇第2～5趾の末節骨底：長趾屈筋◇第2～5(または4)趾の中節骨底：短趾屈筋◇母趾の末節骨底：長母趾伸筋◇母趾の趾背膜：短母趾伸筋◇第2～5趾の中節骨・末節骨の背側(足甲)面(趾背腱膜)：長趾伸筋◇第2～4趾の趾背腱膜：短趾伸筋◇小趾の基節骨底の外側：短小趾屈筋◇母趾の基節骨底の外側：母趾内転筋◇母趾の基節骨底の内側：母趾外転筋◇小趾の基節骨底の外側：小趾外転筋◇第2～5趾の基節骨の背面で内側縁に沿って趾背腱膜に放散：虫様筋(※足の)◇第3～5趾の基節骨底の内側：底側骨間筋◇第1背側骨間筋は第2基節骨底の内側・第2～4背側骨間筋は第2～4基節骨底の外側：背側骨間筋(※足の)
なし	膝蓋骨上縁・膝蓋靱帯を介して脛骨粗面に停止：中間広筋◇膝蓋骨上縁および内側縁・膝蓋靱帯を介して脛骨粗面に停止：内側広筋◇膝蓋骨上縁および外側縁・膝蓋靱帯を介して脛骨粗面に停止：外側広筋◇膝蓋骨上縁・膝蓋靱帯を介して脛骨粗面に停止：大腿直筋

筋の起始部	筋の停止部
側頭窩・側頭筋膜：側頭筋(一部)	なし
側頭窩・側頭筋膜：側頭筋(一部)	なし
上項線および外後頭部隆起・項靱帯を介して頸椎の棘突起にも：僧帽筋(上部線維)	上項線および側頭骨の乳様突起：胸鎖乳突筋(一部)◇上項線と下項線の間：頭半棘筋◇上項線の外側部および後頭骨底部の乳様突起：頭板状筋◇後頭骨底部の下面：頭長筋◇頸静脈突起：外側頭直筋◇下項線の外側部：大後頭直筋◇下項線の内側部：小後頭直筋◇下項線の外方：上頭斜筋
側頭窩・側頭筋膜：側頭筋(一部)◇茎状突起：茎突舌筋◇茎状突起：茎突舌骨筋◇乳突切痕：顎二腹筋(後腹)	乳様突起：頭最長筋◇乳様突起および後頭骨の上項線外側部：頭板状筋(一部)◇乳様突起および後頭骨の上項線：胸鎖乳突筋(一部)
翼状突起外側板の中間面上部・上顎骨の上顎結節・口蓋骨の錐体突起：内側翼突筋(一部)◇大翼の側頭下面と側頭下稜：外側翼突筋(上部)◇翼状突起の外側板外面：外側翼突筋(下部)	なし

193

関節の詳細データ一覧表

骨の位置	骨名	接する骨	主な傷害
鼻腔・眼窩	篩骨	前頭骨、蝶形骨、涙骨、口蓋骨、上顎骨、鋤骨、下鼻甲介	鼻中隔弯曲症(それにともなう鼻閉塞・慢性鼻炎)
上顎	上顎骨	前頭骨、頬骨、涙骨、鼻骨、口蓋骨、鋤骨、下鼻甲介	上顎前突症、眼窩底骨折
下顎	下顎骨	側頭骨(顎関節を構成)	前方転移による開口障害、下顎前突症
口蓋・鼻腔後部	口蓋骨	上顎骨、蝶形骨、篩骨、鋤骨、下鼻甲介	上顎骨など周辺骨が受けた圧力による併発骨折
鼻根部	鼻骨	前頭骨、上顎骨	鼻骨骨折、斜鼻(陳旧性鼻骨骨折)
眼窩内壁	涙骨	前頭骨、上顎骨、篩骨、下鼻甲介	周辺骨が受けた圧力による併発骨折、鼻涙管の損傷
頬・眼窩外下部	頬骨	前頭骨、側頭骨、上顎骨、蝶形骨	骨折、打撲
鼻中隔後下部	鋤骨	篩骨、上顎骨、口蓋骨、蝶形骨	周辺骨が受けた圧力による併発骨折
鼻腔内	下鼻甲介	篩骨、上顎骨、口蓋骨、涙骨	下鼻甲介の膨張で鼻腔が狭まることによる鼻づまり
喉仏上方	舌骨	なし	舌骨を動かす舌骨上筋群の衰えによる嚥下障害

関節データ一覧表

※「関節構造」のカテゴライズにはある程度構造が近い関節も含む
※「可動域」は複関節の場合、主に複関節としての可動域を記載

関節の位置	関節名	構成する骨	関節構造	可動域
上肢の関節				
肩の関節	肩甲上腕関節(肩複合体)	肩甲骨—上腕骨	球関節	屈曲・伸展◇外転・内転◇外旋・内旋◇水平内転(水平屈曲)・水平外転(水平伸展)※肩複合体の可動域
	肩峰下関節(肩複合体)	肩峰(肩甲骨)—肩峰下滑液包・棘上筋(腱)—上腕骨	機能的関節(解剖学的関節ではない)	屈曲・伸展◇外転・内転◇外旋・内旋◇水平内転(水平屈曲)・水平外転(水平伸展)※肩複合体の可動域
	肩鎖関節(肩複合体)	肩甲骨—鎖骨	平面関節	屈曲・伸展◇外転・内転◇外旋・内旋◇水平内転(水平屈曲)・水平外転(水平伸展)※肩複合体の可動域
	胸鎖関節(肩複合体)	胸骨—鎖骨	鞍関節	屈曲・伸展◇外転・内転◇外旋・内旋◇水平内転(水平屈曲)・水平外転(水平伸展)※肩複合体の可動域
	肩甲胸郭関節(肩複合体)	肩甲骨—胸郭	機能的関節(解剖学的関節ではない)	挙上・下制◇外転・内転◇上方回旋・下方回旋 ※肩甲骨の可動域
肘の関節	腕尺関節(肘関節)	上腕骨—尺骨	蝶番関節(らせん関節)	屈曲・伸展 ※肘関節の可動域
	腕橈関節(肘関節)	上腕骨—橈骨	球関節	屈曲・伸展 ※肘関節の可動域
前腕の関節	上橈尺関節	橈骨—尺骨	車軸関節	回内・回外
	下橈尺関節	橈骨—尺骨	車軸関節	回内・回外

関節の詳細データ一覧表

筋の起始部	筋の停止部
なし	なし
上顎結節および蝶形骨の翼状突起外側板の中間面上部・口蓋骨の錐体突起：内側翼突筋（一部）	なし
下顎骨前部の後面の二腹筋窩：顎二腹筋（前腹）◇下顎骨内面の顎舌骨筋線：顎舌骨筋◇オトガイ棘上部：オトガイ舌筋◇オトガイ舌筋棘：オトガイ舌骨筋	筋突起：側頭筋◇下顎骨外面（咬筋粗面）：咬筋◇翼突筋粗面：内側翼突筋◇関節突起：外側翼突筋（下部）
錐体突起および上顎骨の上顎結節・蝶形骨の翼状突起外側板の中間面上部：内側翼突筋（一部）	なし
なし	なし
なし	なし
なし	なし
なし	なし
なし	なし
舌骨体および大角：舌骨舌筋	舌背および舌骨体：オトガイ舌筋◇舌骨体：茎突舌骨筋・顎舌骨筋・オトガイ舌骨筋・胸骨舌骨筋・甲状舌骨筋・肩甲舌骨筋

※「主な障害」では特有の障害がある場合、脱臼・捻挫より記載を優先する場合あり
※「主な関節まわりの靭帯」には関節円板や結合組織も含む

主な障害	主な関節まわりの靭帯
脱臼、ルーズショルダー、五十肩（肩関節周囲炎）	烏口肩峰靭帯◇烏口上腕靭帯◇肩鎖靭帯◇烏口鎖骨靭帯（菱形靭帯）◇烏口鎖骨靭帯（円錐靭帯）◇上肩甲横靭帯◇関節上腕靭帯
五十肩（肩関節周囲炎）	烏口肩峰靭帯◇烏口上腕靭帯◇肩鎖靭帯◇烏口鎖骨靭帯（菱形靭帯）◇烏口鎖骨靭帯（円錐靭帯）◇上肩甲横靭帯◇関節上腕靭帯
肩鎖関節脱臼、肩鎖靭帯損傷	烏口肩峰靭帯◇烏口上腕靭帯◇肩鎖靭帯◇烏口鎖骨靭帯（菱形靭帯）◇烏口鎖骨靭帯（円錐靭帯）◇上肩甲横靭帯◇関節上腕靭帯
胸鎖関節炎	前胸鎖靭帯◇後胸鎖靭帯◇鎖骨間靭帯◇肋鎖靭帯
肩甲骨のズレなどによる機能障害	烏口鎖骨靭帯（菱形靭帯）◇烏口鎖骨靭帯（円錐靭帯）
脱臼、野球肘およびテニス肘（内側側副靭帯損傷、上腕骨内側上顆炎）	外側側副靭帯◇内側側副靭帯◇輪状靭帯
脱臼、野球肘（離断性骨軟骨炎）	外側側副靭帯◇内側側副靭帯◇輪状靭帯
前腕骨間膜の歪みによる前腕回旋障害。上橈尺関節は肘関節に含まれ、関節腔や関節包が肘関節と共通であるため、肘関節の障害の影響を受ける場合がある	輪状靭帯◇前腕骨間膜
前腕骨間膜および下橈尺関節の歪みによる前腕回旋障害。	掌側橈尺靭帯◇背側橈尺靭帯◇前腕骨間膜

関節の詳細データ一覧表

関節の位置	関節名	構成する骨	関節構造	可動域
手首の関節	橈骨手根関節	橈骨―手根骨(舟状骨・月状骨・三角骨)	楕円関節	掌屈(屈曲)・背屈(伸展)◇橈屈(外転)・尺屈(内転)
手根部の関節	手根中央関節	近位手根骨(豆状骨を除く)―遠位手根骨	平面関節	平面関節のためわずかに動く程度
	手根中手関節(CM関節)	遠位手根骨―中手骨	第1指:鞍関節・第2～4指:平面関節	平面関節のためわずかに動く程度。母指(第1指)のみ鞍関節で可動域が広い(尺側内転・橈側外転◇掌側外転・掌側内転)
手指の関節	中手間関節	隣接する中手骨間の関節	平面関節	平面関節のためわずかに動く程度
	中手指節関節(MP関節)	中手骨―指骨(基節骨)	顆状関節(変形の楕円関節)	屈曲・伸展◇外転・内転
	近位指節間関節(PIP関節)	基節骨―中節骨	蝶番関節	屈曲・伸展
	遠位指節間関節(DIP関節)	中節骨―末節骨	蝶番関節	屈曲・伸展
	母指の指節間関節(IP関節)	第1基節骨―第1末節骨	蝶番関節	屈曲・伸展
体幹の関節				
脊柱の関節	環椎後頭関節	環椎(第1頸椎)―後頭骨	楕円関節	屈曲・伸展◇側屈
	正中環軸関節	環椎(第1頸椎)―軸椎(第2頸椎)	車軸関節	主に回旋
	外側環軸関節	環椎(第1頸椎)―軸椎(第2頸椎)	平面関節	平面関節のためわずかに動く程度だが、正中環軸関節の回旋の動きに協力
	椎間関節	椎骨―椎骨(頸椎・胸椎・腰椎)	平面関節	屈曲・伸展◇側屈◇回旋 ※平面関節のため単独ではわずかな可動域しかもたないが、複数の椎間関節が同時に可動することにより大きく動く
	腰仙関節	第5腰椎―仙骨(第1仙椎)	平面関節	屈曲・伸展◇側屈◇回旋 ※基本的に椎間関節と同じ動き
	仙腸関節	仙骨―腸骨(寛骨)	平面関節(半関節 ※ほとんど可動域をもたない関節)	ほとんど動かない
胸郭の関節	肋骨頭関節(肋椎関節)	肋骨―胸椎	平面関節	平面関節のためわずかに動く程度だが、複数の肋椎関節が同時に可動することにより胸郭を広げる
	肋横突関節(肋椎関節)	肋骨―胸椎	平面関節	平面関節のためわずかに動く程度だが、複数の肋椎関節が同時に可動することにより胸郭を広げる
	胸肋関節	胸骨―肋骨	平面関節	平面関節のためわずかに動く程度
下肢の関節				
股関節	股関節	寛骨(骨盤)―大腿骨	球関節	屈曲・伸展◇外転・内転◇外旋・内旋
膝の関節	大腿脛骨関節(膝関節)	大腿骨―脛骨	蝶番関節(らせん関節)	屈曲・伸展
	大腿膝蓋関節(膝関節)	大腿骨―膝蓋骨	変則的な平面関節	屈曲・伸展 ※膝関節の動き

関節の詳細データ一覧表

主な障害	主な関節まわりの靭帯
腱鞘炎(狭窄性腱鞘炎)※手首を通る腱および腱鞘の炎症	外側手根側副靭帯◇内側手根側副靭帯◇掌側橈尺靭帯◇背側橈尺靭帯◇三角線維軟骨(関節円板)
手根管症候群、手根中央関節不安定症	掌側手根間靭帯◇掌側中手靭帯◇掌側手根中手靭帯◇掌側橈骨手根靭帯◇背側手根間靭帯◇背側手根中手靭帯◇背側中手靭帯◇背側橈骨手根靭帯◇骨間手根間靭帯
手根管症候群	掌側手根間靭帯◇掌側中手靭帯◇掌側手根中手靭帯◇掌側橈骨手根靭帯◇背側手根間靭帯◇背側手根中手靭帯◇背側中手靭帯◇背側橈骨手根靭帯
まれに靭帯の炎症・損傷	掌側中手靭帯◇背側中手靭帯◇深横中手靭帯
中手指節関節脱臼(特に第1指で多い)	掌側中手靭帯◇掌側手根中手靭帯◇背側手根中手靭帯◇背側中手靭帯◇深横中手靭帯
突き指、脱臼	掌側靭帯◇側副靭帯
突き指、脱臼	掌側靭帯◇側副靭帯
突き指、脱臼	掌側靭帯◇側副靭帯
捻挫	項靭帯◇後環椎後頭膜◇前縦靭帯◇後縦靭帯◇縦束
環軸椎回旋位固定(環軸椎亜脱臼)	環椎横靭帯◇歯尖靭帯◇前縦靭帯◇後縦靭帯◇項靭帯◇黄色靭帯◇縦束◇前環椎後頭膜◇後環椎後頭膜
環軸椎回旋位固定(環軸椎亜脱臼)	環椎横靭帯◇歯尖靭帯◇前縦靭帯◇後縦靭帯◇項靭帯◇黄色靭帯◇縦束◇前環椎後頭膜◇後環椎後頭膜
頸椎椎間板ヘルニア、腰椎椎間板ヘルニア、脊椎分離症、腰椎すべり症	前縦靭帯◇後縦靭帯◇棘上靭帯◇黄色靭帯◇棘間靭帯◇横突間靭帯◇椎間板
腰椎椎間板ヘルニア(第5腰椎と仙骨間の椎間板損傷)	棘上靭帯◇前縦靭帯◇腸腰靭帯◇鼠径靭帯◇仙結節靭帯◇仙棘靭帯◇前仙尾靭帯◇前仙腸靭帯◇後仙腸靭帯◇椎間板
仙腸関節のズレによる腰痛・背骨の歪み(仙腸関節症)、仙腸関節炎	骨間仙腸靭帯◇前仙腸靭帯◇後仙腸靭帯
椎間関節の歪みにともなう肋椎関節のズレおよび機能障害	放射状肋骨頭靭帯◇上肋横突靭帯◇関節内肋骨頭靭帯
椎間関節の歪みにともなう肋椎関節のズレおよび機能障害	肋横突靭帯◇外側肋横突靭帯◇上肋横突靭帯
胸肋関節亜脱臼	放線状胸肋靭帯◇前胸鎖靭帯◇後胸鎖靭帯◇肋鎖靭帯◇関節内胸肋靭帯
股関節脱臼、上前腸骨棘剥離骨折、下前腸骨棘剥離骨折、鼠径部痛症候群(スポーツヘルニア)	腸骨大腿靭帯◇恥骨大腿靭帯◇坐骨大腿靭帯
半月板損傷(主に内側半月)、靭帯損傷(主に内側側副靭帯、前・後十字靭帯)	外側側副靭帯◇内側側副靭帯◇前十字靭帯◇後十字靭帯、膝蓋靭帯、外側半月、内側半月
膝前部痛症候群、膝蓋靭帯炎(ジャンパー膝)	外側側副靭帯◇内側側副靭帯◇前十字靭帯◇後十字靭帯◇膝蓋靭帯◇外側半月◇内側半月

関節の詳細データ一覧表

関節の位置	関節名	構成する骨	関節構造	可動域
下腿の関節	上脛腓関節	脛骨―腓骨	平面関節	距腿関節底屈時に腓骨を外旋＋下制、距腿関節背屈時に腓骨を内旋＋挙上
下腿の関節	下脛腓関節	脛骨―腓骨	平面関節	距腿関節底屈時に腓骨を外旋＋下制、距腿関節背屈時に腓骨を内旋＋挙上
足首の関節	距腿関節	脛骨・腓骨―距骨(足根骨)	蝶番関節(らせん関節)	底屈(屈曲)・背屈(伸展)◇外反(回内)・内反(回外)
足根部の関節	横足根関節(ショパール関節)	踵立方関節(踵骨―立方骨)＋距舟関節(距骨―舟状骨)	平面関節	平面関節のためわずかに動く程度
足根部の関節	足根間関節	足根骨間の関節(距骨下関節・踵立方関節・楔立方関節・距踵舟関節・楔舟関節)※ショパール関節は踵骨立方関節と距舟関節(距踵舟関節の一部)を合わせた総称	顆状関節・鞍関節・平面関節が混在	わずかに動く程度。距骨下関節はやや可動域が大きい
足趾の関節	足根中足関節(リスフラン関節)	遠位足根骨(内側楔状骨・中間楔状骨・外側楔状骨・立方骨)―中足骨	平面関節・内側楔状骨と第1中足骨との関節(第1足根中足関節)のみ鞍関節	平面関節のためわずかに動く程度。第1足根中足関節は可動域が大きい
足趾の関節	中足間関節	隣接する中足骨間の関節	平面関節	平面関節のためわずかに動く程度。
足趾の関節	中足趾節関節(MP関節)	中足骨―基節骨	顆状関節	屈曲・伸展◇外転・内転
足趾の関節	近位趾節間関節(PIP関節)	基節骨―中節骨	蝶番関節	屈曲・伸展
足趾の関節	遠位趾節間関節(DIP関節)	中節骨―末節骨	蝶番関節	屈曲・伸展
足趾の関節	母趾の趾節間関節(IP関節)	基節骨―末節骨	蝶番関節	屈曲・伸展
頭部の関節				
頭部の関節	顎関節	側頭骨―下顎骨	蝶番関節	挙上・下制および前後方、側方に可動

関節の詳細データ一覧表

主な障害	主な関節まわりの靭帯
下腿骨間膜の炎症	前腓骨頭靭帯◇後腓骨頭靭帯◇前脛腓靭帯◇後脛腓靭帯◇下腿骨間膜
下腿骨間膜の炎症	前腓骨頭靭帯◇後腓骨頭靭帯◇前脛腓靭帯◇後脛腓靭帯◇下腿骨間膜
捻挫および靭帯損傷（主に前距腓靭帯・前脛腓靭帯・二分靭帯・踵腓靭帯）	前脛腓靭帯◇前距腓靭帯◇三角靭帯◇二分靭帯◇踵腓靭帯◇外側距踵靭帯◇骨間距踵靭帯◇後脛腓靭帯◇後距腓靭帯
足底腱膜炎（足底部のオーバーユースによる）	三角靭帯◇二分靭帯◇踵腓靭帯◇外側距踵靭帯◇骨間距踵靭帯◇背側距舟靭帯◇背側足根靭帯◇底側足根靭帯◇底側踵舟靭帯◇足底腱膜
足底腱膜炎（足底部のオーバーユースによる）	三角靭帯◇二分靭帯◇踵腓靭帯◇外側距踵靭帯◇骨間距踵靭帯◇背側距舟靭帯◇背側足根靭帯◇底側足根靭帯◇底側踵舟靭帯◇長足底靭帯◇足底腱膜
脱臼骨折、捻挫	◇背側足根靭帯◇底側足根靭帯◇背側中足靭帯◇底側中足靭帯◇長足底靭帯◇足底腱膜
脱臼骨折、捻挫	背側中足靭帯◇底側中足靭帯
脱臼骨折、捻挫、母趾は外反母趾	側副靭帯◇底側靭帯◇浅横中足靭帯◇深横中足靭帯◇足底腱膜
脱臼骨折、捻挫	側副靭帯◇底側靭帯◇足底腱膜
脱臼骨折、捻挫	側副靭帯◇底側靭帯
外反母趾、脱臼骨折、捻挫	側副靭帯◇底側靭帯
顎関節症	外側靭帯◇茎突下顎靭帯◇蝶下顎靭帯◇関節円板

199

骨・関節INDEX（日本語&英語）

日本語	英語	掲載ページ
あ行		
遠位指節間関節（DIP関節）　えんいしせつかんかんせつ	distal interphalangeal joint	59
遠位趾節間関節（DIP関節）　えんいしせつかんかんせつ	distal interphalangeal joint(of foot)	137
横足根関節（ショパール関節）　おうそっこんかんせつ	transverse tarsal joint	137
か行		
外側環軸関節　がいそくかんじくかんせつ	lateral atlanto-axial joint	82
外側楔状骨　がいそくけつじょうこつ	lateral cuneiform	122
外頭蓋底　がいとうがいてい	external surface of cranial base	176
下顎骨　かがくこつ	mandible	166
顎関節　がくかんせつ	temporomandibular joint	181
下脛腓関節　かけいひかんせつ	distal tibiofibular joint	133
肩関節　かたかんせつ	shoulder joint	46
下橈尺関節　かとうしゃくかんせつ	distal radioulnar joint	54
下鼻甲介　かびこうかい	inferior nasal concha	174
寛骨　かんこつ	hip bone	110
環椎（第1頚椎）　かんつい	atlas	70
環椎後頭関節　かんついこうとうかんせつ	atlanto-occipital joint	84
基節骨　きせつこつ	proximal phalanx	44
基節骨※（足の）　きせつこつ	proximal phalanx(of foot)	124
胸郭　きょうかく	thorax	88
胸骨　きょうこつ	sternum	89
頬骨　きょうこつ	zygomatic bone	172
胸鎖関節　きょうさかんせつ	sternoclavicular joint	50
胸椎　きょうつい	thoracic vertebrae	76
胸肋関節　きょうろくかんせつ	sternocostal joint	90
距骨　きょこつ	talus	122
距腿関節　きょたいかんせつ	ankle joint	134
近位指節間関節（PIP関節）　きんいしせつかんかんせつ	proximal interphalangeal joint	59
近位趾節間関節（PIP関節）　きんいしせつかんかんせつ	proximal interphalangeal joint(of foot)	137
脛骨　けいこつ	tibia	118
頚椎　けいつい	cervical vertebrae	74
月状骨　げつじょうこつ	lunate	42
肩関節　けんかんせつ	shoulder joint	46
肩甲胸郭関節　けんこうきょうかくかんせつ	scapulothoracic joint	51
肩甲骨　けんこうこつ	scapula	34
肩甲上腕関節　けんこうじょうわんかんせつ	glenohumeral joint	46
肩鎖関節　けんさかんせつ	acromioclavicular joint	49
肩峰下関節（肩峰下滑液包）　けんぽうかかんせつ	subacromial bursa	48
口蓋骨　こうがいこつ	palatine bone	168
後頭骨　こうとうこつ	occipital bone	156
股関節　こかんせつ	hip joint	128
骨盤　こつばん	pelvis	108

骨・関節 INDEX（日本語&英語）

さ行

鎖骨	さこつ	clavicle	32
坐骨	ざこつ	ischium	112
三角骨	さんかくこつ	triquetrum	42
軸椎（第2頸椎）	じくつい	axis	72
指骨	しこつ	phalanges	44
趾骨	しこつ	phalanges	124
篩骨	しこつ	ethmoid bone	162
膝蓋骨	しつがいこつ	patella	127
膝関節	しつかんせつ	knee joint	130
尺骨	しゃっこつ	ulna	38
舟状骨	しゅうじょうこつ	scaphoid	42
舟状骨※（足の）	しゅうじょうこつ	navicular	122
手根間関節	しゅこんかんかんせつ	Intercarpal joint	59
手根骨	しゅこんこつ	carpal bones	42
手根中央関節	しゅこんちゅうおうかんせつ	midcarpal joint	59
手根中手関節	しゅこんちゅうしゅかんせつ	carpometacarpal joint	59
手指の関節	しゅしのかんせつ	finger joint	58
上顎骨	じょうがくこつ	maxilla	164
上脛腓関節	じょうけいひかんせつ	proximal tibiofibular joint	133
踵骨	しょうこつ	calcaneum	122
上橈尺関節	じょうとうしゃくかんせつ	proximal radioulnar joint	54
上腕骨	じょうわんこつ	humerus	36
小菱形骨	しょうりょうけいこつ	trapezoid	42
鋤骨	じょこつ	vomer	173
ショパール関節（横足根関節）	しょぱーるかんせつ	chopart joint	137
正中環軸関節	せいちゅうかんじくかんせつ	median atlanto-axial joint	82
脊柱	せきちゅう	vertebral column	68
舌骨	ぜっこつ	hyoid bone	175
仙骨	せんこつ	sacrum	78
前頭骨	ぜんとうこつ	frontal bone	152
仙腸関節	せんちょうかんせつ	sacroiliac joint	86
足趾の関節	そくしのかんせつ	finger joint(of foot)	137
側頭骨	そくとうこつ	temporal bone	158
足根間関節	そっこんかんかんせつ	intertarsal joint	137
足根骨	そっこんこつ	tarsals	122
足根中足関節（リスフラン関節）	そっこんちゅうそくかんせつ	tarsometatarsal joint	137

た行

大腿脛骨関節	だいたいけいこつかんせつ	femorotibial joint	130
大腿骨	だいたいこつ	femur	116
大腿膝蓋関節	だいたいしつがいかんせつ	patellofemoral joint	130
大菱形骨	だいりょうけいこつ	trapezium	42
恥骨	ちこつ	pubis	111
中間楔状骨	ちゅうかんけつじょうこつ	middle cuneiform	122
肘関節	ちゅうかんせつ	elbow joint	52
中手間関節	ちゅうしゅかんかんせつ	intermetacarpal joint	45
中手骨	ちゅうしゅこつ	metacarpals	44

骨・関節INDEX（日本語名&英語名）

中手指節関節　ちゅうしゅしせつかんせつ	metacarpophalangeal joint	59
中節骨　ちゅうせつこつ	middle phalanx	44
中節骨※（足の）　ちゅうせつこつ	middle phalanx(of foot)	124
中足趾節関節(MP関節)　ちゅうそくしせつかんせつ	metatarsophalangeal joint	137
中足間関節　ちゅうそくかんかんせつ	intermetatarsal joint	137
中足骨　ちゅうそくこつ	metatarsals	124
蝶形骨　ちょうけいこつ	sphenoid bone	160
腸骨　ちょうこつ	ilium	114
椎間関節　ついかんかんせつ	zygapophysial joint	80
頭蓋冠　とうがいかん	calvaria	180
橈骨　とうこつ	radius	40
橈骨手根関節　とうこつしゅこんかんせつ	radiocarpal joint	56
豆状骨　とうじょうこつ	pisiform	42
頭頂骨　とうちょうこつ	parietal bone	154

な行

内側楔状骨　ないそくけつじょうこつ	medial cuneiform	122
内頭蓋底　ないとうがいてい	internal surface of cranial base	178

は行

腓骨　ひこつ	fibula	120
尾骨　びこつ	coccyx	78
鼻骨　びこつ	nasal bone	170
膝関節　ひざかんせつ	knee joint	130
肘関節　ひじかんせつ	elbow joint	52
母指の指節間関節(IP関節)　ぼしのしせつかんかんせつ	interphalangeal joint of thumb	59
母趾の趾節間関節(IP関節)　ぼしのしせつかんかんせつ	interphalangeal joint of thumb(of foot)	137

ま行

末節骨　まつせつこつ	distal phalanx	44
末節骨※（足の）　まつせつこつ	distal phalanx(of foot)	124

や行

有頭骨　ゆうとうこつ	capitate	42
有鈎骨　ゆうこうこつ	hamate	42
腰仙関節　ようせんかんせつ	lumbosacral joint	85
腰椎　ようつい	lumbar vertebrae	69

ら行

リスフラン関節(足根中足関節)　りすふらんかんせつ	lisfranc joint	137
立方骨　りっぽうこつ	cuboid	122
涙骨　るいこつ	lacrimal bone	171
肋横突関節　ろくおうとつかんせつ	costotransverse joint	92
肋椎関節　ろくついかんせつ	costovertebral joint	92
肋骨　ろっこつ	rib	90
肋骨頭関節　ろっこつとうかんせつ	joint of head of rib	92

わ行

腕尺関節　わんしゃくかんせつ	humero-ulnar joint	52
腕橈関節　わんとうかんせつ	humeroradial joint	52

骨・関節 INDEX（日本語&英語）

英語	日本語	掲載ページ
A・B		
acromioclavicular joint	肩鎖関節　けんさかんせつ	49
ankle joint	距腿関節　きょたいかんせつ	134
atlanto-occipital joint	環椎後頭関節　かんついこうとうかんせつ	84
atlas	環椎（第1頸椎）　かんつい	70
axis	軸椎（第2頸椎）　じくつい	72
C		
calcaneus	踵骨　しょうこつ	122
calvaria	頭蓋冠　とうがいかん	180
capitate	有頭骨　ゆうとうこつ	42
carpal bones	手根骨　しゅこんこつ	42
carpometacarpal joint	手根中手関節　しゅこんちゅうしゅかんせつ	59
cervical vertebrae	頸椎　けいつい	74
chopart joint	ショパール関節（横足根関節）　しょぱーるかんせつ	137
clavicle	鎖骨　さこつ	32
coccyx	尾骨　びこつ	78
costotransverse joint	肋横突関節　ろくおうとつかんせつ	92
costovertebral joint	肋椎関節　ろくついかんせつ	92
cuboid	立方骨　りっぽうこつ	122
D		
distal interphalangeal joint	遠位指節間関節（DIP関節）　えんいしせつかんかんせつ	59
distal interphalangeal joint(of foot)	遠位趾節間関節（DIP関節）　えんいしせつかんかんせつ	137
distal phalanx	末節骨　まつせつこつ	44
distal phalanx(of foot)	末節骨※（足の）　まつせつこつ	124
disital radioulnar joint	下橈尺関節　かとうしゃくかんせつ	54
distal tibiofibular joint	下脛腓関節　かけいひかんせつ	133
E		
elbow joint	肘関節　ちゅうかんせつ・ひじかんせつ	52
ethmoid bone	篩骨　しこつ	162
external surface of cranial base	外頭蓋底　がいとうがいてい	176
F・G		
femorotibial joint	大腿脛骨関節　だいたいけいこつかんせつ	130
femur	大腿骨　だいたいこつ	116
fibula	腓骨　ひこつ	120
finger joint	手指の関節　しゅしのかんせつ	58
finger joint(of foot)	足趾の関節　そくしのかんせつ	137
frontal bone	前頭骨　ぜんとうこつ	152
glenohumeral joint	肩甲上腕関節　けんこうじょうわんかんせつ	46
H		
hamate	有鈎骨　ゆうこうこつ	42
hip bone	寛骨　かんこつ	110
hip joint	股関節　こかんせつ	128
hyoid bone	舌骨　ぜっこつ	175
humeroradial joint	腕橈関節　わんとうかんせつ	52
humero-ulnar joint	腕尺関節　わんしゃくかんせつ	52
humerus	上腕骨　じょうわんこつ	36

203

I・J・K

英語名	日本語名	読み	ページ
ilium	腸骨	ちょうこつ	114
inferior nasal concha	下鼻甲介	かびこうかい	174
lntercarpal joint	手根間関節	しゅこんかんかんせつ	59
intermetacarpal joint	中手間関節	ちゅうしゅかんかんせつ	59
intermetatarsal joint	中足間関節	ちゅうそくかんかんせつ	137
internal surface of cranial base	内頭蓋底	ないとうがいてい	178
interphalangeal joint of thumb	母指の指節間関節（IP関節）	ぼしのしせつかんかんせつ	59
interphalangeal joint of thumb(of foot)	母趾の趾節間関節（IP関節）	ぼしのしせつかんかんせつ	137
intertarsal joint	足根間関節	そっこんかんかんせつ	137
ischium	坐骨	ざこつ	112
joint of head of rib	肋骨頭関節	ろっこつとうかんせつ	92
knee joint	膝関節	しつかんせつ・ひざかんせつ	130

L

英語名	日本語名	読み	ページ
lacrimal bone	涙骨	るいこつ	171
lateral atlanto-axial joint	外側環軸関節	がいそくかんじくかんせつ	82
lateral cuneiform	外側楔状骨	がいそくけつじょうこつ	122
lisfranc joint	リスフラン関節（足根中足関節）	りすふらんかんせつ	137
lumbar vertebrae	腰椎	ようつい	69
lumbosacral joint	腰仙関節	ようせんかんせつ	85
lunate	月状骨	げつじょうこつ	42

M

英語名	日本語名	読み	ページ
mandible	下顎骨	かがくこつ	166
maxilla	上顎骨	じょうがくこつ	164
medial cuneiform	内側楔状骨	ないそくけつじょうこつ	122
median atlanto-axial joint	正中環軸関節	せいちゅうかんじくかんせつ	82
metacarpals	中手骨	ちゅうしゅこつ	44
metacarpophalangeal joint	中手指節関節	ちゅうしゅしせつかんせつ	59
metatarsals	中足骨	ちゅうそくこつ	124
metatarsophalangeal joint	中足趾節関節（MP関節）	ちゅうそくしせつかんせつ	137
midcarpal joint	手根中央関節	しゅこんちゅうおうかんせつ	59
middle cuneiform	中間楔状骨	ちゅうかんけつじょうこつ	122
middle phalanx	中節骨	ちゅうせつこつ	44
middle phalanx(of foot)	中節骨※（足の）	ちゅうせつこつ	124

N・O

英語名	日本語名	読み	ページ
nasal bone	鼻骨	びこつ	170
navicular	舟状骨※（足の）	しゅうじょうこつ	122
occipital bone	後頭骨	こうとうこつ	156

P・Q

英語名	日本語名	読み	ページ
palatine bone	口蓋骨	こうがいこつ	168
parietal bone	頭頂骨	とうちょうこつ	154
patella	膝蓋骨	しつがいこつ	127
patellofemoral joint	大腿膝蓋関節	だいたいしつがいかんせつ	130
pelvis	骨盤	こつばん	108
phalanges	指骨	しこつ	44
phalanges	趾骨	しこつ	124

English	日本語	ページ
pisiform	豆状骨　とうじょうこつ	42
proximal interphalangeal joint	近位指間関節（PIP関節）　きんいしせつかんかんせつ	59
proximal interphalangeal joint(of foot)	近位趾間関節（PIP関節）　きんいしせつかんかんせつ	137
proximal phalanx	基節骨　きせつこつ	44
proximal phalanx(of foot)	基節骨※(足の)　きせつこつ	124
proximal radioulnar joint	上橈尺関節　じょうとうしゃくかんせつ	54
proximal tibiofibular joint	上脛腓関節　じょうけいひかんせつ	133
pubis	恥骨　ちこつ	111
R		
radiocarpal joint	橈骨手根関節　とうこつしゅこんかんせつ	56
radius	橈骨　とうこつ	40
rib	肋骨　ろっこつ	90
S		
sacroiliac joint	仙腸関節　せんちょうかんせつ	86
sacrum	仙骨　せんこつ	78
scaphoid	舟状骨　しゅうじょうこつ	42
scapula	肩甲骨　けんこうこつ	34
scapulothoracic joint	肩甲胸郭関節　けんこうきょうかくかんせつ	51
shoulder joint	肩関節　けんかんせつ・かたかんせつ	46
sphenoid bone	蝶形骨　ちょうけいこつ	160
sternoclavicular joint	胸鎖関節　きょうさかんせつ	50
sternocostal joint	胸肋関節　きょうろくかんせつ	90
sternum	胸骨　きょうこつ	89
subacromial bursa	肩峰下関節（肩峰下滑液包）　けんぽうかかんせつ	48
T		
talus	距骨　きょこつ	122
tarsals	足根骨　そっこんこつ	122
tarsometatarsal joint	足根中足関節（リスフラン関節）　そっこんちゅうそくかんせつ	137
temporal bone	側頭骨　そくとうこつ	158
temporomandibular joint	顎関節　がくかんせつ	181
thoracic vertebrae	胸椎　きょうつい	76
thorax	胸郭　きょうかく	88
tibia	脛骨　けいこつ	118
transverse tarsal joint	横足根関節（ショパール関節）　おうそっこんかんせつ	137
trapezium	大菱形骨　だいりょうけいこつ	42
trapezoid	小菱形骨　しょうりょうけいこつ	42
triquetrum	三角骨　さんかくこつ	42
U・V・W・X・Y・Z		
ulna	尺骨　しゃっこつ	38
vertebral column	脊柱　せきちゅう	68
vomer	鋤骨　じょこつ	173
zygapophysial joint	椎間関節　ついかんかんせつ	80
zygomatic bone	頬骨　きょうこつ	172

写真協力

Ⓒ iStockphoto……………P.98（腰部の拡大イラスト）・132（膝関節内面のイラスト）・142・144・148・174（鼻腔のイラスト）
木村図芸社 ……………………P.17・20・21
村上寛人・村上郁 …………P.12・13・64・99・102（神経網イラスト）
▶関節まわりの靱帯部分と頭蓋骨断面図のイラスト
株式会社アート工房 ………P.47・48・49・50・53・55・57・58・59・81・83・84・85・91・93・129・131・132・133・135・136・151・176・177・178・179・180・181

参考文献（書籍）

- 『プロメテウス解剖学アトラス解剖学総論/運動器系 第2版』坂井 建雄、松村 讓兒 監訳（医学書院）
- 『ネッター 解剖生理学アトラス』相磯貞和・渡邉修一訳（南江堂）
- 『第5版 分冊解剖学アトラスⅠ 運動器』長島聖司訳（文光堂）
- 『身体運動の機能解剖 改訂版』中村千秋・竹内真希訳（医道の日本社）
- 『カラー図解 人体の正常構造と機能Ⅷ 神経系（1）』河田光博・稲瀬正彦著
- 『バイオメカニクス—身体運動の科学的基礎』金子公宥・福永哲夫（杏林書院）
- 『骨単—ギリシャ語・ラテン語（語源から覚える解剖学英単語集［骨編］）』河合良訓監修、原島広至著（エヌ・ティー・エス）
- 『解剖学用語 改訂13版』日本解剖学会監修、解剖学用語委員会編集（医学書院）
- 『カラー図解 骨のしくみ・はたらき事典』竹内修二監修、松村天裕著（西東社）
- 『ぜんぶわかる 骨の名前としくみ事典』山田慶喜・肥田岳彦監修（成美堂出版）
- 『人体解剖カラーアトラス 第6版』Peter H. Abrahams著、佐藤達夫訳（南江堂）
- 『解剖学用語』日本解剖学会編（丸善）
- 『3D踊る肉単』河合良訓監修、原島広至著（エヌ・ティー・エス）
- 『プロが教える人体のすべてがわかる本』竹内修二監修（ナツメ社）
- 『プロが教える筋肉のしくみ・はたらきパーフェクト事典』石井直方監修、荒川裕志著（ナツメ社）
- 『スポーツ外傷学（4）』黒沢尚、星川吉光、高尾良英、坂西英夫、川野哲英（医歯薬出版）
- 『新版 スポーツ外傷・障害の理学診断・理学療法ガイド』臨床スポーツ医学編集委員編集（文光堂）
- 『Ⓒlinical biomechanics of the spine』Augustus A. White、Manohar M. Panjabi著（Lippincott Williams & Wilkins）
- 『Ⓒlinical Sports Medicine Third ®evised Edition（Sports Medicine Series）』Peter Brukner、Karim Khan（著）(McGraw-Hill)

- 『Grant's Method of Anatomy: A Clinical Problem-Solving Approach』J.C.Boileau Grant・John V.Basmajian Charles・E.Slonecker著（Williams & Wilkins）
- 『Research Methods in Biomechanics』Graham E. Caldwell Joseph Hamill Gary, Ph.D.Kamen Saunders N.Whittlesey著（Human Kinetics Pub）
- 『Biomechanics and Motor Control of Human Movement』David A.Winter著（Wiley）
- 『Kinesiology of the Musculoskeletal System: Foundations for Rehabilitation』Donald A.Neumann著（Mosby）
- 『Multiple Muscle Systems: Biomechanics and Movement Organization』Savio L-Y Woo著（Springer-Verlag）
- 『Skeletal Muscle Structure, Function, and Plasticity』Richard L.Lieber著（Lippincott Williams & Wilkins）

■CG制作

奥山 正次（おくやま せいじ）
メディカルCGイラストレーター
医療コンテンツプロデューサー

1968年生まれ。日本大学文理学部地理学科卒業。大手映像制作会社でテレビ番組制作に携わり、その後フリーランスの番組ディレクターとして在京キー局のゴールデンアワーにおいて数々のテレビ番組の演出、ディレクターを手掛ける。
2000年頃から映像制作における三次元コンピュータグラフィックスの重要性を意識しはじめ、映像制作ディレクターとして健康系番組を手掛けながらコンピュータグラフィックスの制作活動を開始。2004年、映像制作会社シェイク設立にあたり、取締役制作本部長として三次元コンピュータグラフィックスによる人体解剖系映像の制作に力を注ぎ、2007年より同社代表取締役社長に就任、会社の方向性を医療医学の分野にシフトする。現在、医療コンテンツを中心に各種メディアを制作するDXA（デキサ）ホールディングス株式会社の代表取締役兼CEOを兼務。映像ディレクター、CGイラストレーターとして数多くの医療系コンテンツを統括している。

【主なCG制作実績】

- 書籍　　『プロが教える筋肉のしくみ・はたらきパーフェクト事典』
　　　　　『カラー図鑑　筋肉のしくみ・はたらき事典』（西東社）
　　　　　『サイエンスファクトリー人体紀行　シリーズ全4巻』（西東社）
　　　　　『医療機関のクレーム完全対応マニュアル』（すばる舎リンケージ）
　　　　　『女医が教えるマジカルエクササイズ』（すばる舎リンケージ）など多数
- VTR　　「第27回日本脳神経血管内治療学会学術総会オープニングVTR」など

【所属会社】　デキサホールディングス株式会社　http://www.dxa.co.jp/
　　　　　　　シェイクオフィシャルサイト　http://www.media-shake.com/

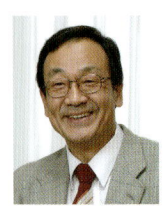

■ 監修者略歴
石井 直方（いしい なおかた）

1955年東京都生まれ。東京大学大学院総合文化研究科名誉教授。専門は身体運動科学、筋生理学。日本における筋肉研究の権威として知られる。ボディビル選手としても活躍し、ミスター日本優勝、世界選手権3位など輝かしい実績を誇る。『筋肉学入門』（講談社）、『石井直方の筋肉まるわかり大事典』（ベースボール・マガジン社）など著書・監修書多数。

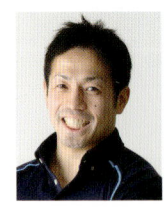

■ 著者略歴
岡田 隆（おかだ たかし）

1980年愛知県生まれ。日本体育大学体育学部教授。理学療法士。日本体育大学大学院修了（体育科学修士）、東京大学大学院博士課程単位取得満期退学。専門領域はトレーニング科学、アスレティックリハビリテーション。現在はJOC強化スタッフとして柔道日本代表チームのトレーニングコーチ、水球日本代表チームのトレーナーを担当。『基礎から学ぶ！ストレッチング』（ベースボール・マガジン社）、『筋力トレーニング・メソッド』（高橋書店）など著書多数。

■ 編集協力	谷口洋一（株式会社アーク・コミュニケーションズ）
■ デザイン	小林幸恵、川尻裕美（有限会社エルグ）
■ CGイラスト	奥山正次
■ 編集担当	斉藤正幸・田丸智子（ナツメ出版企画株式会社）

本書に関するお問い合わせは、書名・発行日・該当ページを明記の上、下記のいずれかの方法にてお送りください。電話でのお問い合わせはお受けしておりません。
・ナツメ社webサイトの問い合わせフォーム
　https://www.natsume.co.jp/contact
・FAX（03-3291-1305）
・郵送（下記、ナツメ出版企画株式会社宛て）

なお、回答までに日にちをいただく場合があります。正誤のお問い合わせ以外の書籍内容に関する解説・個別の相談は行っておりません。あらかじめご了承ください。

プロが教える 骨と関節のしくみ・はたらきパーフェクト事典

2013年 7 月25日　初版発行
2025年12月 1 日　第23刷発行

監修者	石井直方
著　者	岡田　隆
発行者	田村正隆

Ishii Naokata,2013
©Okada Takashi,2013

発行所　株式会社ナツメ社
　　　　東京都千代田区神田神保町1-52　ナツメ社ビル1F（〒101-0051）
　　　　電話　03（3291）1257（代表）　FAX　03（3291）5761
　　　　振替　00130-1-58661
制　作　ナツメ出版企画株式会社
　　　　東京都千代田区神田神保町1-52　ナツメ社ビル3F（〒101-0051）
　　　　電話　03（3295）3921（代表）
印刷所　TOPPANクロレ株式会社

ISBN978-4-8163-5468-7　　　　　　　　　　　　Printed in Japan
＜定価はカバーに表示してあります＞
＜乱丁・落丁本はお取り替えします＞

本書の一部または全部を著作権法で定められている範囲を超え、ナツメ出版企画株式会社に無断で複写、複製、転載、データファイル化することを禁じます。

ナツメ社Webサイト
https://www.natsume.co.jp
書籍の最新情報（正誤情報を含む）はナツメ社Webサイトをご覧ください。

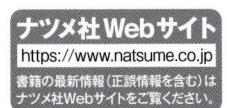